GUTE GENE SIND KEIN ZUFALL

Für meine Enkelkinder

Prof. Dr. Michaela Döll

GUTE GENE SIND KEIN ZUFALL

MIT EPIGENETIK LANGE UND GESUND LEBEN

südwest

INHALT

KAPITEL 5

KAPITEL 6

KAPITEL 7

VORWORT

UNSER ERBGUT IST NICHT UNSER SCHICKSAL

Inzwischen habe ich zwei Enkelkinder – süße kleine Mädchen, die wachsen und gedeihen wie andere Kleinkinder auch. Aber ob nun ein gesundes, langes Leben vor ihnen liegt – das „steht in den Sternen". Halt! – Nicht ganz. Natürlich müssen sie sich selbst um eine gesunde Lebensweise bemühen, mit gesunder Ernährung und sportlichen Aktivitäten. Sie sollten gewappnet sein für die Welt „da draußen", die ihnen vermutlich einiges an Belastungen auferlegen und ein entsprechendes Stressmanagement abverlangen wird. Und natürlich sollten sie mit „guten Genen" gesegnet sein.

Klar spielt das Erbgut für unsere Gesundheit eine wichtige Rolle. Aber trotzdem haben wir einen Großteil unseres Schicksals selbst in der Hand. Was heißt das nun? Jede unserer Körperzellen, also auch die meiner beiden Enkeltöchter, ist mit der jeweils gleichen Anzahl an Genen ausgestattet – und dennoch sind wir verschieden: Wir sehen unterschiedlich aus, haben eine unterschiedlich gute Gesundheit und auch unterschiedliche Lebenserwartungen. Der eine erleidet früh einen tödlichen Herzinfarkt, der andere wird über 90 Jahre alt. Manche Menschen sind super belastbar, andere knicken schon bei den geringsten Herausforderungen ein.

Wie lässt sich das erklären? Das Geheimnis liegt in der Regulation unserer Gene – das heißt darin, welche dieser Tausende von „Erbstückchen" arbeiten dürfen und welchen das untersagt wird. Diese Kontrollfunktion wird mithilfe einer übergeordneten Instanz – der Epigenetik – ausgeübt. Und die Epigenetik wiederum wird davon beeinflusst, was wir essen, ob wir vorzugsweise faul auf der Couch „abhängen" oder uns lieber regelmäßig bewegen, wie unsere psychischen Belastungen aussehen und ob unser unmittelbares Umfeld stark mit Giften belastet ist oder ob wir das

Glück haben, in einer eher gesunden Umgebung leben zu dürfen. Auch die Liebe zu unseren Nächsten spielt hier eine große Rolle.

All diese Faktoren sagen unseren Genen, „wo es langgeht“, und sind wesentlich daran beteiligt, ob nun beispielsweise „schlechte“ Gene, solche mit einem immanenten Risiko für Herz-Kreislauf-Erkrankungen, Krebs oder geistige Verwirrtheit (Demenz) zum Tragen kommen oder nicht. Und besonders frappierend: Diese „Stellschrauben“ an unserem Erbgut werden von einer Generation auf die nächste, ja sogar noch auf die übernächste vererbt.

Daher bin ich nun – um wieder auf meine Enkeltöchter zurückzukommen – wirklich froh, dass ich mich bereits seit Jahrzehnten mit den Themen Ernährung und gesunde Lebensweise befasse und schon genauso lange versuche, meine Familie mit ausgewogenem Essen aus weitestgehend unbelasteten Nahrungsmitteln zu versorgen. Auch war mir wichtig, dass meine Kinder in der Geborgenheit einer gesunden, sicheren Umgebung aufwachsen konnten. Ich vermag natürlich nichts mehr am Lebensstil meiner Eltern zu ändern, der ja – kriegsbedingt – zeitweise auch gar nicht der beste sein konnte. Aber ich hoffe doch sehr, dass meine eigenen Bemühungen in Sachen Gesundheit meinen Kindern und Enkelkindern zugutekommen und ihre epigenetische Programmierung vielen wertvollen, gesundheitsfördernden Genen die „Handlungsvollmacht erteilen“ werden.

Die Epigenetik lehrt uns, dass unsere Gesundheit – selbst wenn wir mit „schlechten“ Genen auf diese Welt kamen – zum Großteil in unseren eigenen Händen liegt und in Teilen sogar auch die unserer Kinder und Enkelkinder. Möglicherweise ist eine gesunde Lebensführung also das größte Geschenk, das wir unseren Kindern und Enkeln machen können.

In diesem Sinne – seien Sie gespannt auf dieses Buch!

Es grüßt Sie herzlich
Michaela Döll

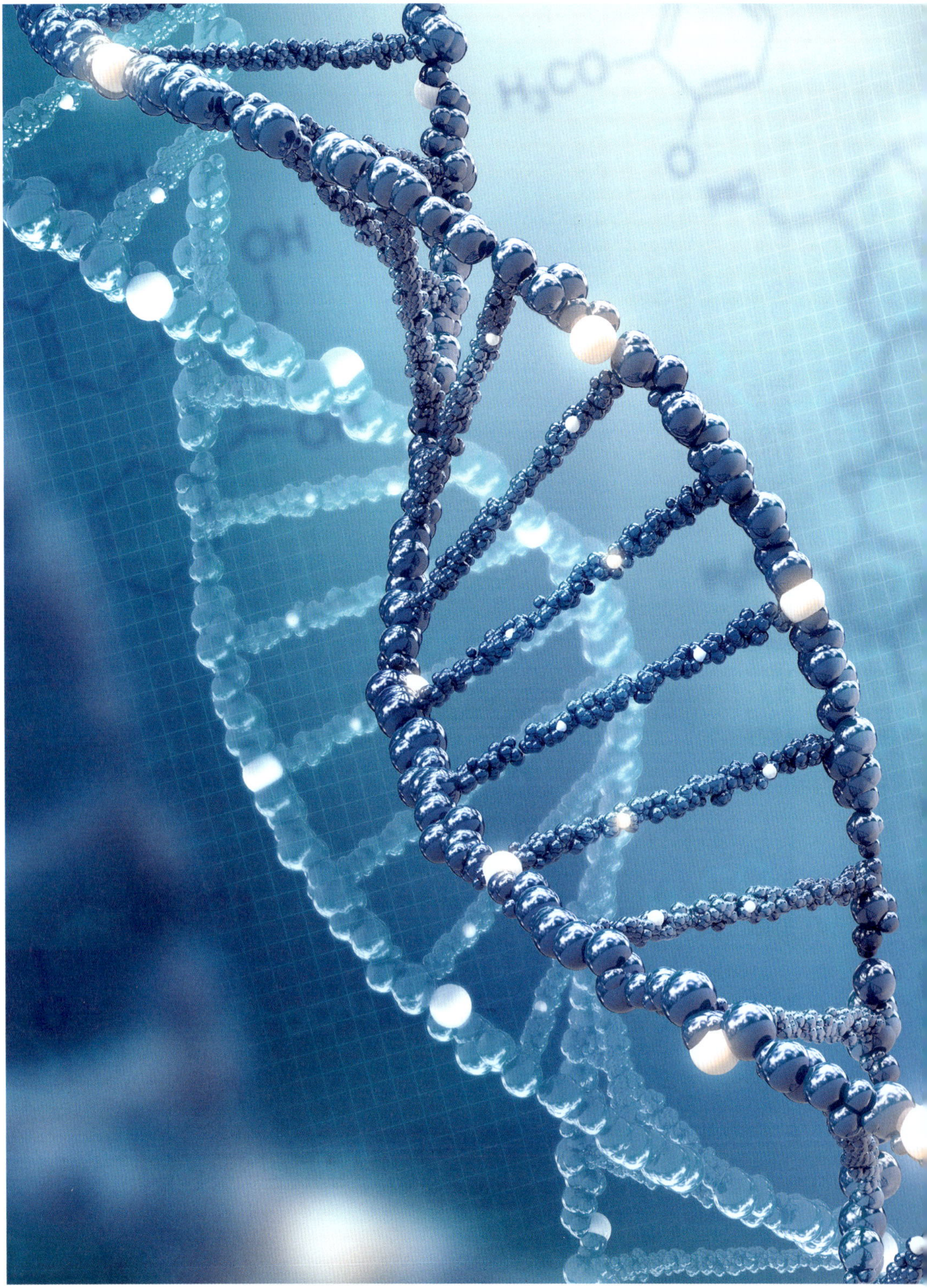

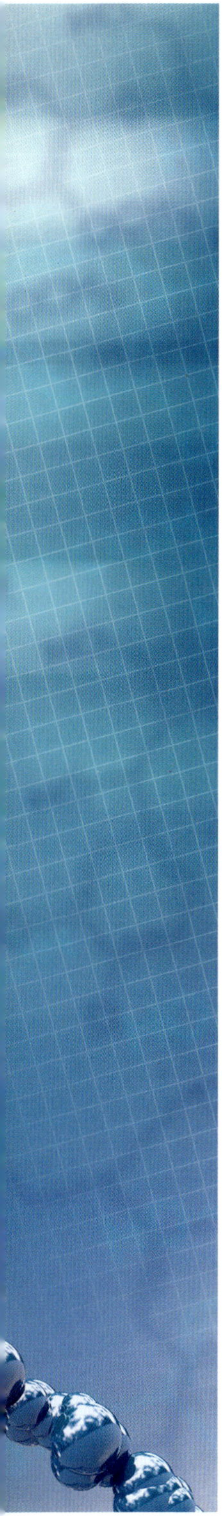

KAPITEL 1

UNSERE GENE SIND NICHT ALLMÄCHTIG

Das hätte man noch vor wenigen Jahrzehnten kaum für möglich gehalten: Die bloße Anzahl an Genen sagt wenig über Aussehen und Gesundheit aus, entscheidend ist, welche Gene aktiv und welche Gene abgeschaltet sind. Damit befasst sich die Epigenetik – der zweite Code. Was wir essen, ob wir psychische Belastungen und/oder Stress haben oder entspannt sind, ob wir uns bewegen oder lieber faul auf der Couch liegen, ob wir Medikamente nehmen oder unser Körper mit Giften belastet ist – all das sind epigenetisch wirksame Faktoren, die in entscheidendem Maß als wichtige Stellschrauben an der Genregulation beteiligt sind. Und das Kurioseste an dieser Sache: Solche umweltbedingten Veränderungen am Erbgut können auf die nächste und übernächste Generation weitergegeben werden.

OPFER UNSERES GENETISCHEN SCHICKSALS?

Ja, es gibt sie – die Familien, in denen Herz-Kreislauf- oder Krebserkrankungen über Generationen hinweg gehäuft auftreten und deren allgemeine Lebenserwartung niedriger liegt als vergleichsweise üblich. Wenn man zu einer solchen Familie gehört, stellt man sich schnell die Frage, ob man ebenfalls an der betreffenden Krankheit sterben wird. Weit mehr noch: Einige Familienmitglieder resignieren deshalb gleich, geben sich gar keine Mühe mehr, um das drohende Schicksal abzuwenden, sondern finden sich einfach mit ihrem erhöhten Risiko und gegebenenfalls mit einem frühen Tod ab. Dabei sind wir einer solchen negativen Entwicklung nicht zwangsweise ausgeliefert – sogar im Gegenteil: Durch eine entsprechend positive Lebensführung können wir das vermeintlich schlechte Erbe überlisten! Denn auch unsere Gene lassen sich „coachen". Ihre erblich bedingten Fehlprogrammierungen sind reversibel (umkehrbar) – und das bietet uns gewaltige Chancen für den Erhalt unserer Gesundheit.

Hier kommt die Epigenetik (die altgriechische Vorsilbe *epi* bedeutet im übertragenen Sinn „darüber", „hinzu") zum Tragen, denn diese Wissenschaft befasst sich damit, wovon und wodurch die (zeitweilige) Aktivierung und Inaktivierung des Erbguts bestimmt werden. Es gibt „Schlösser", die „schlechte" Erbgutabschnitte zusperren, und „Schlüssel", die „gute", gesundheitsfördernde Bereiche öffnen. Diese Mechanismen hängen wiederum entscheidend von unserem Lebensstil und von unserer Umwelt ab. Dabei spielt, wie im Vorwort schon erwähnt, die Ernährung eine wichtige Rolle, aber auch die Hormone, Stress und psychische Belastungen, erlittene Traumata, die emotionale Zuwendung, die ein Mensch als (Klein-)Kind erfahren oder entbehrt hat, klimatische Faktoren, Alkohol- und Nikotinkonsum („Genussgifte") sowie Umweltgifte. Wie das im Einzelnen funktioniert, erfahren Sie in den folgenden Kapiteln. Seien Sie gespannt und bleiben Sie neugierig auf diesen zweiten Erbcode, den wir selbst in der Hand haben.

Der „genetische Code" bildet als starres System unser Erbgut ab. Epigenetische Veränderungen am Erbgut sind flexibel und auch reversibel – mithilfe einer gesunden Lebensführung ist es uns möglich, die „Schalter" an unseren Genen wieder in die richtige Richtung umzulegen.

DIE GEHEIMNISVOLLE WELT DER GENE

Grüne Augen, dicke Haare, Scharfsinn, Sanftmütigkeit oder Impulsivität: All das ist im Erbgut verankert. Aber wie muss man sich das im Detail vorstellen? Wo sind die Informationen für diese Ausstattungen und Merkmale gespeichert? Und wie werden diese Erbanlagen von einer an die nächste Generation weitergegeben? Hier spielen die Chromosomen eine tragende Rolle, das sind langfädige Zellstrukturen, die in den Zellkernen sitzen und – wie eine Datenbank – sämtliche Informationen auf Abruf bereithalten.

Jede unserer Körperzellen trägt einen vollständigen Chromosomensatz von insgesamt 46 Chromosomen. 22 Chromosomen kommen von der Mutter und 22 vom Vater, sie sind immer in Form zweier Kopien vorhanden. Die restlichen beiden Chromosomen sind Geschlechtschromosomen. Bei der Frau sind dies zwei X-Chromosomen, beim Mann ist es jeweils ein X- und ein Y-Chromosom. Lediglich die Eizellen und die Spermienzellen in unserem Körper enthalten jeweils nur die Hälfte dieses Chromosomensatzes, denn bei der Befruchtung entstehen durch Verschmelzung von Ei- und Samenzelle neue Zellen, die dann mit dem mütterlichen und dem väterlichen (und somit mit dem doppelten) Chromosomensatz ausgestattet sind. Die Mutter gibt also mit ihrer Eizelle in jedem Fall ein X-Chromosom weiter, der Vater mit seinem Spermium ein X- oder ein Y-Chromosom, und danach richtet sich das Geschlecht des gezeugten Kindes.

Aber was genau steckt denn nun in den Chromosomen? Bestimmt haben Sie (mindestens in Fernsehkrimis) schon einmal von der geheimnisvollen DNA gehört, die – selbst wenn sie nur in Form minimaler Spuren vorhanden ist – (Straf-)Täter überführt. Die DNA ist eine Art „genetischer Fingerabdruck“ , dessen einzigartiges Profil genauso unverwechselbar und für jeden Menschen individuell charakteristisch ist. Der Aufbau der DNA (vom engl. *deoxyribonucleic acid* = Desoxyribonukleinsäure) wurde 1953 von den beiden Molekularbiologen James Watson und Francis Crick entdeckt: Sie beschrieben den DNA-Faden als eine Art „spiralförmig gedrehte Strickleiter“ (Doppelhelix). Ihre Forschungen waren damals revolutionär – 1962 erhielten die beiden Wissenschaftler für die Aufschlüsselung der DNA-Struktur sogar den Nobelpreis. Seither wissen wir, dass unser Erbgut in dieser Doppelhelix „verpackt“ ist. Die Längsstücke dieses Biomoleküls werden aus einer wechselnden Abfolge von Zuckerbausteinen und Phosphat gebildet. Die Sprossen der Leiter bestehen aus organischen Basen mit den Namen Adenin, Thymin, Guanin und Cytosin. Jeweils zwei dieser vier Basen bilden ein Paar. Sie passen zusammen wie Schlüssel und Schloss: Adenin und Thymin gehören zueinander sowie Cytosin und Guanin. Aus der Reihenfolge dieser Basenpaare und ihren Kombinationsmöglichkeiten im „Strickleiter-Molekül“ entsteht letztlich die Gesamtheit der Erbinformation, die auch als „genetischer Code“ bezeichnet wird.

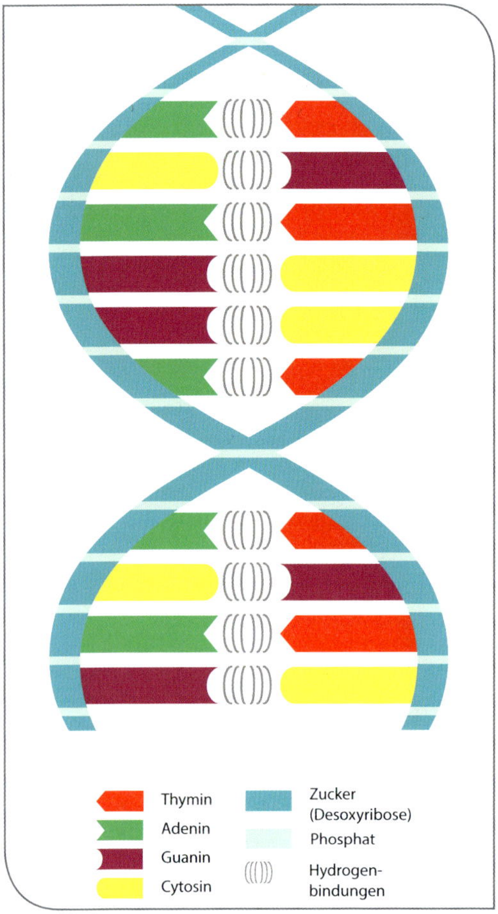

Ausschnitt aus der DNA-Doppelhelix mit den einander entsprechenden Basenpaaren Adenin/Thymin und Cytosin/Guanin

Bestimmt ist Ihnen auch der Begriff „Gen“ geläufig. Was ist denn das nun wieder? Ein Gen ist ein Stück auf der gerade beschriebenen Strickleiter, also ein ganz bestimmter Abschnitt auf der DNA. Gene sind die kleinsten Informationseinheiten unserer Erbmasse. Insgesamt sind beim Menschen etwa 23.000 bis 24.000 Gene bekannt. So gibt es beispielsweise Gene, die den „Text“ für die Bildung eines Enzyms, eines wichtigen Immunbotenstoffs, aber auch den „Text“ für die Entstehung von Krebs enthalten können. Es gibt „gute“ und „schlechte“ Gene, also solche, die eine Schutzfunktion für unsere Gesundheit erfüllen, und jene, deren Eiweißprodukte krankheitsfördernd sind. Entscheidend für die Gesundheit ist immer, welche DNA-Abschnitte aktiv sind – was bedeutet, dass ihre Information abgelesen werden kann – und welche „stumm geschaltet" wurden.

AUS DER DNA-ABSCHRIFT ENTSTEHEN PROTEINE

Die Reihenfolge der Basen im DNA-Erbfaden ist entscheidend für die Umsetzung der genetischen Information. Immer drei aufeinanderfolgende Basen („Basentriplett") sind verantwortlich für die Bildung eines Eiweißbausteins, einer sogenannten Aminosäure. Die Zellen können diese „Geheimschrift" der DNA wie einen Bauplan lesen und daraus Aminosäuren – aus denen unser Körper letztlich besteht – herstellen. Nun befindet sich die DNA allerdings, wie oben dargelegt, im Zellkern, während die „Eiweißfabriken" (Ribosomen) außerhalb des Zellkerns, im sogenannten Zytoplasma der Zelle, liegen.

Wie gelangt dann die Information aus dem „Erbguttext" zu den Ribosomen? Um an die Basenreihenfolge der DNA heranzukommen, muss der DNA-Faden – einfach ausgedrückt – zunächst glatt gezogen („entspiralisiert") werden. Anschließend wird der DNA-Doppelstrang mithilfe von Enzymen direkt zwischen den beiden Basenhälften geöffnet – wie mit einer Art „Reißverschluss". Dann wird eine Abschrift des geöffneten DNA-Strangs erstellt. Diese neu gebildete Kopie verlässt nun den Zellkern und wandert in die Eiweißfabriken. Dort werden jeweils drei Basen in eine Aminosäure „übersetzt".

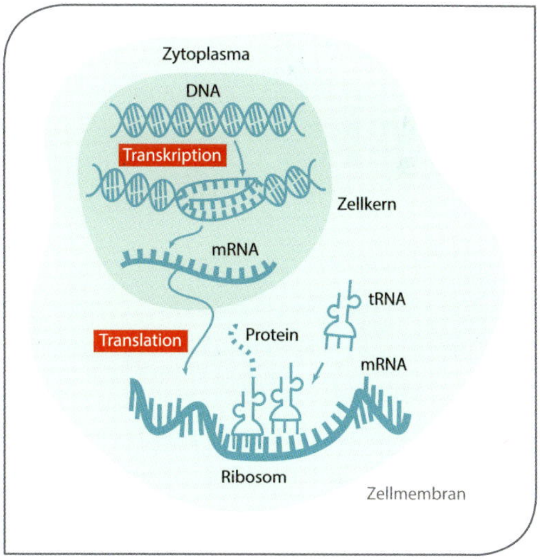

Abschrift der Basenfolge in der DNA (Transkription) und Übersetzung in das entsprechende Einweiß am Ribosom (Translation)

So entstehen dann neue Zellhüllen, Struktureiweiße, Hormone, Enzyme, Abwehrstoffe, der Blutfarbstoff und vieles mehr, was in unserem Körper aus Eiweißbausteinen (Aminosäuren) aufgebaut ist. Auf diese Weise können etwa 100.000 verschiedene Proteine (Eiweiße) gebildet werden.

Gene liefern die Information für Proteine. Diese Eiweiße können positive oder auch negative Wirkungen in unserem Körper entfalten. Daher ist es für unsere Gesundheit von großer Bedeutung, welche Gene aktiv und welche DNA-Informationen „zugesperrt" sind.

DIE INFORMATIONEN MÜSSEN KANALISIERT UND VERPACKT WERDEN

Nun haben wir den „Inhalt" der Chromosomen kennengelernt: die DNA. Allerdings liegt diese nicht einfach als wirres Knäuel in den Chromosomen herum, sondern ist fein säuberlich „aufgewickelt". Ohne diese ausgeklügelte Technik würde es kaum gelingen, den etwa zwei Meter langen DNA-Faden ordentlich in dem nur etwa ein Tausendstel Millimeter großen Zellkern unterzubringen. Die „Wickelspulen" bestehen aus Eiweißkörpern, den sogenannten Histonen. Wie die Perlen einer Perlenkette sind diese Histone auf der sie umwickelnden DNA aneinandergereiht. Durch die Aufwicklung der DNA um die Histone wird das Erbmaterial zusätzlich verdichtet.

Die Histon-DNA-Komplexe können noch stärker verdrillt sein, wodurch die Perlen auf der DNA-Kette dichter zusammenrücken. In einem solchen Fall ist die Erbinformation nicht zugänglich: Die Gene auf den entsprechenden DNA-Abschnitten können nicht abgelesen und in Proteine übersetzt werden. Diese dichte Verpackung des Erbmaterials bezeichnet man als „Heterochromatin".

Erst durch eine „Auflockerung" der fest zusammengepackten Strukturen wird es möglich, die in der DNA enthaltenen Erbinformationen zu entziffern. Die Perlen sind dann wieder weiter voneinander entfernt, der Inhalt der Histon-DNA-Komplexe ist damit zugänglich und die „Geheimschrift“ der DNA kann in sämtliche lebensnotwendigen Eiweiße übersetzt werden. Die betreffenden Genabschnitte sind dann aktiv. Die lockere Anordnung der Histon-DNA-Spulen bezeichnet man als „Euchromatin“.

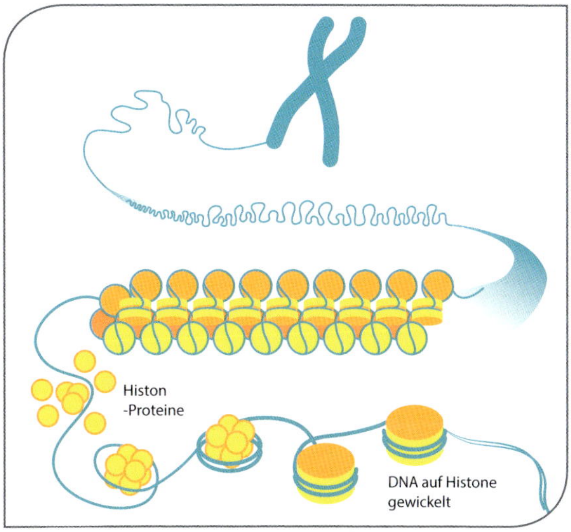

Die DNA wird auf die Histone aufgewickelt.

Bestimmt ist Ihnen nun klar, weshalb die Art der Verpackung des Erbguts für das Ablesen der Erbinformation so wichtig ist. Stellen Sie sich das einfach vor wie bei einem Geschenk, das in Papier eingewickelt und fest mit einer Schnur oder einem Band verschnürt ist. In so einem Fall macht es viel mehr Mühe, an den Inhalt heranzukommen, als wenn das Päckchen nur mit einer einfachen, losen Schleife zugebunden ist, die sich ganz leicht aufziehen lässt. Auf die Bedeutung der Verpackung werden wir bei den epigenetischen Schaltern noch eingehender zu sprechen kommen.

JUBEL – DAS GESAMTE MENSCHLICHE GENOM IST ENTZIFFERT!

Das grandiose Ereignis fand im Jahr 2000 statt und wurde vom damaligen Präsidenten der USA, Bill Clinton, mit der Bedeutung der Mondlandung verglichen: Über 1.000 Wissenschaftler aus etwa 40 Ländern waren an der Aufschlüsselung des gesamten menschlichen Genoms, darunter versteht man die Gesamtheit aller menschlichen Gene, beteiligt. Nun endlich war es möglich, die Geheimschrift der DNA vollständig zu entziffern. Unser Genom besteht demzufolge aus der unvorstellbaren Menge von 3,3 Milliarden (3.300.000.000) DNA-Basen. Die Wissenschaft hoffte, mithilfe dieser Forschungsresultate, die einen Durchbruch in der Molekularbiologie bedeuteten, neue Erkenntnisse über Krankheiten gewinnen zu können. Die Forscher wollten daraus bessere Vermeidungs- und neue Therapiestrategien ableiten. Endlich, so dachte man, habe man beispielsweise auch eine „Waffe" gegen Krebserkrankungen, Nervenkrankheiten wie Morbus Alzheimer, Morbus Parkinson oder auch gegen Depressionen in der Hand. Darüber hinaus versprach man sich von der Entschlüsselung der Gesamtheit der menschlichen Gene Erkenntnisse, um nun unter anderem auch die Flut der künftigen Diabetiker aufhalten zu können. Leider hat sich nichts davon bewahrheitet – aber warum nur? In jeder unserer Körperzellen steckt die unglaubliche Menge von etwa 23.000 bis 24.000 Genen, doch – wie bereits erwähnt – sind nicht alle aktiv, sondern viele „stumm geschaltet". Und das ist auch richtig so. Wie könnte man denn sonst erklären, auf welche Weise und aus welchen Gründen aus einem Klumpen gleicher Zellen, der durch die Verschmelzung von Ei- und Samenzelle entsteht, ein neues menschliches Wesen mit allen möglichen unterschiedlich spezialisierten Zellen hervorgeht? Da werden beispielsweise Haut-, Leber- und Nierenzellen geformt, es bildet sich unter anderem Herz-, Lungen- und Darmgewebe. Bei uns Menschen sind insgesamt etwa 200 verschiedene Zelltypen bekannt. Wenn aber alle Zellen dieselben Gene besitzen, dann ist diese Spezialisierung nur dadurch erklärbar, dass die Informationen der Gene unterschiedlich abgerufen und umgesetzt werden. Man spricht hier auch von „Genexpression".

Ernüchternd: Das Wissen, wie viele Gene der Mensch besitzt, nutzt wenig. Entscheidend ist, welche Erbinformation abgerufen wird und welche nicht.

DER GEMEINE WASSERFLOH HAT MEHR GENE ALS WIR

Sie sind uns ähnlich, sehen aber völlig anders aus und unterscheiden sich auch in vieler Hinsicht von uns Menschen: die Schimpansen, die zu den Menschenaffen (Primaten) gehören. Ihr Genom enthält etwa dieselbe Anzahl an Genen wie unseres und stimmt zu etwa 98 Prozent mit unserem Genom überein. Nicht viel weniger Gene als wir (etwa 20.000 pro Zelle) haben die Fadenwürmer – das sind etwa einen bis drei Millimeter große Schlauchwürmer, die überall auf der Welt in den Böden verbreitet sind, sich schlängelnd fortbewegen und einen simplen Aufbau und Stoffwechsel besitzen. Ihr „Gehirn" besteht aus einem einfachen Nervenring, und ihre Sinnesorgane sind lediglich gering ausgeprägt. Und dann ist da noch der Wasserfloh, der mit etwa 31.000 Genen punkten kann. Das nur wenige Millimeter große wirbellose Krebstier lebt bevorzugt in Süßwässern und bewegt sich mithilfe einer aus seinem Kopf hervorragenden Ruderantenne fort. Im Rücken des Tieres ist das sehr einfach gebaute Herz untergebracht, als wichtigstes Sinnesorgan dient ihm ein Komplexauge, das es mit Muskelkraft bewegt. Ich könnte hier noch weitere Bespiele anführen, die uns klarmachen, dass die bloße Genanzahl nur geringen Einfluss auf Aussehen, Stoffwechsel und Verhalten eines Lebewesens hat. Wie komplex und wie hoch entwickelt ein Organismus ist, hängt also nicht von der Menge seiner Gene ab, vielmehr ist die Auswahl der aktiven und der inaktiven Gene entscheidend, das heißt, welche Gene „angeschaltet" und welche „verplombt" sind. Auf Basis dieser Erkenntnis muss die vollständige Entschlüsselung des Humangenoms in ihrer Großartigkeit relativiert werden. Sollte der Vergleich mit der revolutionären Mondlandung also doch nicht passen?

GENETIK – EPIGENETIK: WORIN LIEGT DER UNTERSCHIED?

Die Genetik befasst sich mit dem Aufbau des Erbguts und mit dem genetischen Code, der, wie bereits ausgeführt, durch die Reihenfolge der DNA-Basen festgelegt ist. Dieser erste Code umfasst somit quasi die gesammelten Informationen der DNA. Dabei handelt es sich um ein starres System, das nicht formbar ist, sondern sich allenfalls durch den fehlerhaften Einbau einer Base (Mutation) negativ verändern lässt. Natürlich kann eine solche Mutation entscheidenden Einfluss auf die Gesundheit eines Menschen nehmen und darf hier deshalb auch nicht „kleingeredet" werden. Doch weit häufiger kommt es durch Umweltfaktoren zu Manipulationen am Erbgut, die nichts mit der Veränderung der Basenfolge zu tun haben.

Diese Veränderungen fallen in das Gebiet der Epigenetik. Sie ist eine Art „übergeordnete Zusatzgenetik" und wird auch als „zweiter Code" bezeichnet. Die Epigenetik beeinflusst die Genregulation, das heißt, sie bestimmt mit, welche Gene warum oder wie und für welchen Zeitraum „angeschaltet“ und welche „stillgelegt“ werden. Die noch recht junge Forschungsdiziplin befasst sich mit Veränderungen des Genoms, wobei die in den Genen enthaltenen Informationen (Basenabfolge) stets unangetastet bleibt. Epigenetisch bedingte Veränderungen am Erbgut kommen schätzungsweise 1.000-mal häufiger vor als Mutationen.

Hierarchie: Die Epigenetik ist dem eigentlichen Erbgut übergeordnet. Sie nimmt Einfluss darauf, welche der von Mutter und Vater vererbten Gene aktiv („angeschaltet") sind und welche nicht.

WIR SIND, WAS UNSERE UMWELT AUS UNS MACHT

Es ist bekannt, dass die epigenetische Ausstattung unseres Erbguts viel anfälliger ist für Umwelteinflüsse und Lebensstilfaktoren als die genetisch bedingten Strukturen. Sie bildet somit quasi ein Bindeglied zwischen der eigentlichen Genetik und der Umwelt. Dabei ist die Wechselwirkung zwischen den DNA-Histon-Komplexen und äußeren Faktoren, wie etwa Ernährung, Energiezufuhr, Gifte, Stress, Klima und psychische Belastungen, von besonderer Bedeutung, denn sie sind die „Taktgeber“ für die Manipulationen am Erbmaterial.

In diesem Zusammenhang muss auch auf die deutliche Zunahme der Belastung unserer Umwelt mit elektromagnetischer Strahlung hingewiesen werden. Diese umgibt uns in vielfacher Weise (Handy, WLAN etc.) Tag und Nacht.

Diese Information als solche ist grundsätzlich nicht ganz neu. Bereits im Jahr 1942 entwickelte der englische Biologe Conrad Waddington sein Bild von der „epigenetischen Landschaft“. Es zeigt eine Kugel auf einem Berg, die durch verschiedene Täler des Landschaftsreliefs nach unten kullern kann, und symbolisiert den Menschen mit seiner genetischen Grundausstattung, der – je nach seinem Lebensstil und seinen Erfahrungen – auf den verschiedenen Bahnen nach unten gelenkt werden kann. Im

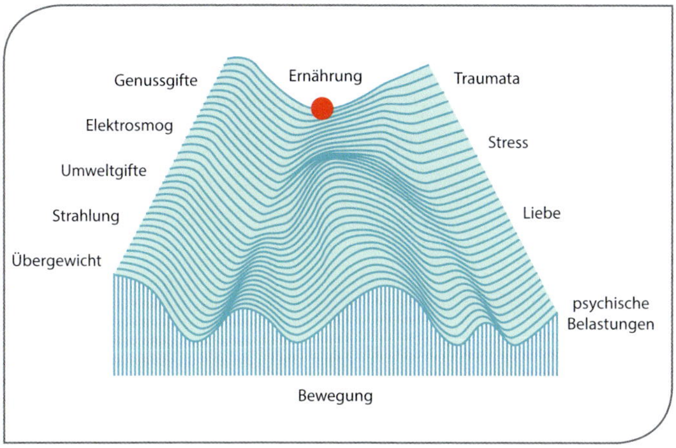

Die epigenetische Landschaft nach Waddington

Unterschied zur Genetik haben wir es bei der Epigenetik mit einem formbaren, flexiblen und vor allem reversiblen (umkehrbaren) System zu tun. Hier ist nichts „in Stein gemeißelt". Wir können Einfluss nehmen auf die epigenetischen Veränderungen unseres Erbguts – im Guten wie im Schlechten. Unser Erbgut lässt sich programmieren und sogar umprogrammieren. Wir können den epigenetischen Code durch eine Umstellung unserer Ernährung und durch andere Veränderungen unseres Lebensstils „überschreiben" – auf diese Weise lassen sich Krankheitsrisiken minimieren. Und genau das macht diesen zweiten Code so bedeutsam und so interessant.

„ON UND OFF" – WER IST DER HERR ÜBER DEN GEN-SCHALTKASTEN?

Im Durchschnitt sind nur etwa 10 Prozent unserer Gene in unseren Zellen aktiv. Wie wird nun das „Anschalten" oder das „Stilllegen" von Genen in den Zellen reguliert? Wer sorgt dafür oder wie wird darüber entschieden, dass nun dieses oder jenes Protein gebildet werden soll oder welche Geninformation nicht zum Einsatz kommt? Woher „wissen" Zellen, was sie tun oder lassen sollen? Hier kommen die epigenetischen „Schalter" ins Spiel, die man mit Vorfahrt- und Stoppschildern im Straßenverkehr vergleichen kann. Weiter vorne habe ich ausgeführt, wie wichtig die Zugänglichkeit der einzelnen Genabschnitte auf der DNA für die Herstellung lebensnotwendiger Proteine ist (siehe S. 16f.). Nur in diesem Fall ist das betreffende Gen „arbeitsfähig".

Es gibt mehrere Möglichkeiten, einen solchen Genabschnitt in die „Arbeitslosigkeit zu entlassen". Werden beispielsweise bestimmte chemische Gruppen (etwa Methylgruppen) an den DNA-Faden angehängt, wird es mit der Ablesbarkeit der betreffenden „Textstelle" schwierig. Enzyme, welche die Basenfolgen „abschreiben" (transkribieren) sollen, können kaum mehr zu diesem DNA-Text vordringen. Folglich können die entsprechenden Proteine nicht hergestellt (synthetisiert) werden. Am häufigsten werden diese Methyl-Anhängsel an der Base Cytosin „eingeklinkt", und zwar vor allem dann, wenn der Nachbar die Base Guanin ist. Das heißt, hier werden ganz bestimmte Stellen auf der DNA für das „Festkleben" der chemischen Gruppen ausgewählt, und für deren Befestigung sind wiederum Enzyme zuständig: die DNA-Methyltransferasen. Im Ergebnis wirkt das Anbringen der Methylgruppen wie ein Stoppschild im Straßenverkehr oder wie ein Riegel, der den entsprechenden Genabschnitten „vorgeschoben" wird. Auch die Histone sind verschiedenen Angriffen ausgesetzt, die zum „On und Off" der Gene beitragen können. Um diese „Eiweißspulen" ist, wie weiter oben bereits beschrieben, der DNA-Faden fest herumgewickelt – zwecks ordentlicher Unterbringung in den Zellen. Wenn sich nun bestimmte chemische Gruppen an die Histone anlagern, kann das dazu führen, dass sich die Verbindung der „Spulen" mit der DNA lockert und die Verpackung des Erbguts somit leicht zu öffnen ist oder der Erbfaden noch fester um die Spule herumgezurrt wird. Was genau geschieht, hängt ganz von der Art des jeweiligen Anhängsels und der dadurch bedingten Veränderung der elektrischen Ladung der Histone ab: Durch das Festkleben von Acetylgruppen (Enzyme: Histon-Acetyltransferasen) beispielsweise wird der DNA-Faden von der Spule gelockert, dadurch werden die entsprechenden Genabschnitte besser zugänglich. Es können aber auch Phosphat- oder Methylgruppen sein, die an die Histone angehängt werden. In diesem Fall ergeben sich andere Konsequenzen: Die betroffenen Gene sind verriegelt, und folglich kann das dazugehörige Eiweiß nicht gebildet (synthetisiert) werden.

Dazu ein praktisches Beispiel für Sie: Das Anhängen von Methylgruppen an die Histone kann dazu führen, dass ein Gen abgeschaltet wird, das „normalerweise" für die Unterdrückung von Krebswachstum sorgt. Folglich wird durch die Verplombung des Schutzgens Krebserkrankungen Vorschub geleistet. Der dritte epigenetische Schalter, womit sich die Forscher beschäftigen, ist der für die „Junk-DNA". Lange Zeit hielt die Wissenschaft diejenigen Genabschnitte, die keine Bauanleitung (Codierung) für Proteine enthielten, für überflüssigen Müll. Inzwischen weiß man aber, dass auch diese Stücke an der Genregulation beteiligt sind und beispielsweise die Übersetzung (Translation) eines bereits abgelesenen DNA-Abschnitts in ein Protein unterbinden können. Alle genannten epigenetischen Regler lassen sich über Faktoren wie unsere Ernährung, Umweltgifte, Stress, Gefühle und psychische Belastungen, Sport und einige andere Elemente, auf die ich noch zu sprechen komme, betätigen. Somit sind zum Großteil wir selbst „Frau oder Herr über den Gen-Schaltkasten" und müssen uns nicht unbedingt mit unseren schlechten Erbanlagen abfinden.

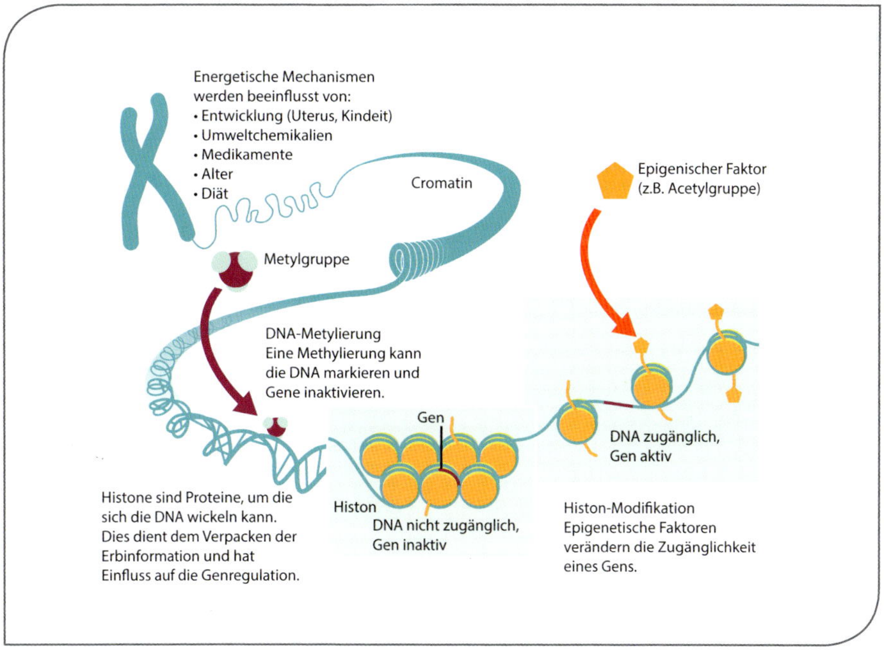

Funktionelle Gruppen an der DNA und/oder den Histonen verändern die Ablesbarkeit von Genen.

Der Mensch ist weit mehr als nur die Summe seiner Gene. Alles, was wir essen, was wir tun und was uns widerfährt, kann die Aktivität unserer Gene beeinflussen. Die gute Nachricht: Diese Veränderungen sind reversibel.
Wenn wir beispielsweise durch schlechte/falsche Ernährung, Rauchen oder viel negativen Stress die Riegel unserer Gene zu unserem Nachteil betätigen oder betätigt haben, kann eine Aufbesserung des täglichen Speiseplans durch hochwertige Lebensmittel, Nikotinverzicht wie auch Entspannung und Entschleunigung unser Erbmaterial zum Positiven verändern. Was für eine großartige Chance bietet uns die Natur da doch mit dem epigenetischen Code!

EPIGENETISCHE VERÄNDERUNGEN SIND VERERBBAR

Wie hatte man ihn ausgelacht – Herrn Jean-Baptiste de Lamarck, den französischen Biologen des 18. Jahrhunderts, der bereits damals behauptete, Umweltfaktoren hätten Einfluss auf die Veränderungen der Arten und dass diese von einer auf die nächste Generation vererbt werden könnten. So hat – nach Ansicht von Lamarck – beispielsweise die Giraffe deshalb einen so langen Hals, weil sie sich nach den Blättern der Bäume hinaufrecken muss, die sie verspeisen möchte. Er ist also ein Ergebnis der Anpassung der Giraffe an ihre Lebensbedingungen, hat sich natürlich auch bei ihren Nachkommen ausgeprägt und ist bis heute ein Hauptmerkmal des Giraffenkörpers geblieben. Viele Jahrzehnte galt Lamarcks Theorie von der Vererbung erworbener Eigenschaften als absurd. Inzwischen ist man vorsichtiger geworden: Neue Erkenntnisse aus der Forschung liefern Hinweise darauf, dass der französische Biologe mehr recht als unrecht hatte und mit seiner Annahme der modernen Molekularbiologie letztlich weit voraus war. So wurden etwa an der amerikanischen Washington State University interessante tierexperimentelle Studien durchgeführt, anhand derer die gesundheitsschädliche Wirkung bestimmter Insektenvernichtungsmittel, die in der Landwirtschaft zum Einsatz kommen, auf die Fruchtbarkeit nachgeweisen werden sollten. Dazu behandelte man trächtige Ratten mit diesen Chemikalien. Ergebnis: Die männlichen Nachkommen der Tiere hatten abnormale Hoden, die zu wenig Spermien produzierten. Auch die Jungtiere der nächsten Generation, die mit nicht verwandten Tieren gezeugt wurden, wiesen die bereits an den Rattenvätern beobachteten Hodenveränderungen auf. Ebenso besaßen die Enkel, Urenkel und sogar noch die Ururenkel diese abnormalen Hoden, wobei die Forscher immer darauf geachtet hatten, dass die miteinander gepaarten Tiere nicht verwandt waren. Diese Ergebnisse waren mit den allgemeinen Regeln der genetischen Vererbung nicht zu erklären. Die einmalige (!) Behandlung mit dem in der Landwirtschaft üblichen Pestizid führte zu epigenetischen Veränderungen in den Keimzellen, die tatsächlich über mehrere Generationen hinweg auftraten. Die molekularbiologische Untersuchung der Ratten erbrachte ein verändertes DNA-Methylierungsmuster, das an die Nachkommen weitergegeben wurde. Was für ein schockierendes Ergebnis! Und zugleich ein Hinweis darauf, dass umweltbedingte Veränderungen der Gene tatsächlich vererbbar sind. Beim Menschen gibt es ebenfalls Hinweise darauf, dass epigenetische Veränderungen zum Bestandteil des Erbmaterials werden können. So werden aus einmal epigenetisch justierten Leberzellen ausschließlich Leberzellen und aus Hautzellen ausschließlich Hautzellen gebildet. Aber auch Umwelteinflüsse, wie etwa die Art der Energiezufuhr (Ernährung) oder auch das Rauchen, können generationenübergreifende Markierungen am Erbgut anbringen. Wir werden im Zusammenhang mit den Erfahrungen der ungeborenen Kinder im Mutterleib in Kapitel 4 (siehe ab S. 69) noch einmal darauf zurückkommen.

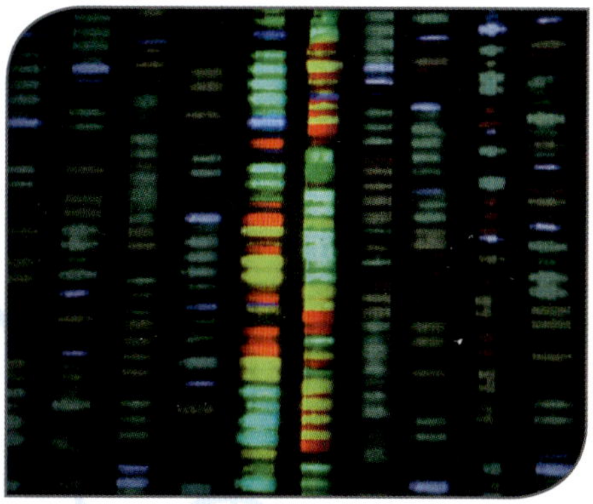

Unser Erbgut ist wie ein Code, der auf einer Festplatte gespeichert ist.

Nach allem, was wir bislang wissen, müssen wir davon ausgehen, dass die Markierungen an unserem Erbgut wie in einem „Gedächtnis" gespeichert werden, das heißt in unseren Zellen verbleiben und an folgende Generationen weitervererbt werden können.

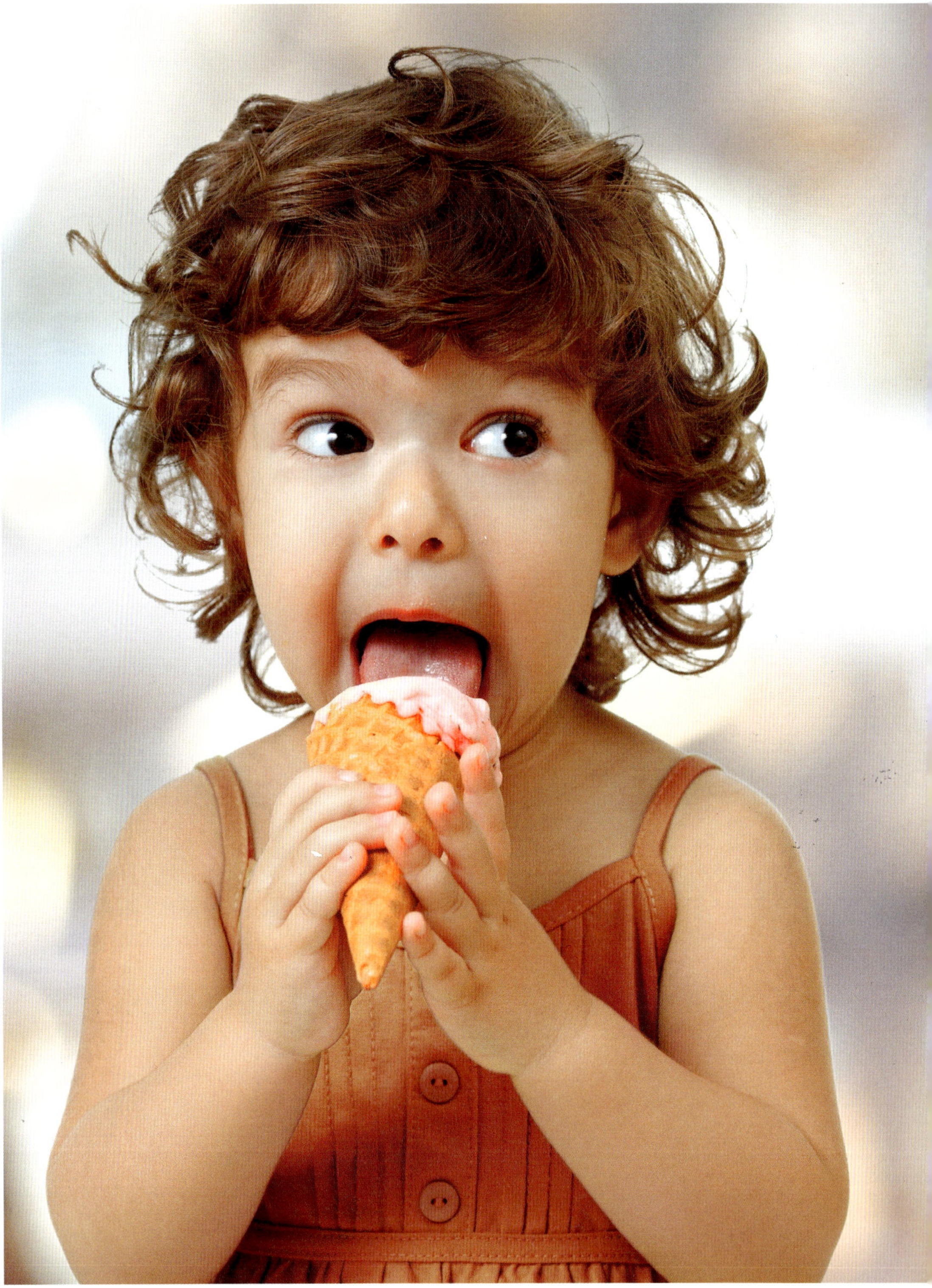

KAPITEL 2

DIE ERNÄHRUNG IST EIN WESENTLICHER TEIL UNSERES „EPIGENETISCHEN SCHICKSALS"

Hamburger, Pommes und Co. auf der einen Seite, Gemüseteller und frisches Obst auf der anderen Seite – das sind doch allemal verschiedene Essensvorlieben, die möglicherweise einen Einfluss auf das Körpergewicht haben, oder? Na ja, auch vor einer Erhöhung der Blutfettwerte und einer möglichen Schädigung der Blutgefäße durch Fast Food wird gewarnt und eine pflanzenbetonte Kost mit wenig Zucker gilt als besonders gesund. Aber ist das wirklich schon alles? Weit gefehlt: Was man am Tag zu sich nimmt, ist von weit größerer Bedeutung für unsere Gesundheit als früher angenommen, denn die Nahrung „spricht" mit unserem Erbgut. Was wir essen, bestimmt zu einem ganz wesentlichen Teil mit, welche Gene arbeiten und welche im Schlafmodus sind.

MAN IST, WAS MAN ISST

Eigentlich sollte eines inzwischen jedem von uns klar geworden sein: Die Art und Weise, wie wir uns ernähren, nimmt einen wesentlichen Einfluss auf unsere Gesundheit. Eine vitalstoffarme Kost, die noch dazu mit viel (falschen) Fetten und (ausgemahlenen) Kohlenhydraten „befrachtet" wird, ist an der Entstehung chronisch-degenerativer Erkrankungen wie etwa Herz-Kreislauf-Erkrankungen, Krebs, Stoffwechselstörungen, Entzündungen und sogar Depressionen und Demenzen mitbeteiligt. Aber wer hätte gedacht, dass das, was wir uns da täglich auf den Teller packen oder sogar im Stehen oder Gehen verspeisen, unsere Gene beeinflusst? Ja, tatsächlich „spricht die Nahrung mit unseren Genen", wie es der international anerkannte amerikanische Biochemiker und Ernährungsspezialist Prof. Dr. Jeffrey Bland formulierte. Die Lebensmittel, die wir Tag für Tag zu uns nehmen, liefern unter anderem die Anhängsel (etwa Methyl- und Acetylgruppen), mithilfe derer die „Verschnürung" unseres Erbmaterials gelockert oder auch fester zugezogen wird und somit darauf Einfluss hat, ob die darunterliegende Geninformation abgelesen werden kann oder ob der entsprechende Genabschnitt verplombt ist. Und so kann beispielsweise ein Schweinsbraten mit Bratkartoffeln und Soße völlig andere Schalter am Erbgut betätigen und damit die Genaktivität mitbestimmen als etwa ein Teller mit Gemüse, Knoblauch und Zwiebeln. Nun stellt sich aber folgende Frage: Welche Nahrungsmittel bzw. Lebensmittelinhaltsstoffe bestimmen denn hier genau, welche DNA-Abschnitte unzugänglich, das heißt „unlesbar", bleiben und welche Gene aktiv sind? Mit diesem interessanten Gebiet befasst sich der Forschungszweig der sogenannten Nutrigenomik: die Lehre vom Einfluss der Nährstoffe auf die genetischen Systeme – spannend! Bleiben Sie auf jeden Fall dran, denn in den folgenden Abschnitten werde ich erläutern, wie wir mithilfe einer gesundheitsfördernden epigenetisch geeigneten Kost unsere Krankheitsrisiken in beträchtlichem Maße vermindern können.

Wir sind, was wir essen. Unsere tägliche Kost trägt durch epigenetisch wirksame „Türöffner" oder „Verriegelungen" zur Aktivierung wie auch zur Stilllegung von Genen bei.

DIE HONIGBIENE ZEIGT UNS, WIE ES GEHT

Das Honigbienenvolk ist ein Riesenclan aus bis zu 40.000 Tierchen, die sich ein Nest teilen. Die vielen Tausend Arbeitsbienen werden von einer einzigen Königin angeführt, deren Aufgabe es ist, für die Vermehrung zu sorgen. Dazu legt diese Königin – nach vorausgegangener Befruchtung – im Frühling, wenn die Temperaturen steigen, täglich bis zu 2.000 Eier, aus denen nach etwa drei Tagen kleine Larven schlüpfen. Diese werden von den fleißigen Ammenbienen aufgezogen. Alle Larven erhalten während der ersten Tage, ihrer ersten drei Entwicklungsstadien, dieselbe Nahrung: Gelée royale, das aus verschiedenen Sekreten der Kopfdrüsen der Arbeiterinnen gebildet wird. Zu diesem Zeitpunkt ist noch völlig unklar, welche der Nachkommen ihr Leben als Arbeiterinnen werden fristen müssen und somit für die Pollenbeschaffung, den Nestbau und vieles mehr zuständig sein werden, und welche Larve das Privileg erhält, Königin des Bienenvolks zu werden. Grundsätzlich kommt jede der vielen Tausend Larven für die Position der Königin infrage. Schon nach wenigen Tagen wird die Ernährung umgestellt: Während die Arbeitsbienen ab sofort mit Pollen und Nektar Vorlieb nehmen müssen, wird die künftige Königin bis zu ihrer Verpuppung weiterhin mit dem wertvollen Gelée royale gefüttert.

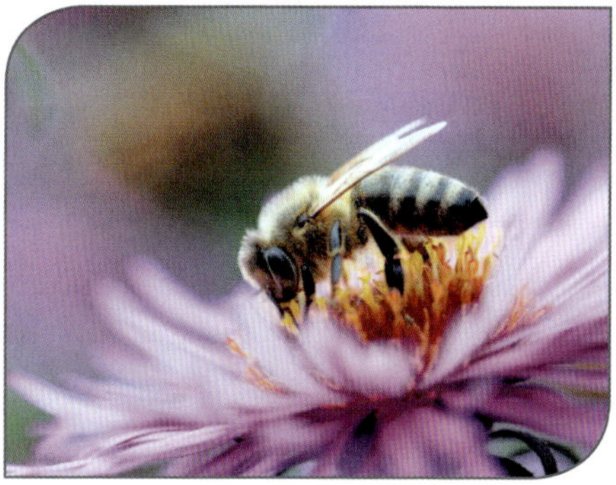

Bei den Bienen entscheidet allein die Ernährung darüber, ob eine Arbeitsbiene oder eine Königin heranwächst.

Das hat weitreichende Konsequenzen für die bis dahin genetisch gleichen Larven: Die künftige Königin entwickelt sich zu einer „Prachtbiene" mit einer Körperlänge von bis zu 22 Millimetern, die bis zu fünf Jahre alt werden kann. In der kalten Jahreszeit, wenn das Bienenvolk überwintern muss, macht Frau Königin es sich in der Mitte des Bienenknäuels gemütlich, wo den ganzen Winter über eine Temperatur von 20 bis 30 Grad Celsius herrscht. Die Arbeiterinnen hingegen sind mit nur 12 bis 15 Millimetern viel kleiner, und ihr Leben währt nur wenige Monate.

Ganz offensichtlich entscheidet hier die Nahrung der Larven, genauer gesagt deren Inhaltsstoffe, darüber, wie ihr weiteres Leben verlaufen wird. Gelée royale ist in seiner Zusammensetzung bislang noch nicht vollständig erforscht. Das Gemisch aus etwa 70 Prozent Wasser und etwa 20 Prozent Zucker enthält zusätzlich auch nennenswerte Mengen verschiedener B-Vitamine (beispielsweise Folsäure, Vitamin B_{12}, Vitamin B_1) und Aminosäuren. Seit etwa zehn Jahren weiß man, dass hier epigenetische Mechanismen wesentlich mitbeteiligt sind. Ein australisches Forschungsteam konnte zeigen, dass der Grad der DNA-Methylierung bestimmter Gene eine Rolle spielt.

Forscher im Deutschen Krebsforschungszentrum in Heidelberg (DKFZ) konnten inzwischen zeigen, dass bei den Bienenlarven durch die Umstellung ihrer Kost eine epigenetische Umprogrammierung bestimmter Gene erfolgt. Mehr als 500 Gene weisen Methylierungsunterschiede zwischen Königin und Arbeiterinnen auf. Offensichtlich regulieren die Bienen mit diesen Anhängseln ihre Genaktivität, und das wiederum ist entscheidend dafür, was aus den Larven wird: Königin oder Arbeitsbiene. Der Schlüssel liegt hier alleine in der Ernährung.

Gelée royale: Der Bienenköniginnenmuttersaft bestimmt, ob aus einer Larve eine Königin oder eine Arbeitsbiene wird. Denn die Nahrung entscheidet darüber, welche Erbinformationen abgelesen und umgesetzt werden.

ZUCKER AKTIVIERT GENE

Unser Leben ist definitiv „süßer“ geworden. Rein statistisch gesehen verbraucht jeder Mensch in Deutschland pro Jahr rund 33 Kilogramm Zucker. Das entspricht unfassbaren 24 Teelöffeln Zucker täglich und ist etwa fünfmal so viel wie noch vor etwa 100 Jahren. Die Weltgesundheitsorganisation WHO empfiehlt, es bei durchschnittlich sechs Teelöffeln pro Tag bewenden zu lassen – und davon sind wir derzeit weit entfernt. Dabei wird der gewöhnliche Haushaltszucker, der unser „süßes Leben“

im Wesentlichen bestimmt, vor allem in Form von Schokolade, gesüßten Getränken, Gummibärchen & Co. sowie Kuchen und anderen Backwaren, Milchprodukten (z. B. Fruchtjoghurt) und Eis konsumiert. Diese Entwicklung ist alles andere als gesundheitsförderlich. Der hohe Zuckerverbrauch steht schwer im Verdacht, an der Ausbildung von Übergewicht, Karies, Diabetes mellitus (Diabetes Typ 2), Fettleber, Herzkrankheiten und letztlich auch an der Entstehung von Nervenerkrankungen mitbeteiligt zu sein. Zucker (Glukose, Fruktose) ist ein wichtiger Signalgeber für unseren gesamten Stoffwechsel. Über einen komplizierten Nachrichtendienst, der den Darm, die Leber und die Bauchspeicheldrüse miteinbezieht, werden durch die Aktivierung bestimmter Gene Nerven- und Hormonsignale bereitgestellt/ausgelöst. Dadurch werden weitere DNA-Sequenzen freigeschaltet, und zwar solche, die für den Fettstoffwechsel von Bedeutung sind – mit der Folge, dass Zucker auch in Speicherfett umgewandelt werden kann. Es ist also mehr als wahrscheinlich, dass Zucker dick macht und damit auch den mit Übergewicht assoziierten Erkrankungen (Herz-Kreislauf-Erkrankungen, Diabetes Typ 2, bestimmte Krebsarten, Demenz, Depressionen, Gallensteine, Fruchtbarkeitsstörungen und andere) den Boden bereitet.

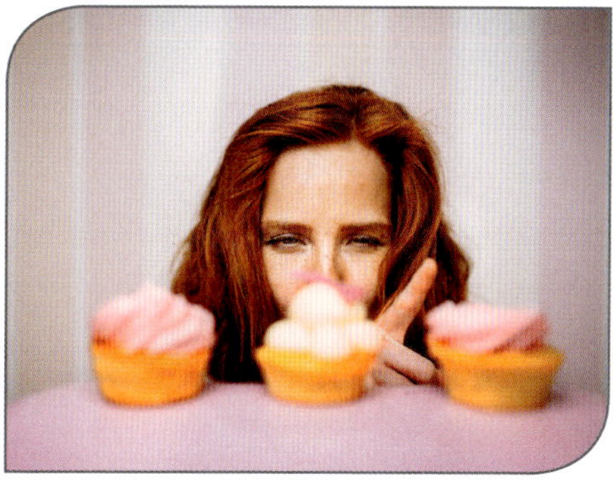

Süße Verführung – schlecht für die Gesundheit

SÜSSIGKEITEN WERFEN ENTZÜNDUNGSGENE AN

Was soll denn an einer Entzündung so schlimm sein? Wenn Sie sich in den Finger schneiden, löst Ihr Organismus eine Entzündungsreaktion aus, dann heilt die Wunde wieder zu. Also ist diese körperliche Reaktion doch sinnvoll, oder? Grundsätzlich kann man die Frage mit „Ja" beantworten, allerdings besteht bei jeder Entzündung die Gefahr, dass sie aus dem Ruder läuft und sich von den körpereigenen Mechanismen nicht mehr restlos stoppen lässt. Übrig bleiben dann, wie ich bereits im Jahr 2004 (lange bevor weitere Bücher zu diesem Thema erschienen!) in meinem Buch *Entzündungen – die heimlichen Killer* geschrieben habe, kleine „Brandherde", die weitere entzündungsfördernde Immunzellen anlocken. Diese „stacheln" dann Gene an, die nun ihrerseits brandfördernde Botenstoffe abgeben und auf diese Weise das Entzündungsfeuer ständig weiter anfachen und am Lodern halten. Normalerweise lässt sich eine akute Entzündung leicht erkennen. Stellen Sie sich vor, Sie würden sich beim Sport den Knöchel verstauchen. Dieser wird dann häufig heiß, rot, schwillt an und schmerzt. Das sind typische, gut sichtbare Anzeichen eines entzündlichen Prozesses. Aber bei den kleineren, den von einer größeren Entzündung übrig gebliebenen „Brandherden" ist dies nicht der Fall – sie bleiben von außen unsichtbar. Und gerade das macht sie so gefährlich, denn dadurch werden sie nicht erkannt und können beispielsweise in den Blutgefäßen ihr Unwesen treiben und einen Herzinfarkt oder Schlaganfall begünstigen. Auch Krebs, Nervenkrankheiten, Diabetes Typ 2 und altersbedingte Augenerkrankungen bringt man mit den „niedriggradigen" Entzündungen in Verbindung. Da Zucker die Aktivierung der entzündungsfördernden Gene begünstigt, leistet er damit den genannten chronisch-degenerativen Erkrankungen Vorschub.

Entzuckern Sie Ihr Leben: Versuchen Sie, in kleinen Schritten (etwa durch Weglassen von Zucker im Tee oder Kaffee oder Backen mit weniger Zucker – das geht!) den weißen Süßmacher weiter und weiter aus Ihrem Leben zu verbannen. Keine Angst – niemand muss ganz „zuckerfrei" leben, es geht nur um die Reduktion auf ein gesundes Maß.

LIMONADE MACHT DOOF

Lange Zeit wurde der Fruchtzucker (die Fruktose) als Alternative zum Haushaltszucker (sogenannter Zweifachzucker aus Glukose und Fruktose) empfohlen. Fruktose ist billiger als Glukose (Traubenzucker) und besitzt die doppelte Süßkraft. Daher verwendet die Lebensmittelindustrie diese Zuckerart besonders gern – vor allem in Form von fruktoseangereichertem Sirup aus Maisstärke. Da die Fruktose die Insulinausschüttung der Bauchspeicheldrüse im Verhältnis weniger anregt als die Glukose, wurden früher zahlreiche Diabetikerprodukte mit dieser Zuckerart versetzt. Was für eine fatale Maßnahme – vor allem für Diabetiker, die nicht nur einen gestörten

Kohlenhydratstoffwechsel, sondern sehr häufig auch noch ein Problem mit dem Fettstoffwechsel und ihrem Körpergewicht haben. Der Zuckeraustauschstoff bremst das Sättigungsgefühl, er wird, wie man inzwischen weiß, in der Leber zu Fett umgewandelt und gespeichert, hemmt die Fettverbrennung, begünstigt Übergewicht, Fettstoffwechselstörungen und eine Fettleber. Zudem kann Fruchtzucker zu erhöhten Harnsäurewerten und Gicht beitragen.

Der Fruchtzucker scheint aber auch unsere Gene zu manipulieren – auf epigenetischem Weg. Wie ein interessantes Rattenexperiment gezeigt hat, sind davon beispielsweise Gene des Gehirns betroffen. So hielt man die Tiere in einem Labyrinth und ließ sie dort die Wegfindung trainieren. Anschließend wurden die Ratten nach dem Zufallsprinzip in drei Gruppen eingeteilt. Ein Drittel bekam nun für die Dauer von einigen Wochen täglich eine mit Fruktose angereicherte wässrige Lösung zu trinken. Unter Berücksichtigung von Körpergewicht und Zuckergehalt kam das süße Getränk in seiner Menge umgerechnet dem Konsum von etwa einem Liter Limonade beim Menschen gleich. Ein weiteres Drittel der Ratten erhielt jeden Tag die gleiche Menge Wasser, aber ohne den Zucker. Das letzte Drittel der Versuchstiere bekam ebenfalls das Zucker-Wassergemisch zu trinken und zusätzlich Omega-3-Fettsäuren (in Form von DHA) verabreicht. Nun wurden die drei Gruppen erneut untersucht, und zwar daraufhin, ob sich an ihrer zuvor trainierten Fähigkeit, aus dem Labyrinth herauszugelangen, etwas verändert hatte. Das Ergebnis war erstaunlich: Die „Zuckerratten" brauchten doppelt so lange wie vorher, um den zuvor eingeübten Weg zu finden, während sich die „Wasserratten" sehr gut erinnern konnten und den Irrgarten mit Bravour meisterten. Die dritte Gruppe schließlich, die zusätzlich zu der Zuckerlösung Omega-3-Fettsäuren erhalten hatte, passierte das Labyrinth genauso schnell wie die „Wasserratten". Um nachzuweisen, dass hier epigenetische „Schalter" betätigt worden waren, untersuchten die Forscher das gesamte Genom des Rattenhirns und entdeckten insgesamt etwa 900 Gene, die – was das Ankleben oder Entfernen von Methylgruppen anging – durch die Fruktose verändert worden waren. Auch Gehirnregionen, die für das Kurz- und Langzeitgedächtnis verantwortlich sind, waren davon betroffen. Wobei die Omega-3-Fettsäuren der nachteiligen Genmanipulation offensichtlich entgegengewirkt hatten.

IST OBST ETWA UNGESUND?

Nun steckt der Fruchtzucker ja, wie der Name schon sagt, in Früchten. Doch enthält Obst zwar Fruktose, aber auch jede Menge Vitamine, Mineralstoffe, Spurenelemente und bioaktive Pflanzeninhaltsstoffe, die im Organismus nicht nur wichtige Aufgaben erfüllen, sondern auch den Stoffwechsel in Schwung halten. Vor allem die sekundären Pflanzenstoffe sind, wie wir im Abschnitt „Pflanzenapotheke" (ab S. 44) noch sehen werden, für unsere Gesundheit interessant und wichtig. Da diese Substanzen an der epigenetischen Verriegelung oder am Öffnungsvorgang in entscheidendem Maß mitbeteiligt sein können, sollten wir Obst nicht als reine „Fruktosebomben" abqualifizieren und gar meiden. Und Obst als Fruchtzuckerquelle ist auch keinesfalls mit dem hoch konzentrieren Fruktosesirup aus Maisstärke vergleichbar. Dennoch empfehle ich Ihnen, in erster Linie Früchte mit niedrigem Fruchtzuckergehalt auszuwählen, wie etwa Beerenfrüchte, alte Apfelsorten, Papayas, Kiwis, Pfirsiche und Aprikosen, Mandarinen, während Sie die fruchtzuckerreichen Weintrauben oder auch Trockenobst wie Datteln Rosinen und Feigen lieber nur selten genießen sollten.

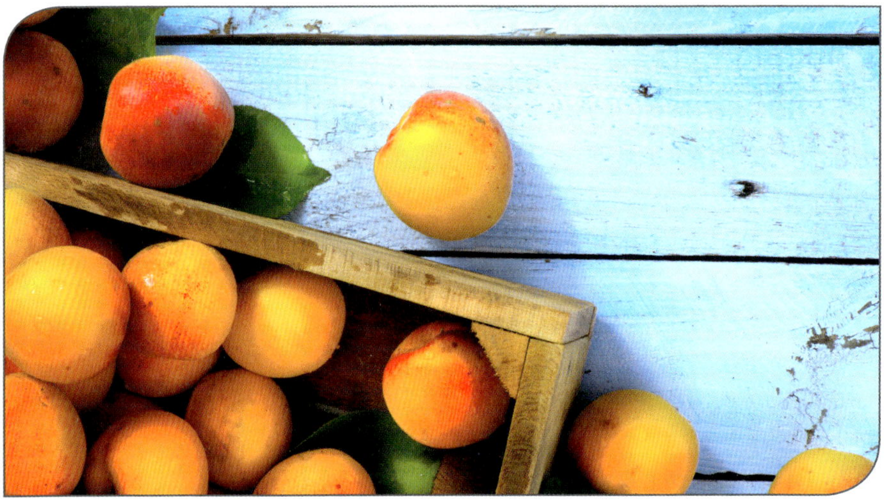

Bevorzugen Sie Früchte mit niedrigem Zuckergehalt, z. B. Papayas, Aprikosen, Pfirsiche, Honig- und Zuckermelonen, Mandarinen oder Erdbeeren – Weintrauben hingegen bitte meiden!

Machen Sie einen Bogen um Lebensmittel, die mit fruktosehaltigem Sirup aus Maisstärke angereichert sind! Falls Sie die Zeit dazu haben, sollten Sie Backwaren und Kuchen selbst herstellen – denn nur dann wissen Sie, was genau darin enthalten ist. Obst (biologischen Anbau bevorzugen!) ist gesund – sofern Sie nicht ausschließlich „Fruktosebomben" essen und sich auch mit weniger süß schmeckenden Varianten anfreunden können. Auch bei reinen Frucht-Smoothies ist Vorsicht angesagt: Sie können relativ viel Fruchtzucker enthalten! Für Smoothies sollten Sie unbedingt Früchte (wie etwa grüne Äpfel) mit Gemüsesorten wie beispielsweise Brokkoli, Spinat, Grünkohl oder/und Gersten- oder Weizengras kombinieren.

WAS IST MIT KÜNSTLICHEN SÜSSSTOFFEN?

Wie praktisch sie doch sind: Süßstoffe (z. B. Saccharin, Aspartam), die kaum Kalorien enthalten und eine Süßkraft besitzen, die alle klassischen Zuckersorten tausendfach übertreffen kann. Helfen uns die chemischen Verbindungen nun dabei, nicht dick zu werden? Weit gefehlt! Denn Süßstoffe bringen unseren Gehirnstoffwechsel durcheinander: Sie aktivieren die Geschmackszellen im Mund, die daraufhin die Signale zu den Nervenzellen im Gehirn weiterleiten. Dort suggerieren sie der Kommandozentrale die Ankunft von Energie, regen den Appetit an und lösen Hungergefühle aus. Wie im Tierversuch nachgewiesen werden konnte, nimmt beim Verzehr von mit Süßstoffen angereicherter Nahrung der Appetit derart zu, dass mehr gegessen wird, als das beim Verzicht auf die künstlichen Süßmacher der Fall wäre. Die Forschung geht davon aus, dass das Gehirn durch den erst angekündigten, aber dann ausbleibenden Energieschub irritiert wird und die Situation als kritisch oder gar als bedrohlich interpretiert und daher den Befehl gibt, (noch) mehr Nahrung aufzunehmen. Epigenetische Regulierungen der Genaktivität scheinen hierbei auch eine Rolle zu spielen, allerdings ist die Datenlage dazu zurzeit noch dürftig. Neuere Untersuchungen deuten darauf hin, dass Süßstoffe Diabetes Typ 2 begünstigen und das Spektrum der Darmbakterien verändern. Die chemischen Süßungsmittel werden im Allgemeinen in den oberen Darmabschnitten nicht oder kaum verstoffwechselt und gelangen daher mehr oder weniger unverändert in den Dickdarm, wo sie wiederum die dort ansässigen Bakteriengruppen verändern können.

Übrigens: Es wurde beobachtet, dass auch die Steviapflanze einen derartigen negativen Einfluss auf die Mikroflora ausüben kann. Da wir inzwischen wissen, wie enorm wichtig die „guten" Darmbakterien sind, ist auch klar, dass solche Veränderungen weitreichende Folgen für das Immunsystem und den Stoffwechsel haben (können).

Schränken Sie Ihren Konsum von Zuckerersatzstoffen und künstlichen Süßungsmitteln ein. Auch zur Unbedenklichkeit von Stevia ist das letzte Wort noch nicht gesprochen. Und auch die Verwendung von Honig ist nicht unkritisch, da er zu 80 Prozent aus Zucker (vorzugsweise Fruktose, Glukose) besteht. Aufgrund seiner vielen Begleitstoffe (Vitamine, Mineralstoffe, Spurenelemente, Enzyme, Aminosäuren) gilt er allerdings – in Maßen genossen – als gesündere Alternative.

FETT – SEGEN ODER FLUCH?

Wohl kaum ein anderer Nährstoff wurde in den vergangenen Jahren so heftig und so kontrovers diskutiert wie das Fett. Dabei gibt es, wie wir wissen, gar nicht „das Fett" in unserer Nahrung, vielmehr sind in unserer „normalen" Kost die verschiedensten Fettstrukturen enthalten. Hier ist von „guten" und „schlechten" Fetten die Rede. Unter diesem Gesichtspunkt ist ein Burger aus dem Fast-Food-Laden, dazu eine Portion Pommes frites mit Ketchup und Mayonnaise, zweifellos anders zu beurteilen als etwa ein Stück Wildlachs, das gemeinsam mit einer in etwas Butter geschwenkten Gemüseportion auf den Teller kommt.

Grundsätzlich unterscheidet man drei große Fettgruppen: Nahrungsfette, die reich sind an gesättigten Fettsäuren (z. B. Butter, Wurst), an einfach ungesättigten (z. B. Olivenöl) und mehrfach ungesättigten Fettsäuren (Omega-3- und Omega-6-Fettsäuren). Für den Organismus sind alle drei Fettsorten wichtig – allerdings sollten wir sie im richtigen Verhältnis aufnehmen, nämlich von jeder Fettart etwa ein Drittel. Wir mit unserer westlichen Ernährung sind hier in eine Schieflage geraten, denn bei uns werden häufig/meist viel zu viel gesättigte Fette und zu wenig mehrfach ungesättigte Fettsäuren (vor allem Omega-3-Fettsäuren) verzehrt.

Und dann gibt es da noch die richtigen, echten „Fettmonster“: die Transfettsäuren, die etwa bei der industriellen Härtung von Fetten (Margarine, Nuss-Nougat-Creme) entstehen oder auch in frittierten Lebensmitteln (z. B. Pommes frites, Snacks) oder Backwaren (z. B. Kuchen, Croissants) und Fertigprodukten (z. B. Soßen, Mayonnaise) enthalten sind. Diese „Killerfette“ erfüllen in unserem Körper keinerlei physiologische Funktion, sondern bewirken ausschließlich Schäden an unserer Gesundheit: Sie begünstigen Diabetes Typ 2, Fettstoffwechselstörungen sowie Herz-Kreislauf-Erkrankungen – und möglicherweise auch die Ausbildung von Krebserkrankungen.

FETTE REGULIEREN DIE GENAKTIVIERUNG

Sowohl gesättigte als auch ungesättigte Fettsäuren können die Aktivität von Genen beeinflussen. Im Darm, in der Leber, im Fettgewebe, in den Nieren und auch in bestimmten Blutzellen sitzen bestimmte Proteine, die sich an die DNA anhängen und somit die Abschrift („Transkription“) von DNA-Sequenzen fördern oder aushebeln können. Mit diesen Transkriptionsfaktoren stehen die Fettsäuren in enger Verbindung. Durch entsprechende Genmanipulationen beeinflusst das „Dream-Team“ aus Fettsäuren und Transkriptionsfaktoren den Transport von Fetten und die Fettverbrennung, aber auch die Speicherung von Fetten und letztlich sogar den Glukosestoffwechsel. Auch hierbei kommen epigenetische Mechanismen zum Tragen, denn das „Festkleben“ von DNA- und Histon-Anhängseln (wie Methyl- bzw. Acetylgruppen) beeinflusst die Verbindung zwischen den Fettsäuren und den Transkriptionsfaktoren und somit die Erstellung der DNA-Abschriften, die den Fettstoffwechsel kontrollieren und regulieren.

Am Deutschen Institut für Ernährungsforschung in Potsdam wurde eine interessante Studie durchgeführt. Die Forscher untersuchten hier anhand von 46 (eineiigen) Zwillingspärchen, zu deren Hauptmerkmalen ja ihre gleiche genetische Grundausstattung gehört, ob bzw. – wenn ja – welchen Einfluss eine fettreiche (vor allem reich an gesättigten Fetten) Ernährung auf die Stoffwechselgene hat. Im Rahmen dieser NUGAT-Studie (Nutrigenomics Analysis in Twins) mussten sich die schlanken, gesunden

Studienteilnehmer auf eine Ernährung einlassen, die kohlenhydratreich und fettarm war: Der Fettanteil (gesättigte Fette) der aufgenommenen Gesamt-Kilokalorienmenge lag bei 30 Prozent. Nach sechs Wochen wurde der Fettanteil auf 45 Prozent Fett erhöht. Die Forscher nahmen regelmäßig Proben vom Fettgewebe der Studienteilnehmer und untersuchten sie hinsichtlich der Genexpression. Sie stellten fest, dass die Hochfettkost (vorwiegend gesättigte Fette!) Gene angeschaltet hatte, die Entzündungen fördern, den Cholesterinspiegel („schlechtes" LDL-Cholesterin) ansteigen lassen und den Biorhythmus (z. B. den Schlaf-wach-Rhythmus) stören.

Sie brauchen nicht unbedingt Angst zu haben vor Fett – sollten aber sehr darauf achten, welche Fette Sie zu sich nehmen. Den Konsum von Fertiggerichten und Frittiertem sollten Sie unbedingt einschränken – wegen der darin enthaltenen Transfettsäuren. Butter und flüssige Öle sind zum Braten kaum geeignet, hier empfiehlt sich die Verwendung hocherhitzbarer fester Fette (z. B. ungehärtetes Kokosfett). Sie sollten Raps-, Walnuss- und Leinöl (reich an Omega-3-Fettsäuren) hin und wieder den Vorzug gegenüber Maiskeim-, Distel- und Sonnenblumenöl (reich an Omega-6-Fettsäuren) geben, um Ihre Aufnahme ungesättigter Fettsäuren im Gleichgewicht zu halten.

VITALSTOFFE ALS PROGRAMMIERHILFEN

Für unsere Gesundheit ist die Aufnahme einer guten Auswahl an Nährstoffen wichtig, diese sollten auch noch im richtigen Verhältnis zueinander stehen und, was Fett, Proteine und Kohlenhydrate anbelangt, nicht zu einseitig sein. Aber nicht nur die sogenannten Makronährstoffe „unterhalten" sich mit unseren Genen, die Mikronährstoffe tun das auch. Dazu zählen Vitamine, Mineralstoffe und Spurenelemente – lebensnotwendige, essenzielle Stoffe, die unser Körper (mit wenigen Ausnahmen) selbst nicht herstellen kann und die wir uns deshalb von außen zuführen müssen. Ohne diese in relativ geringen Mengen in der Nahrung vorkommenden kleinen Helfer (daher der Name „Mikronährstoffe") läuft nichts in unserem Körper – keine Zellteilung, keine Verdauung, keine Entgiftung, keine Abwehrreaktion, keine geistige Aktivität und so weiter. Auch die epigenetische Markierung von

DNA-Abschnitten und damit die Genregulierung sind ohne Vitalstoffe nicht möglich. Sie werden als Hilfsstoffe für zahlreiche enzymatische Reaktionen im Stoffwechsel benötigt, und diese – Sie erinnern sich – spielen ja unter anderem beim Ablesen der DNA-Information, aber auch beim „Ankleben“ oder Demontieren der Anhängsel an die DNA und deren „Verpackungsmaterial“ eine wichtige Rolle. Darüber hinaus sind bestimmte Vitamine aber auch selbst wichtige Lieferanten für Methyl-, Acetyl- oder auch Phosphatgruppen und stellen damit wichtige Programmierhilfen für die Genaktivität zur Verfügung. In den folgenden Abschnitten werden wir uns im Einzelnen anschauen, welche Vitalstoffe für die Epigenetik von Bedeutung sind und in welchen Lebensmitteln man sie findet.

B-VITAMINE LIEFERN METHYLGRUPPEN

Für die Epigenetik sind vor allem bestimmte B-Vitamine interessant. So liefern beispielsweise die Folsäure und das Vitamin B_{12} Methylgruppen, die wir als Anhängsel am DNA-Faden oder an der Histon-Verpackung brauchen. Folsäure (Vitamin B_{12}) findet sich in pflanzlichen Lebensmitteln wie etwa Spinat, Brokkoli, Blattsalaten und Rosenkohl sowie in Vollwertgetreide. Allerdings gilt das Vitamin als „Mimose“ unter den Vitalstoffen: Es ist sehr temperatur- und sauerstoffempfindlich. Durch eine längere Lagerung und das Erhitzen von Lebensmitteln (über 49 Grad Celsius) wird das wertvolle B-Vitamin zum Teil zerstört. Vitamin B_{12} steckt in nennenswerten Mengen vor allem in Fisch, Fleisch, Milch und Milchprodukten. Gemüse und Obst sind diesmal keine guten Quellen – denn darin ist kaum etwas von dieser wichtigen Substanz vorhanden.

Darüber hinaus sind die beiden Mikronährstoffe bedeutende Helfer bei der Produktion eines wesentlichen Methylgruppenlieferanten. Ich spreche von S-Adenosylmethionin (Kurzform SAM). SAM entsteht in unserem Körper durch die Reaktion der Aminosäure Methionin mit dem Energiestoff ATP (Adenosintriphosphat), der in unseren Zellen im Normalfall immer reichlich vorhanden ist. SAM ist nicht nur ein sehr guter Methylgruppenüberträger, sondern beschert uns zusätzlich eine Reihe gesundheitsfördernder Effekte. So brauchen wir den Biostoff auch für die

Gedächtnisleistung und unsere Psyche, zudem hat er auch noch eine entgiftende und leberzellschützende Wirkung – möglicherweise kommen diese Schutzfunktionen über epigenetische Mechanismen zustande. Methionin gehört zu den essenziellen Aminosäuren, die unser Körper (etwa beim Ab- oder Umbau von Proteinen) nicht selbst herstellen kann. Der schwefelhaltige Eiweißbaustein steckt vor allem in Nüssen, Samen und Hülsenfrüchten. Und dann wäre da noch das B-Vitamin Biotin (Vitamin B_7 bzw. Vitamin H), das in erster Linie als „Hautvitamin" bekannt ist. Biotin ist an der Expression von schätzungsweise 2.000 Genen mitbeteiligt! Der Mikronährstoff verändert die „Verpackung" des Erbguts, indem er sich an bestimmten Andockstellen (Rezeptoren) der Histone anlagert und dadurch die entsprechenden Genabschnitte verriegelt. Somit sind diese DNA-Sequenzen nicht ablesbar, und das entsprechende Genprodukt kann nicht hergestellt werden. Biotin ist in Fleisch, Milchprodukten, Nüssen und Haferflocken enthalten.

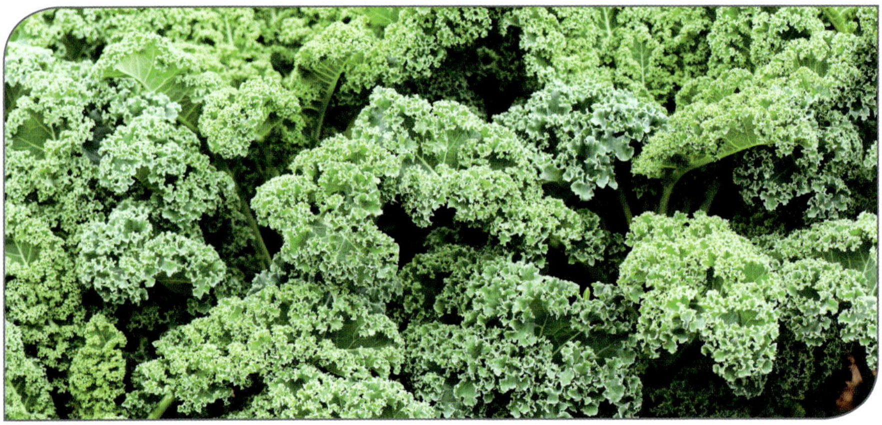

Grünes Gemüse wie Grünkohl zählen zu den gesündesten Nahrungsmitteln.

B-Vitamine wie Folsäure, Vitamin B_{12} oder Biotin benötigt der Körper zur Erfüllung vieler Aufgaben. Sie sind beispielsweise für das Wachstum, die Blutbildung, das „Nervenkostüm" und die Energiegewinnung unverzichtbar. Mittlerweile kennen wir noch eine weitere Funktion: B-Vitamine sind wesentlich an der Programmierung unseres Erbguts beteiligt.

CHOLIN – WAR DA ETWAS DRAN AM GUTEN ALTEN LEBERTRAN?

Auch das vitaminähnliche Cholin ist eine epigenetisch wirksame Natursubstanz und als Lecithin Bestandteil des Lebertrans. Wenn wir unseren Körper ausreichend mit bestimmten Aminosäuren (vor allem Methionin und Lysin) versorgen, kann er den Biostoff auch selbst herstellen. Cholin ist auch in Lebensmitteln, vorzugsweise tierischen Ursprungs (z. B. Innereien, Ei), aber auch in Nüssen und diversen Gemüsesorten enthalten. Achtung: Wer regelmäßig Alkohol trinkt, läuft Gefahr, einen Cholinmangel auszubilden. Unser Körper benötigt Cholin vor allem als „Baumaterial" der Zellwände. Und auch für den Aufbau der Muskeln ist es von Bedeutung. Dieser Stoff ist aber auch Bestandteil des Nervenbotenstoffs Acetylcholin und als solcher sehr wichtig für den reibungslosen Ablauf des Nervenstoffwechsels. Und schließlich unterstützt die vitaminähnliche Substanz auch den Fettstoffwechsel und die Entgiftung der Leber. Darüber hinaus ist Cholin als „Türsteher" für die epigenetische Regulation wichtig: Es liefert ebenfalls Methyl-Anhängsel, durch die der Folsäurestoffwechsel entlastet werden kann. Als Folge eines Cholin-Mangels kann sich eine Reihe gesundheitlicher Störungen wie etwa Herz-, Muskel- oder Nervenkrankheiten (z. B. Demenz) einstellen. Da Cholin als Bestandteil der Gallenflüssigkeit auch Nahrungsfette emulgiert (fein verteilt mischt) und am Abtransport der Fette aus der Leber mitbeteiligt ist, kann eine unzureichende Versorgung damit auch zu einer Verfettung der Leber beitragen. Eine neuere Studie mit etwa 50 Frauen und Männern zeigte, dass eine cholinarme Kost zu DNA-Schäden an wichtigen Immunzellen (Lymphozyten, sie gehören zu den weißen Blutkörperchen) im Blut führen kann.

Ein weiterer „Epiregler" aus dem Reich der Natursubstanzen ist ein Stoff mit dem Namen Betain. Es kann im Körper aus Cholin gebildet werden, steckt aber auch in verschiedenen Gemüsesorten. Ganz vorne mit dabei wären hier Quinoa, Spinat, Rote Bete und Getreideprodukte zu nennen. Auch die Betaine helfen beim Ankleben von Anhängseln an die DNA und bestimmen dadurch ebenfalls mit, welche Gene aktiv sind und welche nicht.

ZINK – HILFSMOLEKÜL FÜR EPIGENETISCHE ENZYME

Zink ist ein Spurenelement, dessen Bedeutung für unsere Gesundheit lange unterschätzt wurde. Dabei ist der Enzymbestandteil an etwa 200 enzymatischen Funktionen mitbeteiligt und erfüllt daher zahlreiche wichtige Aufgaben. So benötigen wir Zink unter anderem für das Wachstum und den Hormonstoffwechsel, für die Immunabwehr sowie für eine gesunde Haut und gesundes Haarwachstum. Auch zur Aufrechterhaltung unserer Sinnesfunktionen wie Riechen, Schmecken, Sehen und Hören müssen wir uns ausreichend mit diesem Spurenelement versorgen. Und schließlich ist auch das Zink für die epigenetische Markierung und das „Ankleben" oder auch Demontieren von Anhängseln am Erbgut wichtig, denn die Enzyme (DNA-Methyltransferasen, Histon-Deacetylasen), die diese Arbeit verrichten, brauchen Zink als Kofaktor. Da Zink überwiegend in tierischen Lebensmitteln enthalten ist und wir es aus pflanzlicher Kost auch nur schlecht aufnehmen können, geraten Vegetarier und vor allem Veganer häufig in eine Unterversorgung hinein. Auch starkes Schwitzen (etwa beim Sport, in der Sauna) oder bestimmte Medikamente (wie Antibiotika, Antibabypille, Blutdrucksenker) können zu einem Zinkdefizit beitragen.

Eine pflanzenbasierte Ernährung ist unserer Gesundheit zuträglich – da kann es kaum mehr einen Zweifel geben. Wenn wir die epigenetisch wirksamen Substanzen allerdings in ausreichendem Maß aufnehmen wollen, dann sollten wir hin und wieder auch (qualitativ hochwertige, weil artgerecht erzeugte) tierische Produkte auf den Tisch bringen, um unseren Körper mit der benötigten Vielfalt an Methylgruppendonatoren („Lieferanten" von Methylgruppen) zu versorgen.

AUCH DIE DARMBAKTERIEN MISCHEN IM GENPOOL MIT

In unserem Darm wimmelt es von Bakterien – das ist mittlerweile allgemein bekannt. Und wir wissen auch, wie wichtig die fleißigen Biotop-Bewohner sind: Sie sorgen für ein stabiles Immunsystem, das heißt für eine gute Immunantwort, schützen uns vor Infektionen, Allergien und Entzündungen und wirken sich auch positiv auf unser Nervenkostüm und unsere Psyche aus. Und im Orchester der epigenetischen Musikinstrumente spielen sie ebenfalls mit! Dabei sind die Zufuhr von Ballaststoffen und ihre Verstoffwechselung durch die Darmbakterien von besonderer Bedeutung. Leider sind diese Rohfasern aber nicht wirklich beliebt: Statt der empfohlenen 30 Gramm pro Tag nehmen wir im Durchschnitt nur etwa 20 Gramm zu uns, also nur zwei Drittel der eigentlich nötigen Menge. Ballaststoffe (Faserstoffe, Rohfasern) sind Bestandteile pflanzlicher Nahrungsmittel, die unverdaut im Dickdarm ankommen. Dort stürzen sich die Darmbakterien darauf und zerlegen sie. Wenn wir also bei vollwertigen Getreideprodukten, Hülsenfrüchten, Gemüsen und Obst kräftig zulangen und uns bei „Weißmehlzeug" und Fast Food zurückhalten, dann geben wir den Keimen in unserem Darm die Chance auf ein ihnen förderliches Milieu und eine gute Ernährung. Am liebsten mag das Bakterienvolk wasserlösliche Ballaststoffe (Inulin), wie sie beispielsweise in Chicorée, Schwarzwurzeln oder auch Topinambur stecken. Als „Abfallprodukt" aus der Verwertung dieser Ballaststoffe entsteht Butyrat, das Salz der Buttersäure. Es entfaltet zahlreiche positive Effekte in unserem Darm: So wird das Butyrat nicht nur als Energiequelle, etwa für die Zellneubildung der Darmschleimhaut, benötigt, sondern wirkt auch Entzündungen und Zellentartungen im Darm entgegen. Außerdem mischt das Salz bei der Methylierung der DNA und beim Anhängen von Acetylresten an die Histonverpackung mit und sagt den Genen, wo es für sie langgeht. Butyrat wirkt zudem bestimmten Enzymen (den

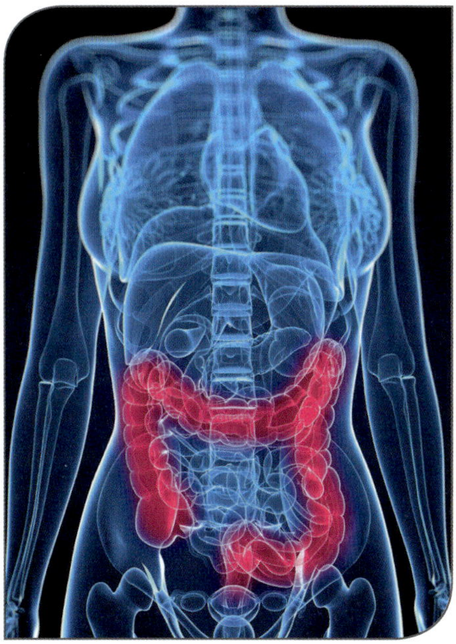

Der menschliche Darm und seine Bakterien bestimmen mit über unser Erbgut.

Histon-Deacetylasen) entgegen, welche die Verschnürung der DNA verstärken und die betreffenden Abschnitte dadurch unzugänglich machen bzw. deren Transkription („Ablesen“) verhindern würden.

Starten Sie einen „Weißmehlentzug“ – verzichten Sie mal eine Zeit lang auf Kuchen & Co. und greifen Sie zu komplexen Kohlenhydraten in Form von Vollwertprodukten und Hülsenfrüchten (sofern Sie Letztere gut vertragen). Während der kalten Jahreszeit bekommen wir Schwarzwurzeln, Lauch und Chicorée, im Frühjahr Löwenzahn als besonders inulinhaltige Lebensmittel angeboten. Nutzen Sie diese Gelegenheit, essen Sie herzhafte Portionen davon – der Bakterienmix in Ihrem Darm wird es Ihnen danken, denn er freut sich über das epigenetisch wirksame Futter, das er daraus machen kann.

DIE „PFLANZENAPOTHEKE“: BIOAKTIVE PFLANZENINHALTSSTOFFE KONTROLLIEREN DIE GENFUNKTIONEN

Man sieht, schmeckt und riecht sie nicht alle – und dennoch begegnen sie uns häufig im „Grünfutter“: bioaktive (sekundäre) Pflanzeninhaltsstoffe, die beispielsweise für den scharfen Geschmack von Kresse oder Rettich verantwortlich sind, Beerenfrüchte blau und rot färben oder den aromatischen Duft von Kräutern und Gewürzen bewirken. Glucosinolate, Sulphurophane, Carotinoide, Saponine, Terpene, Sulfide, Polyphenole – trotz ihrer chemisch klingenden Namen handelt es sich hierbei ausnahmslos um natürliche sekundäre Pflanzeninhaltsstoffe!

Die Pflanzen selbst bilden diese Phytochemikalien (Pflanzenwirkstoffe) beispielsweise als Gerb-, Bitter- und Farbstoffe, sie dienen ihnen als Schutzschilde gegen Insektenbefall, Pilzerkrankungen oder Umweltgifte, UV-Strahlung und Ozonbelastung. Je mehr solche „Herausforderungen“ eine Pflanze bewältigen muss, umso mehr dieser wichtigen Schutzstoffe stellt sie in der Regel her. Dadurch wird auch nachvollziehbar, dass gerade in den Schalen und äußeren Hüllen von Früchten und Samen die höchsten Konzentrationen dieser fantastischen Schutzstoffe stecken.

Vitamine werden als gesundheitsnützliche Substanzen geschätzt – nicht so das „Beiwerk“, die sekundären Pflanzeninhaltsstoffe. Dabei ist inzwischen unstrittig, dass ebendiese auch bei uns Menschen viele positive Effekte haben. So verstärken sie beispielsweise die körpereigene Abwehr und mindern das Infektionsrisiko für bakteriell oder viral bedingte Erkrankungen. Sie können unter anderem den Blutfluss verbessern, wirken günstig auf den Fettstoffwechsel und die Verdauung, entgiften den Organismus und unterstützen den Körper bei seiner Verteidigung gegen Krebserkrankungen (siehe die folgende Tabelle). Die Phytochemikalien schalten gesundheitsfördernde Gene an und steuern Fehlprogrammierungen des Erbguts entgegen.

ÜBERSICHT DER WICHTIGSTEN GRUPPEN BIOAKTIVER PFLANZENINHALTSSTOFFE, IHR VORKOMMEN UND IHRE MÖGLICHEN GESUNDHEITSFÖRDERNDEN WIRKUNGEN

BIOAKTIVE PFLANZEN-INHALTSSTOFFE	VORKOMMEN	WIRKUNGEN
Polyphenole	Beerenfrüchte, Äpfel, Kohl, Nüsse	Zell- und Gefäßschutz, Nervenzellschutz, Immunabwehr, Verbesserung der Tumorüberwachung, entzündungshemmende, antiinfektiöse und antioxidative Wirkung
Glucosinolate	Kohl, Sauerkraut, Rettich, Senf	Verbesserung der Immunabwehr, Krebshemmung
Saponine	Hülsenfrüchte, grüne Bohnen	Entgiftung, antientzündliche und antibakterielle Wirkung
Terpene	Beerenfrüchte, Gewürzpflanzen	Zellschutz, Verbesserung der Immunabwehr, Förderung der Verdauungstätigkeit, Krebshemmung
Sulfide	Zwiebeln, Knoblauch, Lauch	Infektionsschutz, Krebshemmung, Gefäßschutz, Blutdruckregulation

„FIVE A DAY“ – GEMÜSE UND OBST SENKEN KRANKHEITSRISIKEN

Ganz gleich, aus welcher wissenschaftlichen „Ecke“ die ernährungsmedizinische Forschung kommt, in einem Punkt ist man sich einig: Gemüse und Obst sollten wir täglich reichlich – das heißt mindestens fünf bis sieben Portionen – verzehren, wobei mit einer Portion eine Menge von etwa 100 Gramm gemeint ist. Große Studien belegen die enormen Gesundheitsnutzen einer pflanzenbetonten Kost. Wer bei Gemüse und zuckerarmen (= fruktosearmen) Obstsorten (z. B. Beerenfrüchte, alte Apfelsorten, Papayas, Kiwis, Steinobst wie Pfirsiche und Aprikosen) kräftig zulangt, wird seltener herzkrank und genießt einen besseren Schutz vor vielen Krebsarten und auch vor Osteoporose („Knochenschwund“). Auch bezüglich ihrer Fitness im Alter stehen die Liebhaber pflanzlicher Kost besser da: Eine amerikanische Untersuchung mit mehr als 9.000 Probanden im Alter von 45 bis 64 Jahren ergab, dass diejenigen Teilnehmer, die viel Grünfutter aßen, im Alter um etwa 40 Prozent beweglicher waren und unter geringeren Einschränkungen litten als die „Salat- und Gemüsemuffel“. Mit ihrem zunehmenden Konsum von Obst und Gemüse sinkt auch das

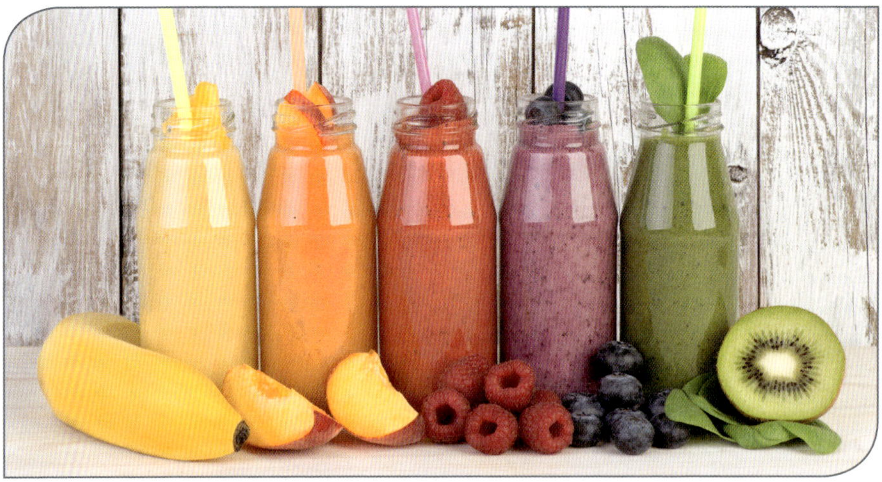

Bunte Smoothies – genießen Sie Obst und Gemüse in ihrer ganzen bunten Vielfalt!

Sterberisiko der Betreffenden. Das hat unter anderem eine finnische Studie gezeigt, bei der sich für jene Menschen, die reichlich Pflanzenkost aßen, ein – im Vergleich zu denjenigen, die um Grünzeug eher einen Bogen gemacht hatten – um 34 Prozent reduziertes Todesrisiko ergab. Eine kürzlich veröffentlichte Untersuchung, in deren Rahmen in den Jahren von 2001 bis 2013 die Ernährungsgewohnheiten von mehr als 65.000 Briten untersucht wurden, kam zu einem ähnlichen Ergebnis: 700 Gramm Grünfutter täglich senken das Sterberisiko um mehr als 40 Prozent – und zwar unabhängig vom Lebensalter.

NEIN, GEMÜSE ESS ICH NICHT!

Leider sind Obst und Gemüse jedoch nicht unbedingt der Deutschen Lieblingsnahrung, wir sind sozusagen eine Nation von „Gemüsekaspern". Eine große Studie, die im Rahmen der Nationalen Verzehrsstudie II vom Bundesforschungsinstitut für Ernährung und Lebensmittel (MRI) durchgeführt wurde, erbrachte klare Defizite beim täglichen Verzehr von Obst und Gemüse. An dieser Erhebung nahmen etwa 20.000 Personen aus Privathaushalten im Alter von 14 bis 80 Jahren teil. Es zeigte sich, dass in Deutschland allgemein entschieden zu wenig pflanzliche Kost auf den Tisch kommt. Etwa 65 Prozent der befragten Männer und 54 Prozent der Frauen halten sich nicht an die von der Deutschen Gesellschaft für Ernährung (DGE) ausgesprochene Empfehlung, mindestens 250 Gramm Obst proTag zu verzehren. Beim Gemüse sieht es noch schlimmer aus: Gemäß der genannten Erhebung kommen weniger als 20 Prozent (!) der befragten Frauen und Männer der DGE-Empfehlung von 400 Gramm Gemüse pro Tag nach.

Die Gründe für den geringen Konsum von Obst und Gemüse sind vielfältig: Zahlreiche Menschen haben einfach andere Geschmacksvorlieben, sei es aus dem Grund, dass ihnen das so anerzogen wurde, sei es aus anderen subjektiven Gründen. Sie bevorzugen eine fettreiche und/oder kohlenhydratlastige Kost – also eher die typischen Fast-Food-Gerichte, wie man sie in der Stadt an fast jeder Straßenecke findet – und können Obst- und Gemüsesorten geschmacklich wenig abgewinnen. Wieder andere nehmen sich – frei nach dem Motto „Eile statt Weile" – im Alltag einfach nicht die nötige Zeit für den Einkauf oder die Zubereitung der frischen Produkte und greifen lieber auf Fertiggerichte bzw. verarbeitete Nahrungsmittel zurück. Auch sollte die Tatsache nicht unerwähnt bleiben, dass sich in der heutigen Zeit viele Menschen frisches Obst und Gemüse auch aus finanziellen Gründen nicht mehr leisten können oder wollen. Wieder andere Menschen leiden unter Unverträglichkeiten (etwa einer Fruktoseintoleranz) und vertragen deswegen keine Früchte. Somit wird die DGE-Empfehlung, mindestens fünf bis sieben Portionen Obst und Gemüse pro Tag zu verzehren, von weiten Teilen der Bevölkerung nicht eingehalten. Hinzu kommt der chronische Bewegungsmangel in unserer modernen Gesellschaft. Die Folgen: Übergewicht, Diabetes, Herz-Kreislauf-Erkrankungen und andere sogenannte Zivilisationskrankheiten.

Wählen Sie Gemüse und Obst nach Saison aus und bevorzugen Sie biologisch angebaute Ware. Nur Pflanzen, die sich gegen Schädlinge zur Wehr setzen müssen, bilden die interessanten Schutzstoffe. Bei Produkten aus konventionellem Anbau, die mit Pestiziden behandelt werden, ist dagegen mit einer geringen Bandbreite an sekundären Pflanzeninhaltsstoffen, die als „Kampfstoffe" fungieren, zu rechnen.

BEISPIELE FÜR EPIGENETISCHE „KONTROLLFREAKS" UND IHR VORKOMMEN IN UNSERER NAHRUNG

B-Vitamine	Pflanzliche und tierische Lebensmittel
Methionin	Nüsse, Samen, Hülsenfrüchte
Cholin	Innereien, Nüsse, Hühnerei, Getreide, Hülsenfrüchte
Betain	Quinoa, Spinat, Rote Bete, Getreide, Süßkartoffeln
Zink	Meeresfrüchte, Fleisch, Fisch, Getreide
Butyrat	„Abfallprodukt" aus Ballaststoffen (unter Mitwirkung der Darmflora)
Sekundäre (bioaktive) Pflanzeninhaltsstoffe	Gemüse, Obst

Auch wenn Gemüse und Obst teurer geworden sind – Sie sollten nicht am falschen Ende sparen! Auch wenn vielen Menschen ein großer Flachbildfernseher, ein schickes Auto oder auch ein toller Urlaub wichtiger erscheinen als eine gesunde Ernährung – denken Sie lieber noch einmal darüber nach, als Belohnung „winken" Ihnen ein gesünderer Körper, mehr Lebensfreude und eine längere Lebensdauer!

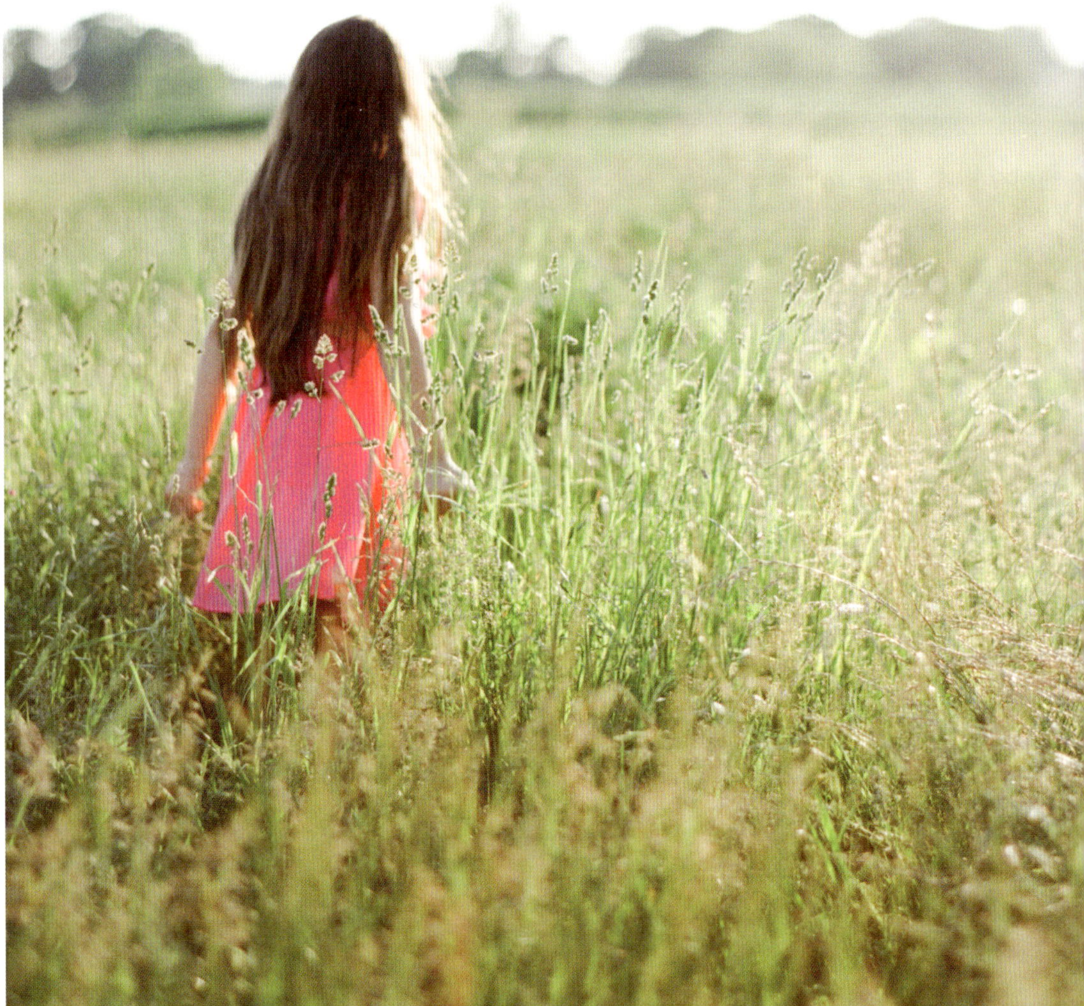

KAPITEL 3

PSYCHISCHE BELASTUNGEN HINTERLASSEN NARBEN IM ERBGUT

Stressige Zeiten für Gene: Gefühlt war unser Leben in den vergangenen Jahrzehnten nie so bedroht wie in der heutigen Zeit: Terrorgefahr und Ängste bestimmen immer häufiger unseren Alltag. Aber auch Stress und die Befürchtung, den täglichen Anforderungen nicht gerecht werden zu können, die Angst, den Arbeitsplatz zu verlieren und in den drohenden sozialen Abstieg zu gleiten, sind bei vielen Menschen unangenehme Begleiter des Alltags. Wieder andere haben während ihrer Kindheit Gewalt und/oder Missbrauch erlebt und wandern mit diesem „Rucksack“ durch das Leben. Was machen diese psychischen Faktoren mit unseren Genen und welchen Einfluss haben positive Gefühle wie z. B. Glücksempfinden oder Dankbarkeit auf die epigenetischen Stellschrauben?

ERLEBNISSE BEEINFLUSSEN GENE

Die Seele des Menschen ist verletzlich. Traumatische Erlebnisse, Ängste, Gewalt, Missbrauch, Liebesentzug und vieles mehr, das uns im Verlauf unseres Lebens widerfahren kann, graben sich in der Regel tief in unser Unterbewusstsein, aber auch in unser Erbgut ein. Der zweite Erbcode speichert und verarbeitet die Informationen durch Markierungen auf dem DNA-Faden oder an der „Verpackung" des Genoms. Die Signale aus dem Erlebten sind an der Programmierung unseres Erbguts entscheidend mitbeteiligt.

Hier sind vor allem die Erfahrungen während der Kindheit wichtig – im positiven wie im negativen Sinn. Mütterliche Fürsorge und Zuwendung „kreuzt" Gene an, und frühkindlicher Psychostress hinterlässt ebenfalls seine Spuren im Erbgut. Diese Markierungen können möglicherweise sogar generationenübergreifend vererbt werden. Spätestens durch diese Information wird deutlich, wie wichtig die Aufarbeitung negativer Erlebnisse ist. Und die gute Nachricht lautet ja: Die epigenetischen Veränderungen sind reversibel, das heißt, wir können die „Stellschrauben" auch andersherum drehen. Stellt man sich also seinen Erlebnissen und geht die im eigenen Genom verankerten Traumata und Erfahrungen an – etwa mithilfe psychotherapeutischer Methoden –, dann tut man nicht nur sich selbst etwas Gutes, sondern auch seinen Nachkommen.

Nicht den Kopf in den Stand stecken: Sie sollten psychische Belastungen wie etwa traumatische Ereignisse verarbeiten, denn davon werden nicht nur Sie selbst, sondern auch Ihre Nachkommen profitieren!

ES GEHT SCHON MIT DER MUTTERLIEBE LOS

Wenn Sie Ihr Kind liebkosen, machen Sie nicht nur dem Kleinen und sich selbst eine Freude – epigenetisch betrachtet setzen Sie damit positive Zeichen am Erbgut! Eine Reihe von wissenschaftlichen Untersuchungen, unter anderem auch eine viel beachtete kanadische, die von Michael Meaney (Montreal) mit Ratten durchgeführt wurde, zeigte eindeutig, wie stark zärtliche mütterliche Zuwendung dem Nachwuchs zugutekommt. Die Jungen entwickelten sich zu mutigen, robusten und selbstsicheren Tieren, wobei dieses Verhalten nicht nur während der frühesten Kindheit, sondern auch im Erwachsenenalter noch beobachtet werden konnte. Wurden die Jungratten hingegen von ihren Müttern nicht liebevoll umsorgt, blieben sie ängstlich und scheu.

Vergleichende molekularbiologische Untersuchungen ergaben, dass bei den unsicheren, schreckhaften Rattennachkommen wichtige, zur Verarbeitung von Stress nötige Gene durch Methylierung der DNA-Stücke „abgeschaltet" oder zumindest teilweise blockiert waren. Betroffen war in erster Linie das Gen für die Andockstellen (Rezeptoren) des Stresshormons Cortisol. Vor allem im Hippocampus, demjenigen Gehirnbereich, der für die Erinnerung und Verarbeitung von Erfahrungen zuständig ist, waren zu wenig dieser Empfangsstationen für das Stresshormon vorhanden. Als Konsequenz versucht das Gehirn, der misslichen Situation entgegenzuwirken, indem es – selbst bei geringen Belastungen – vermehrt Cortisol produziert. Dadurch sind die Jungen der „Raben-Rattenmütter" misstrauischer, ängstlicher und weniger stressbelastbar.

Aber auch diejenigen Gene, die für die Ausschüttung von „Kuschelhormonen" (Oxytocin, Vasopressin) zuständig sind, werden durch die zärtliche Mutterliebe positiv beeinflusst. Diese Signalmoleküle steuern unsere Gefühle, sie haben Einfluss auf die Bindungsfähigkeit und das Sozialverhalten, auf die Gedächtnisleistung und das Lernverhalten. Interessanterweise sorgte der Verschluss des DNA-Abschnitts bzw. des Gens, das für die Herstellung von Vasopressin zuständig war, dafür, dass die betreffenden Rattenmütter infolge des ihnen fehlenden „Kuschelhormons" keine gute emotionale Beziehung zu ihren Kindern aufbauen konnten. Fürsorgliche Muttertiere hingegen hatten viel Vasopressin in ihrem Körper.

Insgesamt sind inzwischen etwa 900 Gene bekannt, deren „Anschaltung" und „Stilllegung" durch das Verhalten der Mutter in entscheidendem Maß mitbestimmt wird. Die meisten dieser betroffenen DNA-Abschnitte haben Einfluss auf die Ausbildung und die Leistungsfähigkeit von Gehirnregionen. Vielleicht ist also in der Vergangenheit die enorme Bedeutung zärtlicher mütterlicher Zuwendung für die Selbstsicherheit, die soziale Kompetenz, die Bindungsfähigkeit und auch die Lernfähigkeit ihrer Kinder nicht hoch genug eingeschätzt worden. Eines scheint klar zu sein: Die Stressresilienz (die Widerstandskraft gegen Stress) wird bereits während der frühesten Kindheit durch epigenetische Mechanismen ausgeprägt, dabei spielt eine liebevolle Umgebung, in der sich Neugeborene und Kleinkinder geborgen fühlen, eine wesentliche Rolle.

Der liebevolle Umgang mit Kindern ist auch im Hinblick auf den Einfluss der Epigenetik von großer Bedeutung, denn dadurch werden positive Gene aktiviert, die einen tief greifenden Einfluss auf die Gesundheit, die Stressfähigkeit und die soziale Kompetenz der zukünftigen Erwachsenen haben können.

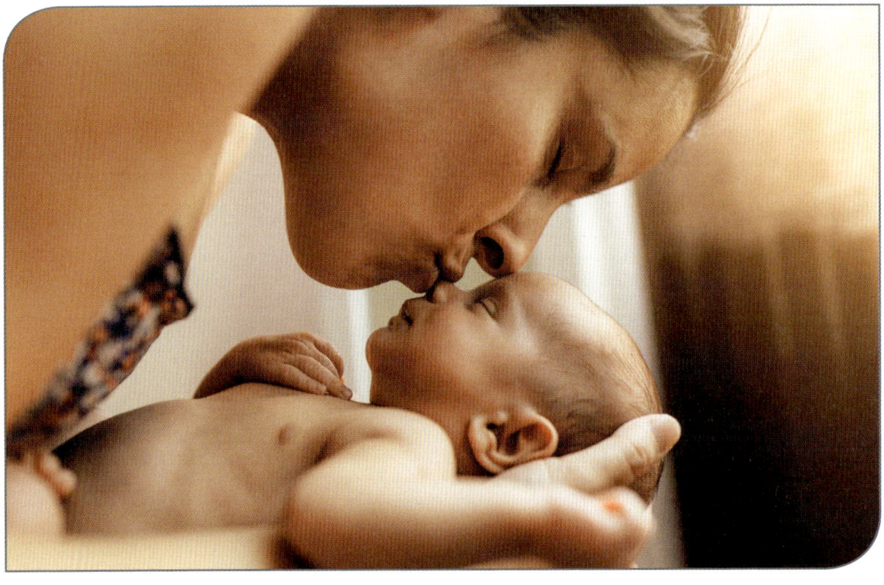

Die innige Zuwendung der Mutter zu ihrem Kind prägt und unterstützt das Kind sein Leben lang.

LIEBESENTZUG VERURSACHT KRATZER IN DEN GENEN

Interessant ist in diesem Zusammenhang auch die Untersuchung einer amerikanischen Psychologin. Sie untersuchte Kinder, die nach ihrer Geburt eine schwere Zeit ohne emotionale Zuwendung hatten durchmachen müssen. Im Alter von ein oder zwei Jahren waren sie dann von warmherzigen Pflegeeltern adoptiert worden, die sich den Kindern hingebungsvoll widmeten. Die Forscherin verglich die Konzentrationen der Bindungshormone Oxytocin und Vasopressin im Blut von Kindern, die seit ihrer Geburt liebevoll umsorgt worden waren, mit jenen der Kinder, die seit ihrer Adoption bei ihren Pflegeeltern ebenfalls in einer Atmosphäre von Geborgenheit aufwuchsen. Sie beobachtete, dass die Kinder, die zu Beginn ihres Lebens auf eine liebevolle Betreuung hatten verzichten müssen bzw. schlechte Erfahrungen mit ihrer Umwelt gemacht hatten, trotz der inzwischen „nachgereichten" fürsorglichen Betreuung im Vergleich mit den von Anfang an liebevoll behandelten Kindern nur geringe Blutwerte der „Kuschelhormone" aufwiesen.

Offensichtlich reichte die spätere gute Fürsorge seitens der Pflegeeltern nicht aus, um die negative frühkindliche epigenetische Prägung der hier betroffenen Kinder wettzumachen. Das kann sich für die Betroffenen nachteilig auswirken – hinsichtlich ihrer sozialen Kompetenz, aber auch ihrer Gedächtnisleistung – und vor allem dazu führen, dass sie bis ins Erwachsenenalter hinein nicht in der Lage sind, eine echte Bindungsfähigkeit zu entwickeln. Wie ich Ihnen noch darlegen werde, ist die Gefahr für die Ausprägung solcher Nachteile bzw. für deren Ausmaß auch vom sozialen Umfeld und weiteren Umgebungsfaktoren abhängig.

EINE OHRFEIGE HAT NOCH NIEMANDEM GESCHADET? VON WEGEN!

Seit dem Jahr 2000 haben deutsche Kinder per Gesetz das Recht auf eine gewaltfreie Erziehung. Das bedeutet: Handgreiflichkeiten gegenüber Kindern seitens der Eltern und anderer (erziehungsberechtigter) Personen, wie z. B. Ohrfeigen ins Gesicht oder Schläge auf andere Körperteile, sind verboten. Aber wie sieht die Kinder-Wirklichkeit aus? Die Studie zum Thema „Gewalt", die vor wenigen Jahren von der Universität Bielefeld durchgeführt wurde, machte deutlich, dass noch immer rund ein Viertel aller Eltern ihre Kinder per Hand „züchtigen". Knapp 30 Prozent der betroffenen Kinder sind älter als sechs Jahre, etwa 17 Prozent sind Jugendliche. Das heißt, über die Hälfte der geschlagenen Kinder sind unter sechs Jahre alt und damit noch sehr klein!

Dabei spielt der soziale Status eine gewichtige Rolle: Es ist mittlerweile empirisch nachgewiesen, dass Kinder aus sozial schwachen Familien häufiger geschlagen werden als Kinder aus gesellschaftlich besser gestellten Schichten. Auch Beschimpfungen und/oder das Anschreien der Kinder und Jugendlichen sind dieser Studie zufolge weitverbreitet und führen häufig dazu, dass sich die betroffenen Kinder und Jugendlichen bis ins hohe Erwachsenenalter minderwertig fühlen und kein gesundes Selbstbewusstsein entwickeln können. Gewalt- und Missachtungserfahrungen im Kleinkindalter und in der Jugend haben oft weitreichende Konsequenzen für die psychische Gesundheit und die Bindungsfähigkeit der Betroffenen im späteren Leben wie auch für ihre eigene Gewaltbereitschaft. Vielfach wiederholen die einst selbst Opfer gewesenen Heranwachsenden im Jugend- oder Erwachsenenalter das Verhalten ihrer Erzieher und neigen selbst vermehrt zur Anwendung von psychischer und physischer Gewalt. Körperliche und seelische Misshandlungen gehen zudem mit einem erhöhten Risiko für die Ausbildung von Aggressionen, Depressionen und/oder Suchterkrankungen einher.

Mangelnde Fürsorge, ständiger Familienstreit, Trennung der Eltern, Verlust einer wichtigen Bezugsperson, körperliche und seelische Gewalt und gar Missbrauch – alles, was Kindern widerfährt, hinterlässt epigenetische Spuren an ihrer DNA. Unter lang anhaltendem Psychostress werden die Stellschrauben an den Genen im Gehirn in der Weise „gedreht", dass mehr Stresshormone erzeugt werden. Treffen bei Kindern mehrere ungünstige, belastende Faktoren zusammen, erhöht dies ihr Risiko, im späteren Lebensalter in eine Abhängigkeit von Alkohol und/oder Drogen zu geraten, um ein Vielfaches, sie entwickeln auch fünfmal häufiger Essstörungen und tragen ein doppelt so hohes Risiko für Depressionen.

TRAUMATA BRENNEN SICH INS ERBGUT EIN

Genetiker der McGill-Universität in Kanada erforschen seit Jahren, in welcher Weise und Form sich psychische Belastungen und negative Erfahrungen im menschlichen Erbgut verankern. So konnten sie unter anderem zeigen, dass sich bei Erwachsenen, die im Kindesalter misshandelt wurden, in der Hippocampusregion des Gehirns abweichende DNA-Methylierungsmuster und ungewöhnliche epigenetische Veränderungen der Histone (die „Wickelspulen" für die DNA – Sie erinnern sich? Falls nicht, siehe S. 16f.) ausbilden. Dazu wurden die Gehirne von Selbstmördern untersucht, die während ihrer Kindheit schlimme Erfahrungen (wie körperliche Gewalt, sexuellen Missbrauch) durchgemacht hatten. Die Forscher verglichen das Erbgut in den Gewebeproben mit jenem von Gleichaltrigen, die aus anderen Gründen (etwa durch Unfall) gestorben waren. Erstaunlicherweise entdeckten sie in den untersuchten Hirnregionen deutliche Unterschiede bei der Genexpression, der Umsetzung und Nutzbarmachung von genetischer Information): Zahlreiche Gene, die in den Gehirnen der Vergleichsgruppe frei zugänglich vorlagen, waren in der Gruppe der Selbstmörder verschlossen. Betroffen waren hier unter anderem Erbgutstücke, die bei der Stressverarbeitung eine Hauptrolle spielen, aber auch solche, die für das Gehirnwachstum wichtig sind. Es ist bekannt, dass der Hippocampus von Missbrauchsopfern in der Regel kleiner ist als gewöhnlich. Wie bereits mehrfach erwähnt, ist dieser Bereich vor allem für die Gedächtnisleistung zuständig. Die traumatischen Erfahrungen können somit als „epigenetische Stellschrauben" im Gehirn gespeichert werden und – nach Ansicht des kanadischen Forscherteams – für die geringe Stressresistenz und das erhöhte Selbstmordrisiko traumatisierter Menschen mitverantwortlich sein.

Darüber hinaus wurde inzwischen festgestellt, dass bei Menschen mit einer sogenannten posttraumatischen Belastungsstörung (darunter versteht man die zeitlich verzögerte psychische Reaktion auf eine außerordentliche psychische Belastung) durch das Ankleben von DNA-Anhängseln auch wichtige Immunzellen stillgelegt werden. Das macht die Betroffenen möglicherweise anfälliger für Infektionen, Autoimmun- und andere immunabhängige Erkrankungen.

DIE EINEN STECKEN BELASTUNGEN LOCKER WEG, DIE ANDEREN GEHEN DARAN ZUGRUNDE

Der Umgang mit negativem Stress ist ein hochindividuelles Problem: Was den einen hochgradig stresst, lässt den anderen völlig kalt. Und es müssen auch längst nicht alle Menschen, die in ihrem Leben negative Erfahrungen machen mussten oder gar schwere Katastrophen überlebt haben, zwangsläufig in eine – gar noch lebenslang anhaltende – psychische Störung hineingeraten. Worin genau liegt der Unterschied zwischen den belastbaren und den anfälligen Menschen?

Zu dieser Fragestellung führten ein amerikanisches und ein deutsches Forschungsteam eine interessante Studie durch: Sie untersuchten insgesamt 40 Augenzeugen, die den Terroranschlag auf das World Trade Center in New York am 11. September 2001 hautnah miterlebt hatten. Die Hälfte davon entwickelte etwa fünf Jahre nach diesem entsetzlichen Ereignis eine posttraumatische Belastungsstörung, die andere Hälfte kam so davon. Es zeigte sich, dass bei den erkrankten Beobachtern der Katastrophe – im Vergleich zu den nicht erkrankten Personen – die epigenetischen Stellschrauben an insgesamt 25 Genen verändert waren. Betroffen waren unter anderem Gene, deren Aktivität bei einer angemessenen Reaktion auf Stress eine wichtige Rolle spielt. Diese Gene waren bei den Menschen, die unter der Belastungsstörung litten, „verschlossen“. Als Folge konnten sie mit Stress nicht (mehr) richtig umgehen, was sicher in entscheidendem Maß zu ihrer posttraumatischen Belastungsstörung beigetragen hat.

Damit wird deutlich, dass nicht alle traumatisierten Menschen tatsächlich ein erhöhtes Risiko für Folgeerkrankungen wie Depressionen, bipolare Störung, posttraumatische Belastungsstörung tragen. Wissenschaftler des Max-Planck-Instituts für Psychiatrie in München konnten zwei Varianten eines Gens nachweisen, die im Cortisolstoffwechsel und somit bei der Stressverarbeitung eine Rolle spielen. Die eine Variante (Hochrisikogruppe) sorgt dafür, dass das Erbgut der Betroffenen sehr stark auf frühkindliche Traumata und psychische Belastungen sowie die damit verbundenen epigenetischen Markierungen anspricht. Die andere Genvariante reagiert in weit geringerem Maß auf äußere Einflüsse und die dadurch bedingten Methylierungen des Erbguts. Die Forscher sehen in diesem Ergebnis die Chance, durch Untersuchungen des Genoms das Risiko gefährdeter Menschen rechtzeitig abschätzen zu können und sie gegebenenfalls frühzeitig (mit neuen Medikamenten) behandeln zu können.

Traumatisierte Menschen tragen ein höheres Risiko für Depressionen und andere psychische Folgeerkrankungen. Dabei spielen epigenetische Markierungen eine bedeutende Rolle. Untersuchungen des Genoms gefährdeter Menschen eröffnen nach Meinung von Wissenschaftlern die Möglichkeit der Früherkennung sich eventuell abzeichnender psychischer Erkrankungen und zur Entwicklung geeigneter epigenetisch wirksamer Medikamente.

GERMAN ANGST – KANN SOLCHES ERBGUT WEITERGEGEBEN WERDEN?

Im internationalen Vergleich gehört Deutschland zu den Ländern, deren Einwohner ganz oben auf den Spitzenplätzen der „Versicherungswütigen" rangieren. Einbruch, Diebstahl, Hochwasser, Blitzeinschläge – am liebsten würden wir uns gegen sämtliche möglichen Katastrophen und Schicksalsschläge absichern. Die Menschen hierzulande haben ein stark ausgeprägtes Sicherheitsbedürfnis – oder anders formuliert: Wir Deutsche sind Bedenkenträger mit vielen Ängsten. Im Ausland trägt unsere Hasenfüßigkeit den Namen „German Angst". Aber worin wurzeln unsere ständigen Sorgen und das Gefühl der Bedrohung? Steckt uns die Angst in den Genen? Sind diese möglicherweise den sozialen und politischen Verhältnissen unserer jüngeren Vergangenheit mit ihren Kriegen, Hungersnot, Verfolgung und Vertreibung geschuldet? Diese Frage lässt sich noch nicht abschließend beantworten – einige Forschungserkenntnisse sprechen allerdings dafür, dass die Erlebnisse und Erfahrungen unserer Eltern und Großeltern hier von Einfluss waren und immer noch sind. An der Universität in Zürich haben Wissenschaftler im Rahmen einer Versuchsreihe Mäusekinder nach der Geburt täglich für mehrere Stunden von ihren Müttern getrennt und beobachtet, wie sich die Tierbabys daraufhin verhielten: Die abgesonderten

Jungmäuse wirkten traumatisiert und depressiv. Daraufhin wurden Mäusemännchen (die ja nicht an der Aufzucht und der Pflege der Neugeborenen beteiligt sind) aus dieser Nachkommenschaft mit Weibchen gepaart, denen man die Mütter nicht vorenthalten hatte, das heißt, die keinen solchen negativen Erfahrungen ausgesetzt gewesen waren. Ergebnis: Die Nachkommen dieser Pärchen legten dieselben Verhaltensauffälligkeiten an den Tag wie die traumatisierten, depressiven Mäuse aus der früheren Generation. Die gute Nachricht: Die Mäusekinder müssen nicht als Folge der Verlusterfahrung durch die Trennung von ihren Müttern ihr gesamtes Dasein in Verzweiflungslethargie verbringen – bringt man sie in ein gutes soziales Umfeld mit abwechslungsreichen Beschäftigungs- und Bewegungsmöglichkeiten, dann bessert sich bzw. normalisiert sich ihr Verhalten auch wieder.

Wir sind zwar keine Mäuse – aber dennoch gut beraten, uns dem Stress nicht einfach so zu überlassen und Belastungsfaktoren nicht einfach als gegeben hinzunehmen, sondern uns entsprechend dagegen zu wappnen bzw. einen anderen Umgang damit zu erlernen. Hierbei ist die „Macht des positiven Denkens" nicht zu überschätzen. Genauso wie das Erbgut durch Negativerlebnisse Schrammen abbekommt, können positive Gedanken und Erlebnisse ihre positiven Spuren in den Genen hinterlassen.

STRESS, LASS NACH! SIND WIR NOCH ZU RETTEN?

Leistungs- und Termindruck, gesellschaftliche Anforderungen und eine in mehrerlei Hinsicht „durchgestylte" Freizeit charakterisieren das Leben vieler Menschen in der heutigen Zeit. Eine im Auftrag einer großen Krankenkasse erstellte Studie ergab, dass acht von zehn Deutschen ihr Leben als „stressig" empfinden, wobei jeder Fünfte die Folgen seiner Dauerbelastung bereits in Form körperlicher Symptome (wie etwa Bluthochdruck, Schlafstörungen, Gereiztheit) zu spüren bekommt. Dabei wurde mit etwa 60 Prozent Häufigkeit der Beruf aus Stressauslöser genannt, gefolgt von familiären Konflikten (47 Prozent), Kindererziehung (46 Prozent) und finanziellen Sorgen (40 Prozent).

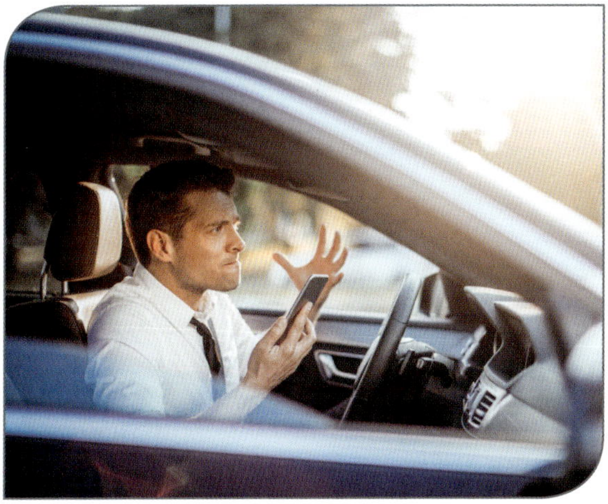

Gehetzt durch den Alltag – Stress macht dauerhaft krank!

Laut der WHO gehört Stress zu den größten Gefahren für unsere Gesundheit, und sie prognostiziert, dass bereits in wenigen Jahren jede zweite Krankmeldung auf den negativen (Di-)Stress zurückzuführen sein wird. Den größten Stress verursachen uns Situationen, denen wir ohnmächtig ausgeliefert sind und die wir selbst nicht aktiv beeinflussen können. Problematisch ist auch das „Burnout-Syndrom“, das sich als Folge eines lang anhaltenden Leistungsdrucks und stressigen Arbeitsalltags ausbilden kann. Doch dieses Phänomen tritt nicht etwa „über Nacht“ auf, sondern kündigt sich schon geraume Zeit vorher an. So vernachlässigen die Betroffenen beispielsweise bereits im frühen Stadium dieser Entwicklung persönliche Bedürfnisse (z. B. Hobbys), pflegen Freundschaften und soziale Beziehungen nicht mehr, bis sie sich dann gegen Ende der immer schwieriger werdenden Phase völlig in ihr „Schneckenhaus“ zurückziehen und Zug um Zug eine Verminderung ihrer körperlichen Leistungsfähigkeit erfahren, bis dann irgendwann „der Ofen aus“ ist und gar nichts mehr geht.

Das „Ausgebranntsein“ ist in der Regel vom Zustand emotionaler Leere und einer totalen körperlichen Erschöpfung begleitet. Sehr häufig münden Stress und Burnout in Depressionen bzw. werden von depressiven Zuständen begleitet.

Stress macht krank: Das Risiko für Herz-Kreislauf-Erkrankungen, Stoffwechselstörungen und Entzündungen nimmt zu. Gestresste Menschen leiden vermehrt unter Verspannungen, Rückenschmerzen, Kopfschmerzen, Migräne und depressiven Verstimmungen bis hin zu einer ausgewachsenen Depression.

STRESSIGE ZEITEN FÜR GENE

Sowohl bei Depressionen als auch beim Burn-out-Syndrom ließen sich erbliche Komponenten nachweisen. Dabei wird der Anteil der erblichen Belastung bei Menschen mit Depressionen auf 70 Prozent und beim Burn-out auf 30 Prozent geschätzt. Doch die familiär bedingte Vorbelastung für diese Erkrankungen muss nicht zwangsläufig dazu führen, dass sie auch ausbrechen. Die Umwelt und die dadurch verursachten Markierungen am Erbgut spielen auch hier eine gewichtige Rolle. In Untersuchungen an der Universität in Bonn haben die dortigen Wissenschaftler nach Genvarianten gesucht, die das Burn-out-Syndrom begünstigen – und sind prompt fündig geworden.

Allerdings existiert weder das „Depressionsgen" noch das „Burn-out-Gen", vielmehr sind es verschiedene Gene, die unterschiedlich ausgeprägt sein können, wobei eines dieser Gene ganz besonders „qualifiziert" ist, für das seelisch-körperliche „Ausbrennen" eines Menschen mitverantwortlich zu sein. An diesem „Kandidaten-Gen", dessen Reaktionsprodukt die Aktivität eines wichtigen Botenstoffs im Gehirn beeinflusst, ist die Epigenetik zu einem ganz wesentlichen Teil mitbeteiligt. Wie die Blutproben von über 1.600 betroffenen Menschen zeigten, trägt die Manipulation dieses speziellen Gens durch das Anhängen von Methylgruppen ganz entscheidend zum Ausbruch der Erkrankung bei: Während bei gesunden Kontrollpersonen dieses „Kanidaten-Gen" kaum methyliert ist und folglich problemlos abgelesen werden kann, erhöht das „Ankleben" der Methyl-Anhängsel (und das daraus resultierende „Versperren" der Genbotschaft) das Risiko für den Ausbruch der Erkrankung. Bei Patienten, die entweder unter Depressionen oder unter dem Burn-out-Syndrom leiden, ist der Methylierungsgrad dieses DNA-Abschnitts mittelmäßig. Die stärkste Anhäufung von Methyl-Anhängseln fand sich in dieser Untersuchung bei Personen, die beide Krankheitsbilder auf sich vereinten. Stressoren, denen wir tagtäglich ausgesetzt sind, wie etwa Mobbing, fehlende Anerkennung der Arbeit, erhöhter Zeitdruck etc., stehen im Verdacht, für die betreffenden epigenetischen Markierungen verantwortlich zu sein. Die gute Nachricht: Diese Fehlprogrammierung lässt sich aufheben! Daher ist es wichtig, geeignete Maßnahmen zur Vorbeugung gegen die

Erkrankungen zu ergreifen, dazu gehören eine gute Work-Life-Balance wie auch stresssabbauende Aktivitäten, beispielsweise Sport und Methoden zur körperlichen und seelisch-geistigen Entspannung (Yoga, Meditation, autogenes Training).

Weniger ist oft mehr: Noch ein Termin, noch ein Hobby, noch ein Vereinsposten – häufig ist unser Stress „hausgemacht". Wir alle tun gut daran, hin und wieder einmal innezuhalten, um nachzuspüren, ob unser Leben noch in der Balance ist und wir damit im Einklang stehen oder ob wir unsere Tage eher wie „gehetztes Wild" verbringen. Anspannung und Entspannung setzen Zeichen auf unserem Erbcode – und beides sollte sich einigermaßen im Gleichgewicht befinden.

DANKBARKEIT SCHREIBT DAS ERBGUT UM

Hätten Sie das gedacht? Dankbarsein hilft gegen Trübsalblasen, Stress und Depressionen! Das haben amerikanische Psychologen bereits vor Jahren herausgefunden. Im Rahmen ihrer Untersuchung teilten die Forscher ihre Probanden in drei Gruppen ein: Die Mitglieder der ersten Gruppe sollten täglich notieren, wofür sie dankbar waren, die der zweiten Gruppe Negativerlebnisse festhalten, während die Angehörigen der dritten Gruppe die Aufgabe bekamen, ihre alltäglichen Erlebnisse sachlich und objektiv zu beschreiben. Interessanterweise ging es den Teilnehmern der ersten Gruppe bei der Auswertung am besten: Sie waren optimistisch, hatten weniger körperliche Beschwerden, eine bessere körperliche Fitness und genossen einen erholsameren Schlaf als alle anderen Probanden. In anderen wissenschaftlichen Studien wurden depressive Menschen dazu angeleitet, positive Momente in ihrem Leben stärker zu beachten und wertzuschätzen, was zu dem erstaunlichen Ergebnis führte, dass sie die Einnahmedosen ihrer Antidepressiva reduzieren konnten.

Inzwischen gehen die Fachleute davon aus, dass aktiv empfundenes Dankbarsein ein probates Mittel gegen Angststörungen, Depressionen und Suchterkrankungen sowie negative Gefühle wie Neid und Missgunst bildet. Forscher an der Universität in Indiana (USA) konnten anhand von Hirnscans nachweisen, dass die veränderten

Denkmuster auch neurobiologische Veränderungen im Gehirn hervorgerufen hatten. Darüber hinaus wurde in „Dankbarkeitsstudien“ auch ein verringertes Risiko für Entzündungen und Herz-Kreislauf-Erkrankungen beobachtet.

Positive Gedanken, Wertschätzung und Dankbarkeit justieren die Gene in unserem Gehirn neu. Gelebte Dankbarkeit „entschärft“ Lebenskrisen und belastende Ereignisse. Und schließlich trägt die Anerkennung von Positivem auch zu einer größeren seelischen Widerstandsfähigkeit (Resilienz) bei. Daher kann ich Ihnen nur ans Herz legen, sich in diesen Dingen zu üben und das vor Ihnen stehende „Glas“ möglichst als „halb voll“ und nicht als „halb leer“ zu betrachten.

Jeder Mensch, hat Dinge in seinem Leben, für die er dankbar sein kann – auch wenn es ihm richtig schlecht geht. Neben den „großen Sachen“, wie beispielsweise eine Familie zu haben, gesund und beruflich erfolgreich zu sein, können das durchaus auch kleine Dinge sein, wie etwa das Zusammensitzen mit einem netten Menschen, das Hören eines besonderen Musikstücks oder ein Moment der Stille bei einer schönen Tasse Tee. Dankbarsein kann man trainieren. Schreiben Sie einmal eine Zeit lang alle positiven Dinge in Ihrem Leben auf – auch die vermeintlichen Selbstverständlichkeiten: Sie haben beispielsweise warme Kleidung, die Sie gegen Kälte schützt, oder die Freiheit, einen Spaziergang unternehmen zu können, wenn Ihnen danach ist. Auch wenn Sie jetzt vielleicht traurig oder gar richtig „am Boden zerstört“ sind und ungläubig den Kopf schütteln, Sie werden sehen: Auf so einer Liste kommt doch einiges an Positivem zusammen, dem Sie ansonsten vielleicht gar keine Beachtung geschenkt hätten.

GIBT ES EIN GLÜCKSGEN?

Ist Glücklichsein genetisch verankert? Diese Frage hatten sich (auch) neuseeländische Wissenschaftler schon vor Jahrzehnten gestellt und, um eine Antwort darauf zu finden, etwa 1.000 Landsleute über einen Zeitraum von insgesamt 20 Jahren begleitet. Dazu ermittelten sie regelmäßig etwa alle zwei bis drei Jahre den „Glücksstatus“ der einzelnen Studienteilnehmer. Diese wurden nach ihrem seelischen Zustand befragt, zudem verglichen die Forscher bestimmte Sequenzen ihres Erbguts, die bei der Produktion des körpereigenen Glückshormons Serotonin „mitmischen". Es stellte sich heraus, dass zwei unterschiedliche Ausführungen des betreffenden Gens (kürzere und längere DNA-Stücke) existieren. Wer die längere Variante (von Mutter und Vater) mitbekommen hat, ist deutlich besser dran, denn er hat mehr Serotonin im Gehirn, ist weniger ängstlich und trägt ein deutlich geringeres Risiko für psychische Störungen. Im Gehirn von Personen, die von ihren Eltern mit den kurzen Genstücken ausgestattet wurden, ist das „Glückshormon" hingegen nur in geringerer Konzentration vorhanden.

Die Vorstellungen vom „Glücksgen" müssen allerdings relativiert werden: Eine weitere große Untersuchung hat gezeigt, dass die psychische Stabilität eines Menschen als Ergebnis des Zusammenwirkens der besagten Erbgutvariante und der Umwelt aufzufassen ist. Dabei spielen das soziale Umfeld und Faktoren wie Geborgenheit, Familie und Freunde eine erhebliche Rolle. Das war auch an den Opfern des Hurrikans Katrina zu beobachten, der im Jahr 2005 im Südosten Nordamerikas, vor allem im Staat Louisiana, verheerende Schäden anrichtete. Menschen, die „nur" das kurze Stück des besagten Glücksgens besaßen, bildeten trotz ihres höheren Risikos für psychischen Erkrankungen bei guter sozialer Versorgung (Unterstützung durch Nachbarn, Freunde) keine oder nur gering ausgeprägte posttraumatische Belastungsstörungen oder andere psychische Erkrankungen aus, wie beispielsweise eine Depression. Ihr positives soziales Umfeld half ihnen also dabei, die nachteilige Genetik bzw. Epigenetik zu überwinden.

Mangelndes Glück? Während wir früher bei „Not am Mann" mehr zusammenhalfen, sind wir inzwischen ein Volk von Einzelgängern bzw. -kämpfern geworden. Wie wichtig Unterstützung aus dem sozialen Umfeld nach persönlichen Katastrophen oder schlimmen Umweltereignissen für die Betroffenen ist, zeigen die hier angeführten Untersuchungen. Die epigenetische Ausprägung von Genen reagiert auch auf positive Signale wie eben das Füreinander-da-Sein, Zuwendung und Anteilnahme.

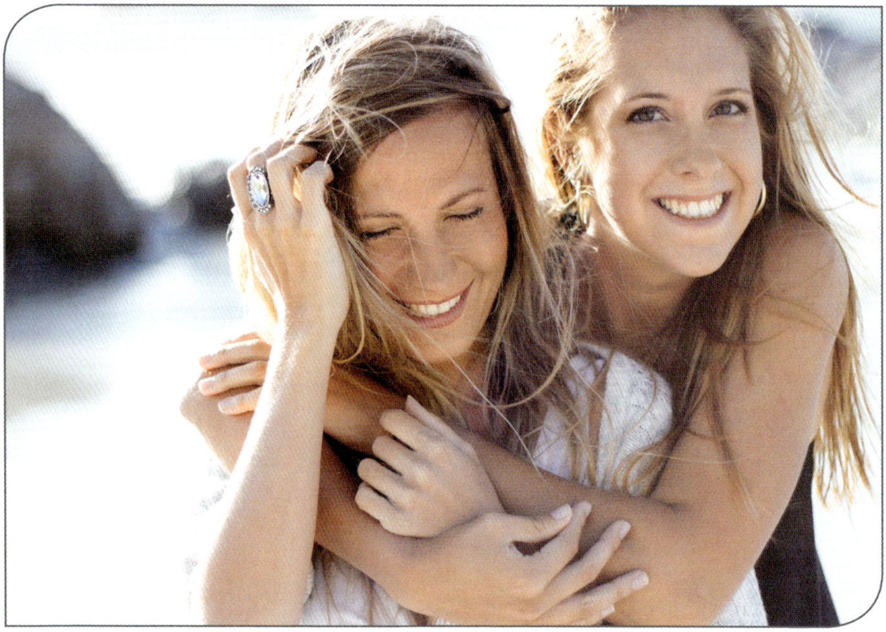

Freundschaften tragen zum Glücklichsein bei – ganz unabhängig vom sogenannten Glücksgen.

HELFEN GESPRÄCHE DABEI, DIE SPUREN ZU BESEITIGEN?

Verhaltens- und Gesprächstherapien können zur Klärung und Besserung psychischer Erkrankungen beitragen. Sie helfen dabei, epigenetisch gesetzte Schalter umzulegen, wodurch sich die Betroffenen unter anderem einen besseren Umgang mit belastenden Aspekten und eine höhere Stressresistenz gegenüber psychischen Faktoren erarbeiten können. Dabei spielt die sogenannte Neuroplastizität des Gehirns, seine Formbarkeit bzw. seine Fähigkeit, seine Strukturen ihrer Verwendung anzupassen, eine wichtige Rolle, denn sie wird durch die epigenetischen „Schieberegler" maßgeblich mitbeeinflusst. Forschern gelang im Tierversuch der Nachweis, dass nach einer negativen Erfahrung viele Methylgruppen an bestimmte Genabschnitte in der Gehirnregion, die für das Vergessen und das Erinnerungsvermögen wichtig ist, „geklebt" werden. Dadurch wird der betreffende DNA-Abschnitt „zugesperrt" und das schlechte Erlebnis im Gehirn wachgehalten. Blockiert man das Enzym, das die Methyl-Anhängsel an der DNA anbringt, wird die Erinnerung gelöscht. Dadurch könnten traumatische, ins Erbgut eingebrannte Erlebnisse und Ereignisse „verlernt" werden.

Die Methylierung von Genabschnitten ist somit für die Plastizität des Gehirns und die Gedächtnisbildung von Bedeutung. Auch das Festkleben von Acetylresten an die Histone ebenso wie ihre Demontage sind wichtig für die Formbarkeit der grauen Zellen. Durch dieses Wissen, so hofft man in der Wissenschaft, könnte es gelingen, neue Medikamente zu entwickeln, die beispielsweise bei Depressionen rascher und besser wirken oder gar – unmittelbar nach schrecklichen Ereignissen vorbeugend verabreicht – posttraumatische Belastungsstörungen vermeiden helfen.

Reden ist Silber - Schweigen ist Gold? Das stimmt nun wirklich nicht in jedem Fall. Wenn ihr Gewicht zu schwer wird, kann es sehr hilfreich sein, sich belastende Dinge „von der Seele zu reden". Suchen Sie sich eine Person Ihres Vertrauens oder nehmen Sie gegebenenfalls auch die professionelle Hilfe eines Psychotherapeuten in Anspruch - damit helfen Sie nicht nur sich selbst, sondern „befreien" auch Ihr Erbgut.

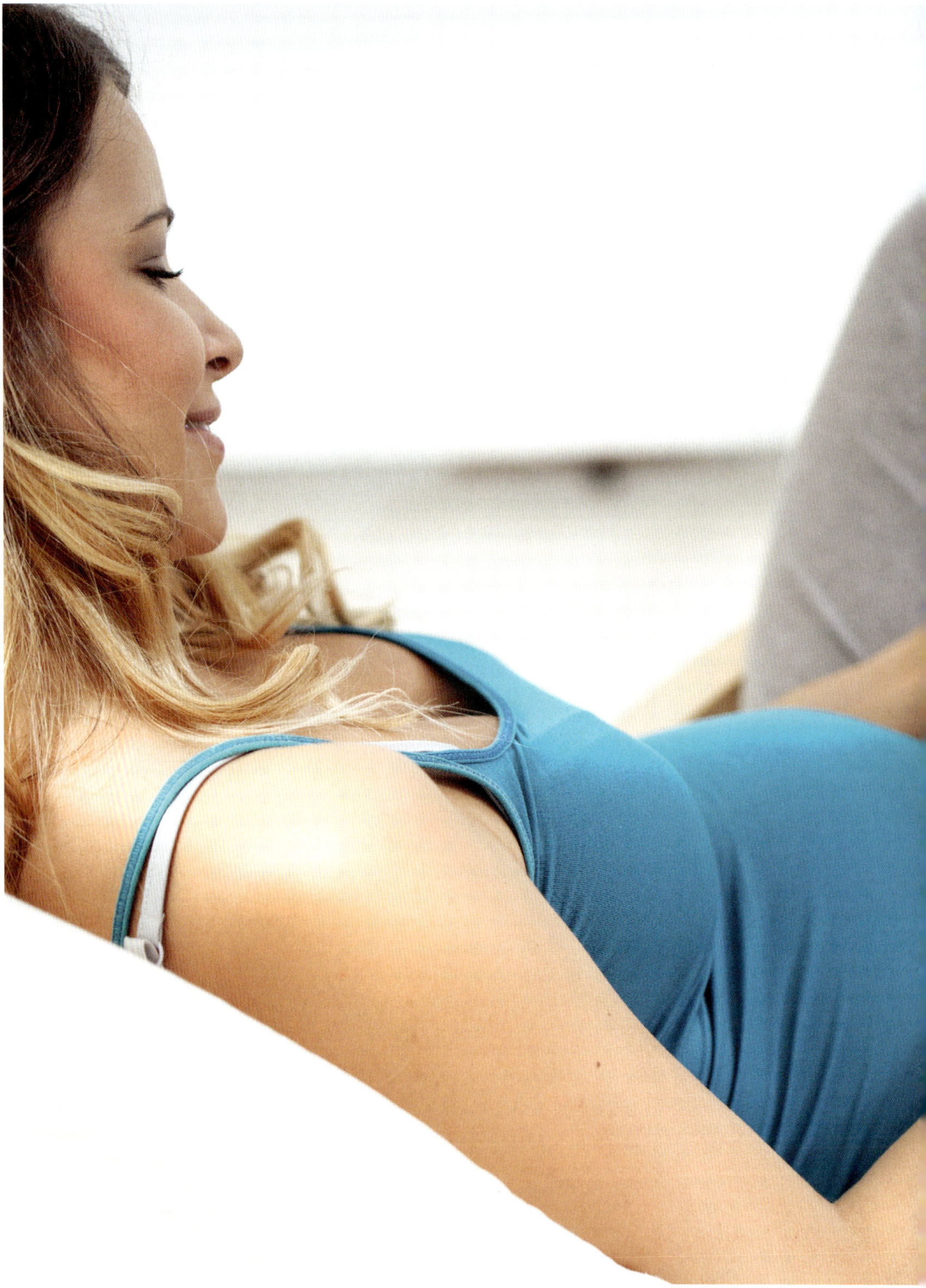

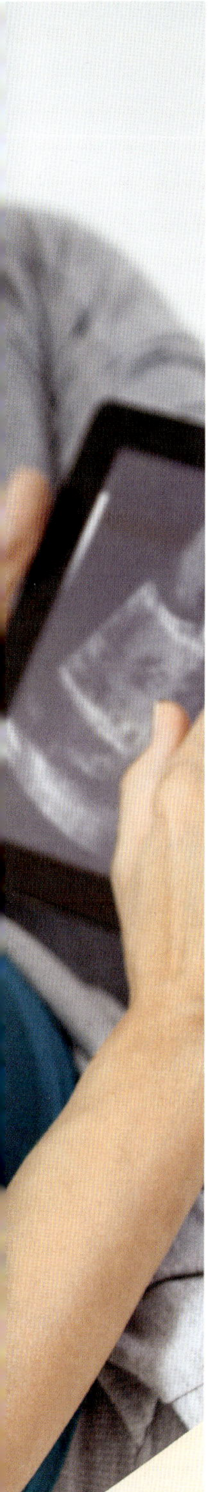

KAPITEL 4

DIE GESUNDHEIT DES MENSCHEN BEGINNT IM MUTTERLEIB

Frauen machen sich während der Schwangerschaft in der Regel sehr viele Gedanken um die Gesundheit des werdenden Kindes – zu Recht, wie uns die Epigenetik lehrt. Denn was Schwangeren während der neun Monate widerfährt und vor allem was die Frauen während dieser Zeit zu sich nehmen und in welchem Maß die schwangerschaftsbedingte Gewichtszunahme erfolgt, all das ist für die Genprogrammierung des heranwachsenden Babys von Bedeutung. Sowohl Unter – als auch Überernährung kann durch die „falsche" Genaktivierung Stoffwechselkrankheiten wie z. B. Diabetes mellitus und Übergewicht im Erwachsenenalter zur Folge haben. Besonders interessant: Auch der Lebensstil der werdenden Väter übt – über die Samenzellen – einen Einfluss auf die Genaktivierung des Babys aus.

BUNTES ERBGEMISCH – EIN NEUES LEBEN ENTSTEHT

Am Anfang steht der Sex, den Frau und Mann miteinander haben. Dabei werden mit dem Samenerguss des Mannes bis zu 400 Millionen Samenzellen in den weiblichen Geschlechtskanal geschleudert. Den beschwerlichen Weg durch den Gebärmutterhals der Frau, hin zur Gebärmutter und dort zu den Eileitern, halten dagegen nur wenige Spermien durch. Aber immerhin sind es normalerweise immer noch mehr als 500 Samenzellen, welche die Chance haben, auf eine befruchtungsfähige Eizelle zu treffen.

Bei Ei- und Samenzellen handelt es sich um zwei ganz besondere Spezies: Ihr Zellkern ist nicht – im Gegensatz zu allen anderen Körperzellen – mit insgesamt 46 Chromosomen (doppelter Chromosomensatz) ausgestattet, sondern sie enthalten jeweils nur einen einfachen Satz, also 23 Chromosomen. Eines dieser Chromosomen, das Geschlechtschromosom, entscheidet darüber, ob das Baby ein Mädchen oder ein Junge sein wird. Im Fall der Eizelle spricht man hier von einem X-Chromosom.

Von den Spermien gibt es zwei Sorten: Eine männliche Samenzelle kann mit einem X- oder einem Y-Chromosom ausgestattet sein, das heißt, es existieren weibliche und männliche Spermien. Je nachdem, welche Art von Spermium das Rennen zur Eizelle für sich entscheidet, entstehen entweder weibliche oder männliche Embryonen. Schafft es eine mit einem X-Chromosom ausgestattete Samenzelle, als Erste bei der begehrten Eizelle „anzudocken“, dann wird das Kind ein Mädchen. Trägt der siegreiche Sprinter hingegen ein Y-Chromosom, dürfen sich die Eltern über einen Jungen freuen. Mit der Verschmelzung von Samen- und Eizelle erhalten die sich entwickelnden Zellen dann den „normalen“ doppelten Chromosomensatz von insgesamt 46 Chromosomen. Dabei stellen beide Geschlechter ihre Erbanlagen eher zufallsbedingt zur Verfügung, die unter anderem auch darüber entscheiden, ob das heranwachsende Kind braune oder grüne Augen haben, im Erwachsenenalter hochgewachsen oder von eher kleiner Statur sein wird und ein sanftes, zurückhaltendes Gemüt haben oder eher anspruchsvoll-fordernd durch die Welt gehen wird. Kurzum: Die Erbanlagen von Mutter und Vater sind von enormem Einfluss auf das Aussehen, die Charaktereigenschaften, die Gesundheit und Lebenserwartung des werdenden Kindes.

Betrachtet man die Vielzahl der biologischen Fehler, die während der Verschmelzung der beiden Chromosomensätze von Ei- und Samenzelle möglicherweise auftreten können, so ist es doch immer wieder ein kleines Wunder, dass die allermeisten Babys gesund und munter geboren werden.

DAS KIND KOMMT GANZ NACH DER MUTTER – ODER DOCH NACH DEM VATER?

Da liegt es nun, das kleine Wesen, und seine Umgebung wird nicht müde, nach Ähnlichkeiten zu suchen und Zuweisungen vorzunehmen, etwa von welchem Elternteil das Näschen oder die Mundpartie des Neugeborenen stammt. Auch während die Kinder heranwachsen, werden immer wieder gern Überlegungen bezüglich ihrer Charaktereigenschaften angestellt: Etwa ob die Mama oder doch der Papa für den „Dickkopf" und andere Eigenwilligkeiten des hoffnungsvollen Nachwuchses verantwortlich ist. Ein gesundes Kind erhält das Erbgut von beiden Eltern zu gleichen Teilen. Das bedeutet, dass von jedem Gen zwei Versionen, eine mütterliche und eine väterliche, vorliegen.

Wer oder was entscheidet nun darüber, welche DNA-Abschnitte zum Zug kommen? Die genomische Prägung, das heißt die Entscheidung darüber, welches der mütterlichen bzw. väterlichen Gene angeschaltet oder stillgelegt wird, beginnt bereits bei der Anlage von Ei- und Samenzellen im Embryo. Dort werden zunächst einmal die meisten der „mitgebrachten" Markierungen gelöscht. Anschließend kommt es zu einer Reprogrammierung. Dabei wird mithilfe epigenetischer Maßnahmen entschieden, welche Gene von Mama und Papa sich durchsetzen dürfen und welche „zugesperrt" werden. Dabei handelt es sich nicht um eine „Nacht-und-Nebel-Aktion", vielmehr läuft diese Maßnahme während der gesamten Schwangerschaft kontinuierlich weiter. Doch sind bei Weitem nicht alle Teile des Erbguts in diesen Prozess miteinbezogen. Man geht derzeit davon aus, dass beim Menschen bei etwa 80 Genen „ausgeknobelt" wird, wer von beiden Eltern denn hier nun wirklich das Sagen hat.

Wie molekularbiologische Untersuchungen ergeben haben, dreht sich der Wettstreit interessanterweise vor allem um solche Gene, die für die Entwicklung des Gehirns von großer Bedeutung sind. So setzen sich anscheinend in bestimmten Hirnregionen, wo es um die geistige Leistungsfähigkeit und die kognitiven Eigenschaften geht, vor allem die mütterlichen Gene durch. Aber auch die Prädisposition (Empfänglichkeit) für Nervenerkrankungen, wie Depressionen, bipolare Störungen oder auch die Alzheimer-Erkrankung, rührt in erster Linie von den mütterlichen Genen her.

Die männlichen Erbanlagen hingegen scheinen in Sachen Wachstum, Entwicklung, Nahrungsaufnahme und Paarung eher das Rennen zu machen. Bei einer kanadischen Untersuchung nahmen Familien mit erwachsenen Kindern an verschiedenen Tests zur Ermittlung der mentalen Leistung teil. Dabei zeigte sich überraschenderweise, dass die Geschwister ähnliche Testergebnisse ablieferten wie ihre Mutter – vor allem dann, wenn die abgefragte Leistung ganz bestimmte Gehirnbereiche beanspruchte, beispielsweise diejenigen, die für das Gedächtnis oder das logische Denken verantwortlich waren.

Ein Tierversuch mit Mäusen, die so gezüchtet wurden, dass sie vorwiegend väterliche oder vorwiegend mütterliche Gene besaßen, brachte das Ergebnis, dass bei Nagern mit der stärkeren väterlichen Prägung vor allem jene Hirnareale gut ausgeprägt waren, die für die Nahrungssuche und das Paarungs- bzw. Kampfverhalten verantwortlich sind. Die von den mütterlichen Genen geprägten Mäuse hatten grundsätzlich ein größeres Gehirn, wobei dessen vordere Regionen, die für die Intelligenz und Problemlösungen sowie für die emotionalen Reaktionen benötigt werden, besonders gut entwickelt waren.

Imprinting: Welche Gene von der Mutter und welche vom Vater setzen sich durch? Frauen deaktivieren häufig jene Gene, die mit Wachstum und extremem Verhalten verbunden werden, während bei Männern oft genau diese Gene besonders aktiv sind.

ZWILLINGE – EINE BESONDERE LAUNE DER NATUR

Der weibliche Organismus ist zu Beginn, bei der Geburt, mit insgesamt rund 400.000 Eizellen ausgestattet. Im Verlauf eines Frauenlebens reifen etwa 400 bis 500 befruchtungsfähige Eizellen heran. Der sogenannte Eisprung bezeichnet den Vorgang, im Rahmen dessen ein befruchtungsfähiges Ei aus dem Eierstock in den Eileiter entlassen wird. Dies geschieht üblicherweise etwa zwei Wochen nach der letzten Regelblutung.

Trifft eine befruchtungsfähige Eizelle auf eine Samenzelle, die den beschwerlichen Weg über die Gebärmutter zum Eileiter erfolgreich passiert hat, dann kann sie befruchtet werden. Gelegentlich geschieht es, dass die Eierstöcke zwei befruchtungsfähige Eizellen gleichzeitig auf den Weg bringen. Werden diese gleichzeitig oder nacheinander von zwei Spermien befruchtet, dann handelt es sich bei den beiden entstehenden Babys um zweieiige Zwillinge.

Da hier zwei verschiedene Ei- und Samenzellen beteiligt sind, ist das Erbgut der beiden Kinder nicht identisch. So können zweieiige Zwillinge beispielsweise verschiedene Geschlechter haben und sich auch in ihrem Aussehen deutlich unterscheiden. Wenn sich jedoch eine bereits befruchtete Eizelle noch einmal teilt, dann entstehen daraus eineiige Zwillinge, zwei kleine Wesen mit identischem Erbgut und natürlich auch (nahezu) identischem Aussehen, mit demselben

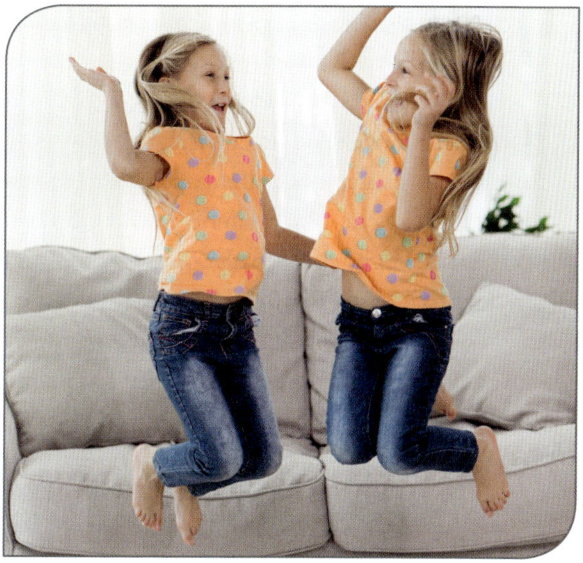

Eineiige Zwillinge – gleiche Gene, unterschiedliche Entwicklung.

Geschlecht und auch vergleichbaren Charaktereigenschaften. Genau das macht es ja Außenstehenden so schwierig, eineiige Zwillinge auseinanderzuhalten – für die Zwillinge selbst immer wieder ein Riesenspaß!

Wie eineiige Zwillinge illustriert zeigen, entscheidet das Erbgut doch nicht über alles. Zwar ist das Erbgut der beiden Frauen oder Männer identisch, trotzdem ist ihr Gesundheitszustand nicht immer vergleichbar: Äußere Einflüsse setzen Markierungen an den Genen und beeinflussen deren Programmierung. Das erklärt, warum beispielsweise ein Zwilling an Diabetes oder Krebs erkrankt und der andere nicht.

NICHT FÜR ZWEI ESSEN

Mit einer Schwangerschaft sehen viele Frauen den Zeitpunkt für gekommen, wo sie ihre bisherigen Essgewohnheiten hinterfragen und sich um eine gesunde Ernährung bemühen – und das ist gut so, denn inzwischen hat die Forschung zahlreiche Belege dafür geliefert, wie immens wichtig die Zufuhr von guter Energie und damit die Auswahl der Lebensmittel, welche die Mutter zu sich nimmt, für das in ihrem Leib heranwachsende Kind ist.

Wobei Frauen grundsätzlich aber nicht „für zwei" essen sollten. Eine Gewichtszunahme zwischen 12 und 16 Kilo während der neun Schwangerschaftsmonate gilt als normal – wenigstens für normalgewichtige Frauen. Bei übergewichtigen Frauen reichen bereits 7 bis 12 Kilo. Denn der Mehrbedarf an Energie (Kilokalorien) liegt ab dem dritten bis vierten Schwangerschaftsmonat bei gerade mal 250 Kilokalorien pro Tag. Und das gilt bis zum Ende der Schwangerschaft. Es ist nicht sehr viel – eine Frau ist etwa mit einem großen Joghurt oder einer Scheibe Brot mit Belag bereits bei diesem Mehrbedarf angelangt.

Besonders wichtig ist neben der Energiezufuhr als solcher jedoch die Qualität der verzehrten Lebensmittel. Insbesondere während der Schwangerschaft ist eine abwechslungsreiche, vollwertige Kost mit viel Gemüse, Obst und gelegentlich Fisch unbedingt anzuraten. Wurstwaren, zu viel Fleisch und Süßes sollten Sie sich nur sehr selten auf den Teller legen. Krasse Hungerkuren dürfen Sie während der Schwangerschaft überhaupt nicht unternehmen, denn dadurch kann (nicht nur) die Entwicklung Ihres Kindes nachteilig beeinflusst werden. Denn beim Fasten oder einer stark kohlenhydratreduzierten Ernährung werden Ketonkörper (z. B. Aceton) in der Leber gebildet. Im Übermaß produziert, können diese Ketone eine schädigende (teratogene) Wirkung auf den heranreifenden Fötus haben, das bedeutet, sie können Fehlbildungen am Ungeborenen hervorrufen.

ACHTUNG GEWICHTSZUNAHME – WORAUF SOLLTEN SCHWANGERE ACHTEN?

Sollten Sie eine Schwangerschaft planen, wäre es wichtig, dass Sie mit einem Normalgewicht dahinein starten. Falls Sie deutlich zu viele Pfunde auf die Waage bringen, wären Sie gut beraten, Ihr Gewicht mit geeigneten Maßnahmen (z. B. Sport, Ernährungsumstellung) zu reduzieren – vor dem Beginn Ihrer Schwangerschaft. Während der Schwangerschaft sollten Sie auch nicht „für zwei" essen, sondern pro Tag lediglich etwa 250 Kilokalorien zusätzlich aufnehmen.

EIN NIEDRIGES GEBURTSGEWICHT ERHÖHT DAS RISIKO DES KINDES FÜR STOFFWECHSELSTÖRUNGEN

Es waren schreckliche Zeiten im Zweiten Weltkrieg, vor allem gegen Ende, im sogenannten Hungerwinter 1944/45 in den Niederlanden, als die deutschen Besatzer die Versorgungswege gekappt hatten und zur Hungersnot auch noch eine schlechte Ernte und eine extreme Kälte hinzukamen. Die Not leidenden Holländer ernährten sich von Kartoffelschalen, Zuckerrüben und aßen vor lauter Hunger sogar Tulpenzwiebeln. Etwa 20.000 Menschen starben in diesem Winter an Unterernährung.

Für eine groß angelegte Untersuchung wurden Mütter ausfindig gemacht, die während dieses Schreckenswinters schwanger waren und mit Untergewicht zu kämpfen hatten. Die Babys dieser Frauen zeigten schon als Neugeborene Auffälligkeiten: Sie waren klein und hatten dementsprechend ein niedriges Geburtsgewicht. Im Erwachsenenalter wurden sie auffallend häufig übergewichtig und bildeten Stoffwechselstörungen aus. Sie litten öfter unter Herz-Kreislauf-Erkrankungen, Diabetes Typ 2 und psychischen Störungen als andere, nicht in diesem Zeitraum geborene Erwachsene. Und das, obwohl sie im Lauf ihres weiteren Lebens reichlich zu essen gehabt hatten. Auch das „tödliche Quartett" – das metabolische Syndrom, eine Erkrankung, bei der mehrere Herz-Kreislauf-Risikofaktoren (Diabetes mellitus Typ 2, Fettstoffwechselstörungen, Übergewicht, Bluthochdruck) zusammentreffen, trat bei den Babys der damaligen Notzeit deutlich öfter auf, als sie längst erwachsen waren.

Der niederländische „Hungerwinter" von 1944/45 gilt als wichtiges epigenetisches Beispiel dafür, wie sich eine mangelnde Energieversorgung der Mutter während der Schwangerschaft auf ihr ungeborenes Kind auswirken kann.

WENN SCHWANGERE HUNGERN, WERDEN GENE DES BABYS UMPROGRAMMIERT

Wenn schwangere Frauen unterernährt sind bzw. sich mangelhaft ernähren, dann kann das offensichtlich weitreichende Konsequenzen für die in ihrem Leib heranwachsenden Kinder haben. Der kindliche Organismus wird auf den Modus „Achtung Hunger – Vorräte zusammenhalten und Energie einsparen!" programmiert. Dadurch steigt vor allem das Risiko für Übergewicht, Fettleibigkeit und Störungen des Fett- und Zuckerstoffwechsels – und das bleibt sogar auch dann so, wenn sich die Betroffenen im Erwachsenenalter normal ernähren. Daraus wird klar ersichtlich, dass die Nahrungsaufnahme der werdenden Mutter während ihrer Schwangerschaft das spätere Leben ihres Kindes im Bereich „Körpergewicht und/oder Stoffwechselstörungen" prägt.

Inzwischen hat eine ganze Reihe weiterer wissenschaftlicher Untersuchungen ergeben, dass eine Unterernährung während der Schwangerschaft das Risiko der Neugeborenen erhöhen kann, in der Zukunft eine Vielzahl von Erkrankungen wie etwa

Fettleibigkeit (Adipositas), Stoffwechselstörungen, Herzerkrankungen, Lungenkrankheiten, Atemwegserkrankungen und Osteoporose auszubilden.

Die Entwicklung des Fötus im Mutterleib gilt als hochsensibel. Eine Unterversorgung mit Nahrung (Energie) kann, je nachdem, welches Organ sich im betreffenden Zeitraum gerade entwickelt, dessen Funktion negativ beeinflussen. Entfalten sich beispielsweise gerade die Bronchien des Ungeborenen, und es wird ihm mangels Nahrungsaufnahme keine oder zu wenig Energie zugeführt, können dadurch Atemwegserkrankungen begünstigt werden. Entwickelt sich beispielsweise gerade das Skelett, dann kann eine Mangelernährung das Risiko des Ungeborenen für eine spätere Osteoporose erhöhen. Man spricht hier von einer „fötalen Programmierung".

Eine kritische Phase, in der die werdende Mutter unbedingt auf eine hochwertige, ausreichende Ernährung achten sollte, ist auch die Zeit rund um die Geburt ihres Kindes herum. Hier sollten Frauen besonders achtsam sein und auch nicht übermäßig viele Kalorien einsparen wollen, denn auch die Tage und Wochen vor und nach seiner Geburt können für die Gesundheit des Säuglings bzw. des späteren Erwachsenen prägend sein. Eine Unterernährung während dieser wichtigen Phase scheint vor allen Dingen die Gefahr einer späteren Störung des Zuckerstoffwechsels mit sich zu bringen. Und ist das Baby erst einmal gesund auf der Welt, dann heißt es natürlich, ebenfalls achtsam zu sein und dafür zu sorgen, dass der kleine Neuankömmling die richtige Nahrung in der richtigen Menge erhält. Diese ersten 1.000 Tage im Leben eines Kindes haben einen besonderen Einfluss auf die gesundheitlichen Risiken, die es trägt – mit den etwaigen Folgen, mit denen es sich später als erwachsener Mensch „herumschlagen" muss.

Eine Schwangerschaft ist ein „sensibles Unternehmen": Bereits im ersten Schwangerschaftsdrittel werden die Organe des Kindes angelegt, in der fünften Schwangerschaftswoche beginnt schon sein Herz zu schlagen. Es schlägt doppelt so schnell wie das der Mutter. Gegen Ende des 4. Monats bilden sich die Reflexe aus, und das Kind wird im Bauch aktiv. Im 7. Monat öffnet das kleine Wesen erstmals seine Augen.

DAS ERBGUT DES KINDES WIRD EPIGENETISCH MARKIERT

Isst die werdende Mutter während der Schwangerschaft nicht richtig bzw. nicht ausreichend, dann fehlen der Kindes-DNA die „Anhängsel". Das hat man bei den Nachkommen der Frauen des Hungerwinters zumindest für bestimmte Gene feststellen können. In diesem Fall wiesen die untersuchten Menschen unter anderem Besonderheiten an einem Gen auf, das beim Körperwachstum eine wichtige Rolle spielt. An diesem Gen hingen deutlich weniger Methylgruppen als an den entsprechenden Genen ihrer (gleichgeschlechtlichen) Geschwister, die zu einem anderen Zeitpunkt geboren wurden.

Es ist bekannt, dass der hiervon betroffene Wachstumsfaktor beispielsweise die Embryonalentwicklung sowie zahlreiche Stoffwechselprozesse im Körper (mit)kontrolliert und unter anderem auch die Aufnahme von Zucker in Fett- und Muskelzellen anregt. Das Fehlen der Methylgruppen an diesem Gen – und andere epigenetische Veränderungen – fördert offensichtlich das Risiko, an den bereits erwähnten Stoffwechselstörungen zu erkranken, wie auch die Ausbildung des im späteren Erwachsenenleben der Betroffenen aufgetretenen Übergewichts.

Frühe epigenetische Markierungen sind meist sehr stabil und lassen sich noch über Jahrzehnte hinweg nachweisen. Bei den holländischen „Hungerwinter-Kindern" waren die Auffälligkeiten der DNA-Methylierungen sogar noch 60 Jahre später feststellbar. Die Veränderungen, die sich in den frühen Lebensphasen vollziehen, können zudem an die Folgegenerationen weitergegeben werden: So brachten die Töchter der Mütter des Hungerwinters 1944/45 wiederum auffallend häufig kleine Babys mit niedrigem Geburtsgewicht zur Welt.

Während der Schwangerschaft ist Hungern ganz und gar nicht angesagt! Wenn Frauen hier zu sehr gegen die normale Gewichtszunahme ankämpfen, schaden sie ihrem Kind, denn seine Gene werden dadurch falsch programmiert – und das kann (schlimme) Folgen haben.

AUCH ÜBERGEWICHTIGE MÜTTER GEBEN EIN SCHLECHTES ERBE WEITER

Das Körpergewicht der Mutter am Beginn und nach ihrer Schwangerschaft ist von grundlegender Bedeutung für deren Verlauf, aber auch für die Gesundheit des Neugeborenen und sein späteres Leben. Problematisch ist in der heutigen Zeit allerdings weniger eine unzureichende Energiezufuhr, das heißt eine Mangelernährung, sondern vielmehr das „Zuviel“ und die zusätzlichen Pfunde ohnehin übergewichtiger Mütter.

In Deutschland ist der Anteil schwangerer Frauen mit Übergewicht an der Gesamtzahl der werdenden Mütter innerhalb der letzten 15 Jahre um etwa 10 Prozent gestiegen. Ist die werdende Mutter übergewichtig, wächst ihr Risiko für Schwangerschaftskomplikationen (z. B. Schwangerschaftsdiabetes) und eine Frühgeburt. Wie eine wissenschaftliche Untersuchung ergab, erhöht eine über das Normalmaß hinausgehende Gewichtszunahme während der ersten Schwangerschaftswochen die Gefahr für die Ausbildung eines Diabetes während der Schwangerschaft um etwa 40 Prozent. Aber auch das Ungeborene bekommt sein „Fett weg“: Es trägt ein wesentlich höheres Risiko für Übergewicht und Stoffwechselstörungen, und das nicht nur im Kindesalter, sondern auch in seinen späteren Erwachsenenjahren.

Kinder fettleibiger (adipöser) Mütter bringen häufig bereits im zarten Alter von zwei bis vier Jahren (deutlich) zu viele Pfunde auf die Waage. Ebenso nimmt das Risiko der betroffenen Kinder, bereits in ihrer Jugend einen Diabetes mellitus (Typ 2, den sogenannten Altersdiabetes, der heute infolge falscher Ernährung und Bewegungsmangel aber auch immer mehr jüngere Menschen „heimsucht“) auszubilden, deutlich zu. Somit steigen auch bei Babys mit einem hohen Geburtsgewicht (mehr als 4.500 Gramm) die Risiken für Übergewicht und spätere Stoffwechselstörungen deutlich an. Im Klartext: Dicksein beginnt bereits während der Schwangerschaft.

Auch eine übermäßige Gewichtszunahme kann dem werdenden Kind schaden und seine Gene in Richtung Übergewicht, Diabetes und Fettstoffwechselstörungen programmieren.

Zusammenfassend lässt sich sagen, dass sowohl eine Unter- als auch eine Überernährung der Mutter zu Fehlprogrammierungen des kindlichen Erbguts führen, die sich nicht nur tief greifend auf das Wohl des Kindes auswirken, sondern auch sein Leben als Erwachsener beeinflussen.

EPIFOOD FÜR SCHWANGERE – WARUM FOLSÄURE SO WICHTIG IST

Es hat sich inzwischen herumgesprochen: Schwangere müssen das B-Vitamin Folsäure unbedingt in ausreichender Menge zu sich nehmen, denn sie brauchen das Wachstumsvitamin dringend für die Vergrößerung ihrer Gebärmutter und die Bildung des Mutterkuchens. Aber nicht nur dazu: Auch der Embryo benötigt größere Mengen an Folsäure für sein Wachstum und seine Entwicklung. Ebenso unverzichtbar ist der Vitalstoff auch für die Blutbildung und den Nervenstoffwechsel von Mutter und Kind. Bei einer unzureichenden Versorgung kann sich das Risiko für Schwangerschaftskomplikationen (z. B. Blutungen, Frühgeburt) erhöhen.

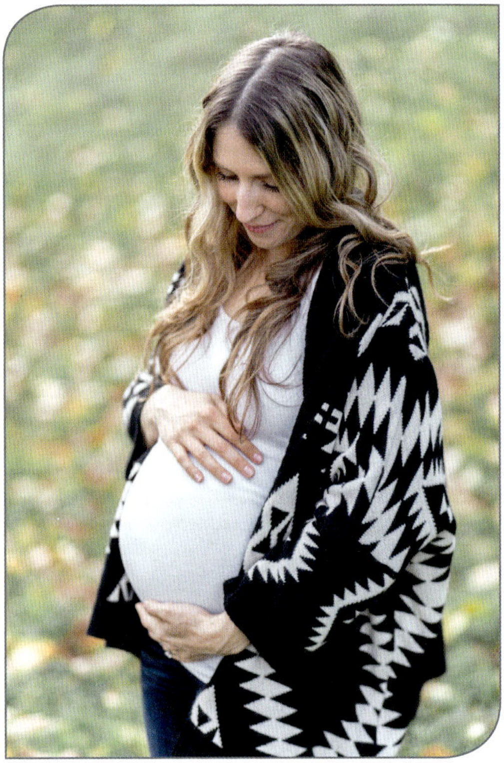

Glückliche Schwangerschaft, glückliches Kind

Aber auch die Gefahr des Babys, schwerwiegende Missbildungen zu erleiden, etwa einen offenen Rücken (*Spina bifida*), nimmt in diesem Fall deutlich zu. Bei einem offenen Rücken liegt ein fehlerhafter Verschluss des sogenannten Neuralrohrs (Vorstufe des zentralen Nervensystems) zugrunde. Wie wissenschaftliche Untersuchungen gezeigt haben, lässt sich das Risiko für diese schwere Fehlbildung durch eine ausreichende Folsäureversorgung der werdenden Mütter um etwa 70 Prozent vermindern. Auch die Gefahr von Herzfehlbildungen verringert sich durch die entsprechende Zufuhr des B-Vitamins – schwangeren Frauen wird in aller Regel die Aufnahme von etwa 600 bis 800 Mikrogramm (1.000 Mikrogramm) Folsäure pro Tag empfohlen. Da diese Menge allein mit der Nahrung nicht zu schaffen ist, empfehlen Gynäkologen ihren Patientinnen, auf die „sichere Seite" zu gehen und das B-Vitamin in Form eines Nahrungsergänzungspräparats (Tabletten oder Kapseln) einzunehmen.

Da sich das Neuralrohr des Embryos allerdings bereits in den ersten paar Wochen nach der Befruchtung schließt, müssen die werdenden Mütter unbedingt frühzeitig auf eine ausreichende Folsäureversorgung achten – allerdings wissen viele Frauen zu diesem Zeitpunkt überhaupt noch gar nicht, dass sie ein Kind erwarten. Daher sollten sie schon bei der Planung einer Schwangerschaft auch an diesen wichtigen Schutzstoff denken. Folsäure ist für Schwangere auch aus epigenetischer Sicht wesentlich, denn das Vitamin liefert wichtige Anhängsel (Methylgruppen) für die DNA – wobei eben gerade das mangelnde Vorhandensein dieser Strukturen mit Neuralrohrdefekten der Embryonen in Verbindung gebracht wird. Im Rahmen einer wissenschaftlichen Studie untersuchten die Forscher die Gene von 120 Müttern und deren etwa eineinhalbjähriger Kinder hinsichtlich ihrer Folsäureversorgung. Es zeigte sich, dass die DNA der Kinder von Frauen, die zum Zeitpunkt der Befruchtung/Beginn ihrer Schwangerschaft keine Folsäure aufgenommen hatten, an bestimmten Abschnitten weniger Methylgruppen aufwies. Dagegen war bei den Kindern der Frauen, die sich bereits zu diesem frühen Zeitpunkt der Schwangerschaft ausreichend mit Folsäure versorgt hatten, eine etwa 4,5-fach höhere Methylierung eines bestimmten Gens (IGF2 = *Insulin-like Growth Factor 2 Gene*) festzustellen.

Dieser spezielle DNA-Abschnitt hat großen Einfluss auf die Regulation des Wachstums und der Entwicklung des heranreifenden Fötus. Fehlen die Methyl-Anhängsel am IGF2, kann das für die Gesundheit des Kindes bzw. des späteren Erwachsenen problematisch werden, unter anderem soll es mit Wachstumsstörungen in

Zusammenhang stehen. Aber auch ein „Überschuss“ von Methylgruppen speziell an diesem Gen wirkt sich ungünstig aus, denn zu viele solche Anhängsel werden von den Forschern mit bestimmten Krebserkrankungen in Verbindung gebracht. Übrigens: Daten aus neueren Untersuchungen weisen darauf hin, dass auch die werdenden Väter ausreichend mit Folsäure versorgt sein sollten – möglicherweise beeinflusst das Vitamin die epigenetischen Markierungen der Spermien.

Die frühzeitige (!) ausreichende Zufuhr von Folsäure während der Schwangerschaft hat für Mutter und Kind eine wesentliche Bedeutung. Allerdings ist eine längerfristige übermäßig hohe Gabe (800 bis 1.000 Milligramm pro Tag) unter dem Aspekt der Epigenetik durchaus kritisch zu sehen. Dosierungen von bis zu 600 Milligramm Folsäure pro Tag können an sich ausreichen. Bevor also eine werdende Mutter während ihrer Schwangerschaft Folsäure „routinemäßig“ über längere Zeit in hohen Dosen einnimmt, sollte sie besser ihren Folsäurestatus bzw. die Anreicherung des B-Vitamins in ihrem Blut bestimmen lassen, um dann bei der Einnahme ganz gezielt vorgehen zu können und so den größtmöglichen Nutzen für sich und ihr Kind zu erhalten.

DAS COACHING DES FRÜHKINDLICHEN ERBGUTS

Auch eine gute Versorgung mit Vitamin B_{12} ist während der Schwangerschaft wichtig. Dieser Mikronährstoff ist ein richtiger „Booster“ für die Zellneubildung, das Wachstum und die Blutbildung und wirkt hier als Ergänzung zur Folsäure. Auch Fett- und Eiweißstoffwechsel funktionieren nur dann gut, wenn genug von diesem Vitamin in der Blutbahn umläuft. Mangelernährte Menschen sind oft blass, müde, nervös und abgeschlagen – das kann wirklich keine Schwangere gebrauchen. Vitamin B_{12} ist aber auch für die Versorgung der Kindes-DNA mit Methylgruppen wichtig. Wie bereits in Kapitel 2 (auf S. 39) erwähnt, hilft dieser Mikronährstoff bei der Anlieferung und beim „Ankleben“ der DNA-Anhängsel. Auch andere B-Vitamine wie beispielsweise Niacin, Biotin oder auch die Pantothensäure spielen bei der epigenetischen Programmierung eine wichtige Rolle, sie sind vor allem an der Markierung der Histone mitbeteiligt.

In diesem Zusammenhang erwähnenswert ist auch die Aminosäure Methionin, die wertvolle Methylgruppen für die Programmierung des kindlichen Erbguts liefert. Aber nicht nur das – die Aminosäure stellt diese Methylgruppen auch für die Herstellung von Cholin zur Verfügung, womit wir beim nächsten Vertreter des „Schwangeren-Epifoods" angelangt sind. Wer erinnert sich nicht an den cholinhaltigen Lebertran, der zwar unangenehm roch und schmeckte, jedoch – gemäß den intensiven mütterlichen Bemühungen, uns diese Medizin zu verabreichen – für unsere kindliche Entwicklung wichtig sein musste? Tatsächlich hat dieser vitaminähnliche Stoff – er ist unter anderem Bestandteil des bekannteren Lecithins – große Bedeutung für den Nervenstoffwechsel. Der Nährstoff wird als „Baumaterial" für die Nervenzellen benötigt und ist für die Entwicklung des kindlichen Gehirns und die Merkfähigkeit (das Gedächtnis) im späteren Leben sehr wesentlich. Schwangere Frauen haben einen erhöhten Cholinbedarf, in dieser Zeit reicht die Eigenproduktion des Körpers nicht unbedingt aus. Ein Cholinmangel kann das Risiko für Fehlbildungen (z. B. Lippen-Kiefer-Gaumenspalte, Neuralrohrdefekte) und Schwangerschaftskomplikationen (z. B. Präeklampsie = „Schwangerschaftsvergiftung") erhöhen. Umgekehrt ergab eine Untersuchung mit etwa 900 Frauen, dass sich das Risiko für eine Spina bifida, einen „offenen Rücken" des Neugeborenen, durch eine ausreichende Cholinversorgung deutlich, und zwar um bis zu 70 Prozent (!), mindern lässt. Im Tierversuch zeigte sich ein Zusammenhang zwischen einer Verminderung der Cholinversorgung des Muttertiers während der Entwicklungsphase ihres Embryos und der „Absperrung" bestimmter Gene. So wurde beispielsweise ein wesentliches Gen, das im Gehirn wichtige Schutzmoleküle für die Nervenzellen herstellt, stillgelegt.

Auch mit bestimmten Spurenelementen wie etwa Eisen und/oder Zink sieht es in der durchschnittlichen Ernährung schwangerer Frauen kritisch aus. Beide Spurenelemente sind jedoch für die Gesundheit einer Schwangeren und die normale Entwicklung ihres Ungeborenen absolut unverzichtbar. Ein Eisenmangel kann – insbesondere wenn er sich gegen Ende der Schwangerschaft einstellt – auf epigenetischem Weg den Fettstoffwechsel in der Leber negativ beeinflussen. Wie ich bereits ausgeführt habe, ist auch das Zink im Orchester der Epigenetik ein wichtiges Instrument. Stoffwechsel, Wachstum und Reifung ihrer Geschlechtsorgane sowie die Entwicklung der Plazenta „kosten" die werdende Mutter Zink, das ihrem Organismus entzogen wird. Wie eine Studie ergab, erhöht sich durch einen Zinkmangel auch das Risiko für ein (zu) niedriges Geburtsgewicht des Babys.

Wenn Sie häufig erkältet, müde und/oder antriebslos sind, unter Konzentrationsstörungen leiden und/oder eine schlechte Haut und Haarstruktur haben, kann dem ein Vitalstoffmangel zugrunde liegen. Hier kann eine Blutuntersuchung, bei der die Konzentrationen an Vitaminen, Mineralstoffen und Spurenelementen ermittelt werden, weiterhelfen. Zu geringe Spiegel lassen sich dann mithilfe der entsprechenden Lebensmittel und gegebenenfalls durch die Einnahme von Supplementen (Nahrungsergänzungsmittel) ausgleichen.

OMEGA-3-FETTSÄUREN SIND WICHTIGE SIGNALGEBER

Und schließlich sind auch die Omega-3-Fettsäuren (DHA, EPA), wie sie beispielsweise vermehrt in Kaltwasserfischen oder bestimmten pflanzlichen Ölen stecken, für Mutter und Kind wichtig. Der Fötus versorgt sich mit den wertvollen Fetten über die Plazenta („Mutterkuchen") seiner Mutter. Die gesunden Fettsäuren werden – wie auch das Cholin – als Baumaterial für die kindlichen Nervenzellen, die Ausprägung der kindlichen Intelligenz und die Entwicklung der allgemeinen geistigen Leistungsfähigkeit sowie gesunder Augen benötigt. Wissenschaftliche Studien haben erbracht, dass die ungeborenen Kinder in Sachen Feinmotorik, Koordination und Sprachentwicklung, aber auch für ihre Sehschärfe von den Omega-3-Fettsäuren profitieren können.

Schwangeren Frauen wird der Verzehr von zwei Portionen (Kaltwasser-)Fisch pro Woche empfohlen. Man geht mittlerweile davon aus, dass Omega-3-Fettsäuren ebenfalls an der frühkindlichen Programmierung beteiligt sind, selbst wenn wir derzeit noch nicht im Einzelnen wissen, welche Markierungen am Erbgut sie verursachen.

Untersuchungen weisen darauf hin, dass bei einer guten Versorgung der werdenden Mutter mit den wertvollen Fetten deren eigenes Risiko für eine Frühgeburt sowie das Risiko ihres Kindes für Asthma und andere Atemwegserkrankungen sinkt. Laut einer Studie mit 695 Kindern waren diejenigen, deren Mütter während ihrer Schwangerschaft ausreichend Omega-3-Fettsäuren zu sich genommen hatten, auffallend seltener von Asthma betroffen als die Kinder der Mütter, die während der Schwangerschaft statt der Fette Placebokapseln erhalten hatten.

Nicht jeder Fisch ist „automatisch" auch eine gute Quelle für Omega-3-Fettsäuren. Beim Fisch sollten Sie unbedingt auf Frische und Herkunft achten. Unter den Kaltwasserfischen eignet sich der Hering ausgezeichnet als Lieferant von Omega-3-Fettsäuren, da er im Allgemeinen weniger stark mit Giften (z. B. Schwermetallen) belastet ist als etwa der Thunfisch. Auch mit Lachs und Makrele (Herkunft beachten!) lässt sich ein Teil des Bedarfs an Omega-3-Fettsäuren decken. Schwangere sollten jedoch keinen rohen Fisch (also kein Sushi), keinen geräucherten Fisch und auch keine zu salzigen Produkte (z. B. eingelegten Brathering) essen. Die wertvollen Omega-3-Fettsäuren stecken übrigens auch in einigen Pflanzenölen, etwa in Lein-, Walnuss- und Rapsöl.

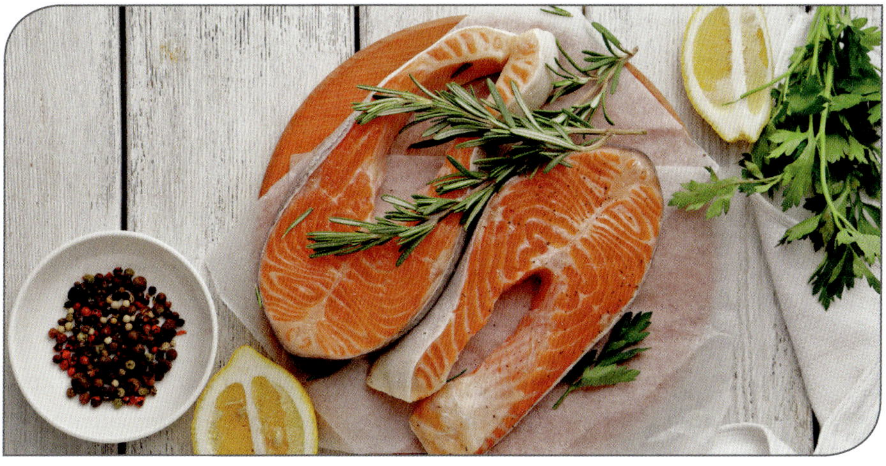

Lachs ist ein guter Lieferant für Omega-3-Fettsäuren.

EPIGENETISCHE UMPROGRAMMIERUNG: SCHLANK UND GESUND STATT DICK UND KRANK

Fragen wir uns nun, welchen Nutzen es hat, wenn wir Lebensmittel mit epigenetisch relevanten Nährstoffen auf unseren Speisezettel setzen und sie in unseren Tagesablauf integrieren? Leider lassen sich hier noch kaum Humanstudien mit schwangeren Frauen anführen, obwohl die enorme Bedeutung dieser Nährstoffe – wie oben ausführlich dargelegt – unstreitig und bekannt ist. Vom ethischen Standpunkt aus dürfte es jedoch auch problematisch sein, vergleichende Untersuchungen mit werdenden Müttern durchzuführen.

Allerdings sind in diesem Zusammenhang die Studien des amerikanischen Forschers Randy Jirtle interessant, die er 2007 durchführte. Der Professor für Epigenetik an der University of North Carolina, Raleigh, hatte trächtigen Mäusinnen Mahlzeiten serviert, die Folsäure, Vitamin B_{12}, Cholin und Betain enthielten. Die Mäusefrauen, die er als Kontrollgruppe für seine wissenschaftlichen Experimente ausgewählt hatte, waren besonders leidgeplagt: Aufgrund ihres speziellen Agouti-Gens, das auch ihre Fellfarbe (in diesem Fall Gelb) bestimmte, waren sie überaus gefräßig, kaum satt zu bekommen, folglich also dick und anfällig für Diabetes Typ 2 und Krebs. Die Kinder der Mäusemütter, welche die mit den epigenetisch wirksamen Vitalstoffen angereicherte Nahrung erhalten hatten, waren und blieben hingegen schlank und gesund, sie hatten auch ein braunes Fell, waren einfach vitaler. Die Nachkommen der fetten gelben Mäusinnen, die ihre Schwangerschaft ohne feine Spezialnahrung hatten hinter sich bringen müssen, waren dagegen gelb und dick wie ihre Mütter und wurden ebenfalls krank.

Die hochwertige Methylgruppen liefernde Spezialnahrung hatte dafür gesorgt, dass das spezifische krank machende Gen durch das Anhängen der Methylgruppen an die DNA „abgeschaltet" wurde. Tatsächlich hat das Forscherteam um Prof. Jirtle nachweisen können, dass bei den schlanken und gesunden Mäusekindern mit braunem Fell mehr Methylgruppen an dem betreffenden Gen hingen als bei den dicken, kranken Mäusen mit dem gelben Fell.

Achten Sie während Ihrer Schwangerschaft auf eine abwechslungsreiche und gesunde Ernährung mit einem hohen Anteil an Gemüse und zuckerarmen Früchten (z. B. Beeren, falls saisonal verfügbar; säuerliche Äpfel, Papayas, Birnen, Aprikosen, Kiwis). Bei Fleisch und Fisch sollten Sie auf Qualität setzen: Kaufen Sie Fleisch von Tieren, die artgerecht bzw. biologisch aufgezogen wurden, das heißt ohne Antibiotika und Wachstumsförderer. Meiden Sie zu salzige Fleischprodukte (z. B. Schinken) so gut Sie können, und machen Sie wegen der möglichen Infektionsgefahr einen großen Bogen um nicht vollständig durchgegartes Fleisch. Auch Vollwertgetreide sind wichtig: beispielsweise in Form ungesüßter (kein Kristallzucker!) Müslis oder vollwertiger Biobrote. Und schließlich darf auch die Eiweißzufuhr (Milch, Milchprodukte, Hülsenfrüchte) nicht zu kurz kommen – Rohmilchkäse sind jedoch tabu!

BLOSS NICHT ZU VIEL PLASTIK – SCHON GAR NICHT WÄHREND DER SCHWANGERSCHAFT

Plastik „genießt“ inzwischen einen mehr als zweifelhaften Ruf. So praktisch Wegwerfgeschirr, leichte Textilien mit Kunststoffanteil oder Plastiktüten & Co. auch sein mögen, so problematisch ist das Material inzwischen für unsere Umwelt geworden. Große Strudel aus Plastikmüll treiben in den Ozeanen umher. Doch schädigen Kunststoffe nicht nur unsere Umwelt, sondern beeinträchtigen auch ganz unmittelbar unsere persönliche Gesundheit – die natürlich obendrein auch noch von der Beschaffenheit unserer Umgebung abhängt.

Besonders problematisch sind hier chemische Stoffe wie Bisphenol A und Phthalate, sogenannte Weichmacher, die in Lacken, Farben und Klebstoffen, aber eben auch in Kassenbons (Thermopapier), Plastikflaschen, Lebensmittelverpackungen und Konservendosen enthalten sind. In ihrer Struktur ähneln diese giftigen Fremdstoffe (Xenoestrogene, Umwelthormone) den körpereigenen Hormonen und entfalten im Körper estrogenartige Wirkungen. So stehen sie etwa im Verdacht, für die Ausbildung von Fruchtbarkeitsstörungen, Krebs- sowie Herz-Kreislauf-Erkrankungen und der Anhäufung von Übergewicht (mindestens) mitverantwortlich zu sein.

Die Epigenetikforschung hat gezeigt, dass Bisphenol A das Anhängen von Methylgruppen an die DNA in auffälligem Ausmaß verhindert. Dadurch können Gene abgelesen und umgesetzt werden, die normalerweise „zugesperrt“ blieben. Tierversuche ergaben, dass dem Umweltgift ausgesetzte Nager dick und krank wurden. Die Geschlechtsreife der Tiere nahm einen abweichenden Verlauf, zudem wurden bei ihnen krankhafte Veränderungen an Nieren und Geschlechtsorganen festgestellt. Diese ließen sich sogar bis in die vierte Generation nachweisen. Darüber hinaus konnten die Forscher zeigen, dass Hunderte von DNA-Stellen in den Spermien der heranwachsenden Tiere epigenetisch verändert waren. Also traten auch hier Fehlprogrammierungen des Erbguts auf, wie sie für die nachfolgenden Generationen von Bedeutung sein können.

Verzichten Sie – vor allem während Ihrer Schwangerschaft – möglichst ganz auf Wasser und Säfte etc. aus Plastikflaschen, Dosenware und auf in Kunststoff eingeschweißte Lebensmittel. Da die in diesen Verpackungen enthaltenen Weichmacher fettlöslich sind, können sie besonders leicht aus der Plastikhülle in fetthaltige Produkte (z. B. Käse, Wurst) abgegeben werden. Aber auch in Mineralwasser, das in Plastikflaschen (vor allem aus dünnem „Weichplastik“) abgefüllt war, ließen sich die hormonähnlich wirkenden Umweltgifte bereits nachweisen. Glas ist hier in jedem Fall die bessere Alternative. Das gilt im Übrigen auch für Milch und Milchprodukte wie beispielsweise Joghurt. Auch um Dosenware sollten Sie einen Bogen machen, da die Kunststoffüberzüge der Blechbehälter gesundheitsschädliche Stoffe (etwa Bisphenol A) enthalten können, die ebenfalls in die Lebensmittel übertreten können.

ADHS – EPIGENETISCH BEDINGT DURCH JUNK-FOOD WÄHREND DER SCHWANGERSCHAFT?

Aus der Reihe tanzen, nicht still sitzen können, Konzentrationsstörungen und Lernschwierigkeiten – das sind die typischen Begleiterscheinungen eines Phänomens, das unter dem Namen „Aufmerksamkeitsdefizit-Hyperaktivitätssyndrom“ oder auch „Zappelphilipp-Syndrom“ bekannt ist. Hierzulande leiden etwa 15.000 Kinder und

Jugendliche im Alter von 3 bis 17 Jahren unter dieser psychiatrischen Erkrankung. Bei Jungen tritt sie etwa drei- bis fünfmal häufiger auf als bei Mädchen. Obwohl sich das Erscheinungsbild der Krankheit schon sehr früh ausprägt, wird sie oft erst zu Beginn oder während der Schulzeit diagnostiziert. Bei etwa 60 Prozent der betroffenen Mädchen und Jungen zieht sich die Erkrankung auch ins Erwachsenenalter hinein.

Wer hätte gedacht, dass die Ernährung der Mutter während ihrer Schwangerschaft möglicherweise schon die Weichen für diese Verhaltensauffälligkeiten stellt? Wenn werdende Mütter gerne und häufig in die Chipstüte greifen, fette Soßen lieben und/oder echte „Süßschnäbel" sind, kann das fatale Folgen für das in ihrem Leib heranreifende Kind haben: Fast Food, Fertiggerichte, Kuchen und Co. befriedigen nicht nur die speziellen Essensvorlieben mancher Schwangeren, sondern „reagieren" auch mit dem Erbgut des Babys. Das hat eine gerade erst veröffentlichte britische Studie ergeben. In dieser Untersuchung verglichen die Forscher rund 80 verhaltensauffällige Kleinkinder und als Kontrollgruppe etwa die gleiche Anzahl von Kleinkindern mit normalem Verhalten. Die Wissenschaftler hatten dabei ein bestimmtes Gen im Visier, das bei der Embryonalentwicklung eine Hauptrolle spielt. Dieser spezielle DNA-Abschnitt codiert einen insulinähnlichen Wachstumsfaktor, der das Wachstum und die Entwicklung – vor allem auch des kindlichen Gehirns – bereits im Mutterleib steuert. Darüber hinaus erfüllt dieses Protein noch weitere wichtige Aufgaben: So ist es unter anderem an der Entwicklung einer guten Merkfähigkeit (Gedächtnisleistung) – und damit auch am Lernerfolg – mitbeteiligt und außerdem für die Energieversorgung der Körperzellen wichtig. Denn der Zucker wird auch mithilfe dieses insulinähnlichen Proteins (nicht nur vom Insulin selbst) in die Fett- und Muskelzellen transportiert. In der besagten Untersuchung stellte sich nun etwas Hochinteressantes heraus: Bei den verhaltensgestörten Kindern hing eine deutlich größere Anzahl von Methylgruppen an diesem zentral bedeutenden Gen als bei den „Vergleichskindern". Infolge dieser verstärkten „Methylierung" der DNA kann die Information, die „Botschaft" dieses Gens nicht oder nur unzureichend abgelesen werden. Als Konsequenz, so die Schlussfolgerung der Forscher, entwickelt sich das kindliche Gehirn dann entsprechend schlechter, was zum ADHS beitragen kann.

Das „Anhängen" zu vieler Methylgruppen an die DNA geschieht bereits während der Schwangerschaft und wird durch eine schlechte Ernährung der Mutter (z. B. Transfettsäuren, Zucker aus stark verarbeiteten Lebensmitteln etc.) begünstigt. Schwangere sollten daher solche Nahrungsmittel lieber völlig meiden oder deren Konsum wenigstens stark einschränken.

Verzichten Sie um Ihrer eigenen Gesundheit, aber vor allem auch um der Ihres Babys willen, auf Fast Food, fette Soßen und Knabberzeug. Halten Sie sich möglichst auch bei Gummibärchen & Co. zurück. Hin und wieder ein Stückchen Schokolade oder mal ein Stück Kuchen kann Ihnen vermutlich nichts schaden – Sie sollten aber auch dabei maßhalten.

STRESS WÄHREND DER SCHWANGERSCHAFT – MITGEFANGEN, MITGEHANGEN

Unglückliche Mutter – unglückliches Kind? Zweifellos nimmt das in ihrem Leib heranwachsende Baby Anteil daran, ob die Mutter unbeschwert und ausgeglichen oder aber gestresst, unglücklich oder gar psychisch schwer belastet ist. Aus der Hirnforschung weiß man schon seit Langem, dass die Mama mit ihrem Kleinen auch einen intensiven Gefühlsaustausch unterhält.

Es ist bekannt, dass vorgeburtlicher Stress das Risiko der Kinder für Depressionen und psychische Störungen im späteren Erwachsenenalter in beträchtlichem Maße erhöhen kann. So haben Forscher bei ihren Untersuchungen unter anderem nachteilige Veränderungen am Hippocampus des Gehirns betroffener Kinder beobachtet. Dieser Teil des Gehirns wird als „Tor zum Gedächtnis" bezeichnet, da die Region für Lernvorgänge und die Merkfähigkeit bzw. Gedächtnisleistung besonders wichtig ist. Somit galten Stress und ausgeprägte Sorgen der Mutter während der Schwangerschaft in der Vergangenheit als uneingeschränkt negativ. Aber stimmt das auch wirklich? Hier lässt eine neue, erst kürzlich veröffentlichte Untersuchung aufhorchen. Möglicherweise werden im Mutterleib durch solche Belastungen

Schutzmechanismen beim Fötus aktiviert, die dem Kind und späteren Erwachsenen einen besseren Umgang mit Stress, das heißt eine höhere Stressresilienz, ermöglichen. An dieser Studie, die vom Schweizerischer Nationalfonds gefördert wurde, nahmen 100 Schwangere teil. Die Forscher ermittelten den Spiegel des Stresshormons Cortisol im Speichel der werdenden Mütter und ließen sie im Rahmen einer Befragung (Fragebogen) belastende Ereignisse notieren. Zusätzlich wurde später bei 39 der neugeborenen Kinder dieser Mütter das Nabelschnurblut auf mögliche epigenetische Veränderungen untersucht.

Mit einem erstaunlichen Ergebnis: Das für die Bereitstellung des „Kuschelhormons" Oxytocin zuständige Gen war bei den Kindern der gestressten Mütter in höherem Maß aktiv. DNA-Anhängsel (Methylgruppen) waren an diesem Gen in geringerem Maß vorhanden – dadurch war es besser zugänglich und es konnten mehr „Empfangsstellen" (Rezeptoren) für das Hormon gebildet werden. Oxytocin fördert nicht nur die Bindung zwischen der Mutter und ihrem Kind, sondern ist auch für dessen spätere zwischenmenschliche Beziehungen von enormer Bedeutung. Das Hormon gilt auch als wichtig für die Stress- und Frustbewältigung. (Erinnern Sie sich in diesem Zusammenhang an meine Geschichte von den Rattenmüttern? Siehe S. 52f.)

Nicht immer können Frauen während ihrer Schwangerschaft psychische Belastungen vermeiden, denn vieles – wie etwa Schicksalsschläge in der Familie – geschieht ja ohne unser Zutun. Wenn Sie ein Kind erwarten, sollten Sie versuchen, „Entspannungsinseln" in Ihren Alltag einzubauen, kleine Oasen des Zu-sich-Zurückfindens, um Stress, Frust und negative Gedanken loszuwerden und sich zu erholen. Das kann beispielsweise ein entlastendes Gespräch mit einer Freundin, ein Spaziergang in der Natur oder auch ein wohlduftendes Entspannungsbad sein. Hadern Sie nicht mit sich und machen Sie sich wegen irgendwelcher schlimmer oder trauriger Erlebnisse während Ihrer Schwangerschaft nicht verrückt. Das würde Sie nur zusätzlich belasten, und dabei ist es – wie oben ausgeführt – nicht auszuschließen, dass Schwierigkeiten und Kummer (das heißt Stress) während der Schwangerschaft auch auf das ungeborene Kind einen negativen Einfluss haben können.

Die Forscher schlossen aus diesem Ergebnis ihrer Untersuchung, dass Kinder durch vorgeburtliche Belastungen im Mutterleib in ihrem späteren Leben eventuell sogar belastbarer und stressresistenter sein könnten. Um das aber wirklich bestätigen zu können, bräuchten wir hierzu jedoch zusätzliche und ausführliche Untersuchungen, die einen längeren Zeitraum umfassen. Außerdem muss man bedenken, dass das Oxytocin auch eine „dunkle Seite" hat: Es wird nicht nur bei Liebes- und Glücksgefühlen vermehrt ausgeschüttet, sondern auch wenn schmerzhafte Erinnerungen hochsteigen, wobei das Hormon im letztgenannten Fall Angstzustände mitauslösen kann.

EIN WAHRHAFT EINSCHNEIDENDES EREIGNIS: DER KAISERSCHNITT BLOCKIERT GENE

In unserer schönen neuen Planungswelt hat mittlerweile auch die Geburt eines Kindes durch Kaiserschnitt größere Bedeutung erlangt. So erblickten im Jahr 1995 knapp 20 Prozent der Neugeborenen per Bauchoperation das Licht der Welt, während 2014 bereits rund 32 Prozent aller Geburten mit einem Kaiserschnitt vorgenommen wurden. Während dieser Eingriff in früheren Zeiten nur dann erfolgte, wenn in der Schwangerschaft bzw. während der Geburt Komplikationen auftraten, sind inzwischen „Wunschkaiserschnitte" Mode geworden, die sowohl die Organisation des Klinikalltags erleichtern als auch dem Wunsch vieler werdender Mütter nach der Vermeidung von Geburtsschmerzen Rechnung tragen. Doch leider bleibt das nicht immer ohne Folgen.

Hierzulande kommt inzwischen fast jedes dritte Kind per Bauchoperation zur Welt – dadurch gehört Deutschland zu den Ländern mit den höchsten Kaiserschnittraten. Von einer leichtfertigen Entscheidung für diese Form der Geburt – ich meine damit ohne Vorliegen einer medizinischen Indikation – ist allerdings aus verschiedenen Gründen abzuraten. Erstens ist der Kaiserschnitt ein operativer Eingriff mit allen bekannten Risiken, die eine Operation mit sich bringen kann (Narkose etc.). Weiterhin sollte sich inzwischen herumgesprochen haben, wie wichtig die natürliche Geburt für die Darmbesiedlung und damit für die Gesundheit, vor allem für das

Immunsystem des Neugeborenen ist: Bei einer natürlichen Geburt kommt das Baby mit den Keimen der Vaginalflora seiner Mutter in Berührung (es wird „kontaminiert"), was als erster wichtiger Prägungsschritt für den bis dahin keimfreien Darm des Kindes gilt. Zusätzlich sollten jetzt noch die Aspekte der Epigenetik miteinbezogen werden: Im Rahmen einer in Schweden durchgeführten Studie untersuchte das Forscherteam die DNA der weißen Blutkörperchen im Nabelschnurblut von 18 Kaiserschnitt-Kindern wie auch die entsprechende DNA von 25 auf natürlichem Weg geborenen Babys. Das Ergebnis war verblüffend: Der Vergleich ergab eine rund 20 Prozent höhere Methylierung der DNA bei den Kaiserschnitt-Kindern.

Allem Anschein nach ist davon auszugehen, dass bei Kaiserschnittkindern viel mehr Gene stillgelegt sind als bei Kindern, die durch eine normale Geburt zur Welt kommen. Insgesamt entdeckten die Wissenschaftler bei 350 DNA-Abschnitten Unterschiede bezüglich der „Methyl-Anhängsel". Davon betroffen waren auch solche Gene, die für das Immunsystem bzw. den Körperstoffwechsel von Bedeutung sind. Etwa drei bis fünf Tage nach der Geburt hatten sich die Unterschiede bei den Methylierungsraten zwischen den Kaiserschnittkindern und den normal geborenen Babys allerdings wieder ausgeglichen. Die Verzögerung der normalen Methylierung in diesem so wichtigen Zeitfenster wird als Hinweis auf eine stressbedingte Benachteiligung der Kaiserschnitt-Kinder gewertet. Offensichtlich hat die Art der Geburt eines Kindes großen Einfluss auf die während seiner ersten Lebenstage betätigten „epigenetischen Schalter". Dieser Aspekt dürfte eine Rolle dabei spielen, dass Kaiserschnittkinder – rein statistisch betrachtet – tatsächlich häufiger an Asthma, Allergien, Übergewicht, Autoimmunstörungen (unter anderem Diabetes mellitus Typ 1) oder Leukämie leiden. Auf weitere Forschungsergebnisse in diesem Bereich dürfen wir sicher gespannt sein.

Wenn ein Baby per Kaiserschnitt auf die Welt gekommen ist, kann es sinnvoll sein, das Kleine bei seinem Eintritt in unsere „Keimwelt" durch die zusätzliche Gabe „guter Darmkeime" zu unterstützen.

KÜNSTLICHE BEFRUCHTUNG – DEM LEBEN „AUF DIE SPRÜNGE" HELFEN

Nicht immer klappt es so ohne Weiteres mit der sehnlichst herbeigewünschten Schwangerschaft: In Deutschland sind etwa zwei Millionen Paare ungewollt kinderlos – das ist für die Betroffenen nicht nur tragisch, sondern stellt meist auch eine große Belastung für ihre Beziehung dar. Die Fragen und die Suche nach dem Warum können zermürbend sein, und in etwa einem Drittel aller Fälle lässt sich bei keinem der Partner eine organische Ursache feststellen.

Der Fortschritt der modernen Reproduktionsmedizin ermöglicht vieles: Bereits vor knapp 40 Jahren wurde in England das erste Baby geboren, das nicht im Rahmen einer natürlichen Befruchtung im Mutterleib, sondern im Labor gezeugt wurde. Inzwischen werden in Deutschland jährlich etwa 80.000 solcher In-vitro-Fertilisationen durchgeführt. Hierbei ist das Risiko für Fehlbildungen sowie untergewichtige Neugeborene im Vergleich zu auf natürliche Weise gezeugten Kindern erhöht.

Bei der Verschmelzung von Ei- und Samenzelle im Reagenzglas sind auch potenziell wirksame epigenetische Aspekte zu berücksichtigen. Interessanterweise scheint hier bereits die Nährlösung, worin Ei- und Samenzellen gelagert werden, für die Markierungen der embryonalen DNA von Bedeutung zu sein. Auch nach der künstlichen Befruchtung wird die (befruchtete) Eizelle zunächst noch einige Tage lang im Labor in einer künstlichen Nährlösung gehalten und nicht wie im Mutterleib durch ein „Naturgemisch" mit Nähr- und Signalstoffen versorgt. Tierversuche haben ergeben, dass die DNA-Schalter infolge einer künstlichen Befruchtung verändert sein können.

AUCH WENN DIE KÜNSTLICHE BEFRUCHTUNG GEKLAPPT HAT, IST NICHT IMMER ALLES BESTENS

Besonders kritisch scheint das „korrekte" Anschalten und Stilllegen bei den doppelt (von Mutter und Vater) vererbten Genen zu sein. Da ja meist nur eines der beiden Gene benötigt wird, muss das andere nach der Befruchtung abgeschaltet werden.

Dieser Vorgang scheint bei der In-vitro-Fertilisation störanfälliger zu sein als bei der natürlichen Befruchtung, und so kommt es vor, dass irrigerweise die Gene beider Eltern aktiviert werden. Das kann weitreichende gesundheitliche Konsequenzen für das betreffende Kind haben.

So haben dänische Forscher in ihrer Studie etwa 6.000 Kinder, die durch eine künstliche Befruchtung gezeugt wurden, über einen Zeitraum von etwa vier Jahren hinweg hinsichtlich bestimmter gesundheitlich relevanter Aspekte untersucht und die Ergebnisse mit denen von Untersuchungen „normal" gezeugter Kinder verglichen. Erstaunlicherweise zeigte sich, dass die „In-vitro-Kinder" ein knapp zweimal so hohes Risiko für bestimmte Nervenerkrankungen (Lähmungserscheinungen) und Schlafstörungen trugen. Bei anderen Krankheitsbildern – wie etwa bestimmten Krebserkrankungen –, die man mit einem fehlerhaften Aktivieren und Stilllegen der mütterlichen und väterlichen Gene nach der Befruchtung in Verbindung bringt, ließ sich während des vierjährigen Beobachtungszeitraums kein Unterschied zwischen den Kindern feststellen. Allerdings sind vier Jahre angesichts einer allgemeinen durchschnittlichen Lebenserwartung von rund 80 Jahren auch nicht besonders viel.

In anderen Untersuchungen haben Wissenschaftler bei im Reagenzglas gezeugten Kindern ein bis zu sechsmal höheres Risiko für eine Wachstumsstörung (Beckwith-Wiedemann-Syndrom) ermittelt. Die betroffenen Embryonen zeigten bereits im Mutterleib ein unausgeglichenes Organwachstum: Leber, Niere, Bauchspeicheldrüse und Milz waren vergleichsweise (zu) groß. Bei dieser Erkrankung können schon im Mutterleib auch Fehlbildungen und Tumore entstehen. Sind sie dann geboren, fallen die Babys durch ihren relativ großen Körper auf.

Als Krankheitsursache gelten mehrere Gendefekte, wobei eine Übermenge von DNA-Anhängseln („Hypermethylierungen") an bestimmten Genabschnitten eine wichtige Rolle spielt. Zwar treten klinisch auffällige Fehlbildungen und Erkrankungen bei durch In-vitro-Fertilisationen gezeugten Kindern vergleichsweise selten auf, doch weisen einige Humangenetiker auf mögliche Gefahren hin und warnen seit Jahren vor einem unkalkulierbaren Einfluss epigenetischer Faktoren auf die spätere Gesundheit „künstlich" gezeugter Kinder.

Eine Kinderwunschbehandlung ist wahrhaftig kein Spaziergang: Sie bildet für die betroffenen Paare nicht nur eine immense emotionale und psychische Belastung, die betroffenen Frauen müssen darüber hinaus gesundheitlich mit der Hormonbehandlung klarkommen, die bei der künstlichen Befruchtung ja notwendig ist. Und schließlich birgt auch die In-vitro-Fertilisation selbst Risiken für das auf diese Weise gezeugte Baby und sein weiteres Leben.

RAUCHENDE VÄTER PRÄGEN IHRE KINDER

Nein, sie kommen auch nicht ungeschoren davon: Was zukünftige Papas tun oder lassen, ist für die Gesundheit der von ihnen gezeugten Kinder gleichfalls von Bedeutung. Treibt Papa viel Sport und ernährt sich gesund oder ist er eher ein Couch-Potato und Fast-Food-Fan? Sowohl der Lebensstil als auch die Ernährung des Vaters spielen eine große Rolle bei den Markierungen des frühkindlichen Erbguts und im Hinblick auf spätere Krankheitsrisiken. Bereits die Qualität der Spermien selbst wird durch äußere Faktoren mitbestimmt: So kann ein hoher Alkoholkonsum oder auch das Rauchen Mängel an den Spermien verursachen. Im Rahmen einer Studie untersuchten britische Forscher rund 14.000 Kinder im Alter von etwa zehn Jahren genau daraufhin. Ergebnis: Hatten ihre Väter sehr früh zu rauchen begonnen, dann brachten die Kinder deutlich mehr Pfunde auf die Waage als die Sprösslinge der Väter, die erst später (ab einem Alter von etwa zwölf Jahren) zu den Glimmstängeln gegriffen hatten. Diese Beobachtung konnte man sogar noch bei den Kindern dieser Kinder machen – also bei der übernächsten Generation. Auch Umweltgifte (beispielsweise Pestizide) sind an negativen Veränderungen des Erbguts mitbeteiligt und nehmen Einfluss auf die epigenetisch wichtigen DNA-Anhängsel. Übergewicht und zu viel Fett in der Bauchregion (Viszeralfett) stehen ebenfalls im Verdacht, die männlichen Keimzellen zu schädigen.

Ob der Vater raucht und Alkohol trinkt oder nicht, ob er Stress hat oder „tiefenentspannt" ist – all das hinterlässt epigenetische Spuren in den Samenzellen, die bei der Verschmelzung des „Sieger-Spermiums" mit der Eizelle offenbar nicht völlig verloren gehen, sondern zum Teil auch auf das Erbgut des im Mutterleib heranwachsenden Kindes übergehen. Und auch die Ernährung des Vaters spielt eine Rolle. Anhand von Tierversuchen mit Mäusen und Ratten konnte man beispielsweise zeigen, dass zu viel Fett in der Nahrung der Väter zu abnormen DNA-Methylierungen in den Bauchspeicheldrüsenzellen der Töchter führt. Im Erbgut der Spermien männlicher Tiere, die Vorstadien eines Diabetes mellitus (Diabetes Typ 2) ausgebildet hatten, konnte ebenfalls eine andersartige Methylierung nachgewiesen werden, die auch an die Nachkommen weitergegeben wurde. Folglich ließ sich hier bei der Nachkommenschaft ein erhöhtes Risiko für die „Zuckerkrankheit" feststellen.

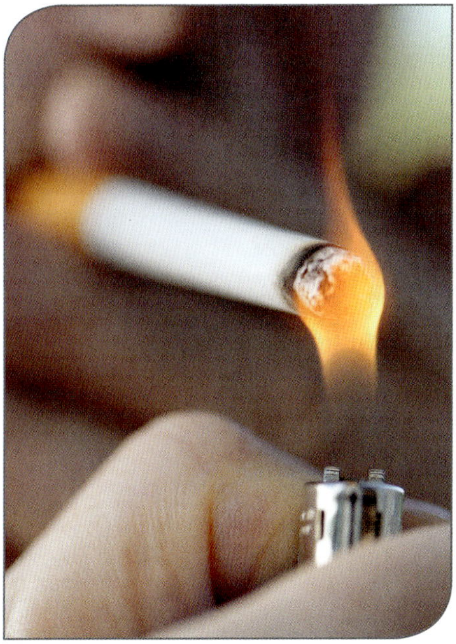

Rauchen beeinflusst die Gesundheit negativ - auch die Ihres Kindes!

Offenbar hat auch der Vater durch alles, was er tut und lässt, wie auch durch seine Essensvorlieben, seine eigene Körperzusammensetzung und die Reaktionen seines Stoffwechsels einen epigenetisch wichtigen, prägenden Einfluss auf die Gesundheit seiner Kinder.

Selbstverständlich wirkt es sich ebenfalls überaus nachteilig auf die Gesundheit des Ungeborenen in ihrem Bauch aus, wenn die werdende Mutter selbst Raucherin ist. Und diese epigenetischen Spuren, diese Markierungen am Erbgut, können unseres Wissens drei Generationen betreffen: Auch „nikotinfreie" Kinder, Enkel und Urenkel haben unter Umständen (noch) darunter zu leiden, wenn Mutter, Oma und Uroma Raucherinnen waren.

Zigarettenqualm geht gar nicht! Wer ein gesundes Kind haben möchte, ist gut beraten, bereits eine ganze Weile (Entzugszeit und -stress einrechnen!) vor der geplanten Schwangerschaft mit dem Rauchen aufzuhören. Das betrifft beide Elternteile – also Frauen und Männer.

OPAS VERMÄCHTNIS

Inzwischen gibt es etliche Hinweise aus wissenschaftlichen Untersuchungen, die den Einfluss unterstreichen, den Väter und sogar Großväter beispielsweise auf die Ernährung ihrer Kinder und Kindeskinder haben. Ist nun etwa nicht nur der Vater, sondern auch noch der Opa mitschuld? Ganz so einfach ist die Sache nicht – wie eine schwedische Untersuchung beweist. In dem schwedischen Örtchen Överkalix hat man seit Beginn des 19. Jahrhunderts über einen Zeitraum von 200 Jahren hinweg alles in Chroniken festgehalten: Missernten genauso wie volle Lagerhäuser, Geburten und Todesfälle. Die kleine Gemeinde lebte weit abgelegen in Nordschweden und die Bevölkerung musste zu der damaligen Zeit damit auskommen, was Böden und Wetter hergaben. Konsumgüter waren damals noch unbekannt. Im Rahmen einer später erfolgten wissenschaftlichen Auswertung der akribisch gesammelten Daten wurden (auch) die Gesundheit und die Lebenserwartung von Kindern in Abhängigkeit von der Ernährung ihrer Väter und Großväter untersucht. Dabei zeigte sich nicht nur, dass das männliche Erbe tatsächlich großen Einfluss auf die spätere Gesundheit der gezeugten Kinder nahm, sondern auch, dass es sogar darauf ankam, in welcher Lebensphase die Väter mit ihrer Ernährung falsch gelegen hatten. Hier achteten die Forscher vor allem auf die Energiezufuhr. Hatten die Großväter väterlicherseits in der Zeit vor ihrer Pubertät reichlich zu futtern, dann erlitten die Enkel häufiger einen Herzinfarkt oder erkrankten an Diabetes mellitus, und ihre Lebenserwartung war auch insgesamt nicht allzu hoch.

Wenn die Opas vor ihrer Pubertät am „Hungertuch nagen" mussten, wirkte sich das positiv auf die Enkel aus: Sie litten seltener an Herz-Kreislauf-Erkrankungen oder Störungen des Zuckerstoffwechsels und wurden älter als ihre Zeitgenossen, deren

Großväter in dieser Lebensphase „gut im Futter gestanden“ hatten. Was für eine erstaunliche Erkenntnis! Offensichtlich hat die Ernährung einen generationenübergreifenden Einfluss auf das Erbgut, wobei vor allem die Opas (und Papas) väterlicherseits wichtig sind. Während der Pubertät reifen die Samenzellen heran, und in dieser Entwicklungsphase scheint das Epigenom ganz besonders anfällig für äußere Einflüsse und Informationen zu sein. Hier erfolgt ganz offensichtlich eine wichtige Programmierung der sich bildenden Spermien, die an die nächste und übernächste Generation weitergegeben wird.

Familiensinn beweisen: Auch Männer, die gerne Vater werden möchten, sollten auf ihre Lebensführung und eine gesunde Ernährung achten! Wem die Gesundheit seiner zukünftigen Kinder und Enkel am Herzen liegt, der sollte sich um einen gesunden Lebensstil bemühen, nicht zu viel Alkohol trinken und sein Körpergewicht „im Griff“ haben.

DAS PUBERTIER STRESST

Mürrisch, launisch, missmutig, rüpelhaft, „kein Bock auf gar nichts“ – mit dem Beginn der Pubertät können aus den lieben Kleinen unerfreuliche Familienmitglieder im „schlimmsten“ Alter werden. „Nicht Fisch, nicht Fleisch“, sagen die einen, „das ist die Zeit, wo Eltern schwierig werden“, sagen die anderen. Aber was genau passiert im Kopf und im Körper der Heranwachsenden? Was wirft sie dermaßen aus der gewohnten Bahn? Hat das auch epigenetische Hintergründe?

In der Tat gilt die Pubertät als sensible Lebensphase, in der die Programmierung der Gene durch die auftretenden Stoffwechselprozesse einen neuen Input bekommt. Unter dem Einfluss der Geschlechtsreifung kommt es zu Veränderungen der Persönlichkeit, die auch mit Veränderungen der Gehirnstruktur verbunden sind. Das Gehirn eines Pubertierenden gleicht einem Verkehrschaos, das dadurch zustande kommt, dass nicht alle Straßen gleich gut befahrbar sind. Einige Verkehrswege sind noch nicht geteert, andere haben noch keine Vorfahrts- und Stoppschilder. Vieles ist erst im Werden – und die Baustellen bestehen unterschiedlich lange. Mal ist ein Teilstück früher fertig, mal dauert es länger, bis der Streckenabschnitt befahrbar ist. In dieser unsicheren Situation verlieren die Jugendlichen ihre Orientierung und stürzen in ein emotionales Chaos. Man geht davon aus, dass die Gehirnzellen während dieser Lebensphase infolge der „Baumaßnahmen", die zu dieser Zeit unter dem Einfluss von Hormonen stattfinden, besonders empfänglich sind für epigenetische Markierungen. Frühere Stresserlebnisse können verstärkt werden und mit zu Phasen depressiver Verstimmung, wie sie während der Pubertät nicht selten auftreten, beitragen.

Überhaupt können epigenetische Einflüsse auch dafür verantwortlich gemacht werden, dass manche Mädchen und Jungs früher in die Pupertät kommen als andere. So wurden z. B. im Rahmen einer Langzeitstudie des Robert Koch-Institutes (KiGGS-Studie) insgesamt etwa 17.000 Mädchen und Jungs beobachtet. Das Gesundheitsmonitoring fand mittels Befragungen, medizinischer Untersuchngen und Laboranalysen statt. Im Zuge dieser groß angelegten Untersuchung wurden unter anderem auch Merkmale Frühpupertierender mit jenen, die erst spät in die Pupertät kamen, verglichen. Interessanterweise zeigte sich hierbei, dass sowohl Körpergewicht als auch Stress eine Rolle beim Eintritt in das Erwachsenwerden spielen: Übergewichtige Mädchen bekamen ihre Regelblutung deutlich früher und Jungs mit höherem Körpergewicht zeigten schon viele Monate eher die typischen Anzeigen der Pupertät wie z. B. Stimmbruch als schanke Kinder. Dieser Zusammenhang dient als Erklärung dafür, dass Kinder in der heutigen Zeit vergleichsweise früh in die Pupertät kommen, denn es gibt de facto deutlich mehr gut beleibte Mädchen und Jungs als noch vor einigen Jahrzehnten.

Weiterhin scheint aber auch der Stress, dem Kinder z. B. in ihrem Elternhaus ausgesetzt sind, eine wichtige Rolle zu spielen: Emotionaler Stress – das hat eine große amerikanische Studie ergeben – fördert die frühe Geschlechtsreife. Ein schwieriges Umfeld, in dem sich z. B. die Eltern ständig streiten, oder sonstige psychische Belastungen begünstigen den frühen Pubertätseintritt ebenso wie beispielsweise der Sozialfaktor Armut.

Man geht inzwischen davon aus, dass Tausende von Genen in einem äußerst komplexen biologischen Vorgang, der diverse „äußere" Faktoren miteinschließt, den Eintritt in die Pubertät bestimmen.

Viele Kinder und Jugendliche konsumieren oft und viel Fast Food und kultivieren eine ausgeprägte Vorliebe für Süßes und colahaltige Getränke. Damit ist gerade diese Bevölkerungsgruppe häufig himmelweit von dem weiter oben empfohlenen „epigenetic food" mit viel frischem Gemüse und Obst entfernt. Im Bewusstsein, dass die Pubertät auch für die Genregulation eine sensible Lebensphase darstellt, sollten Eltern insbesondere während dieser Jahre Wert darauf legen, dass sich ihre hoffnungsvollen Sprösslinge gesund und ausgewogen ernähren.

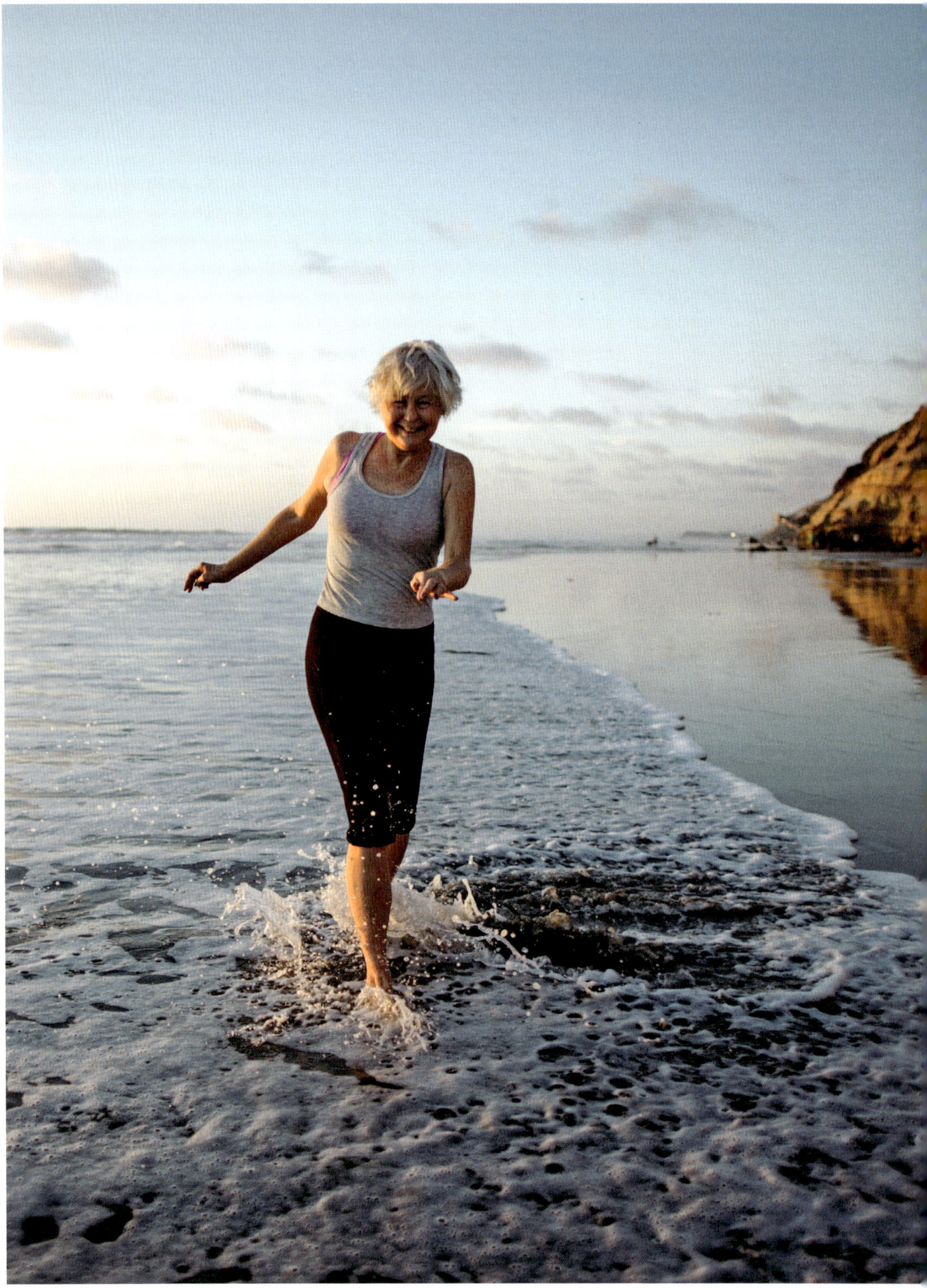

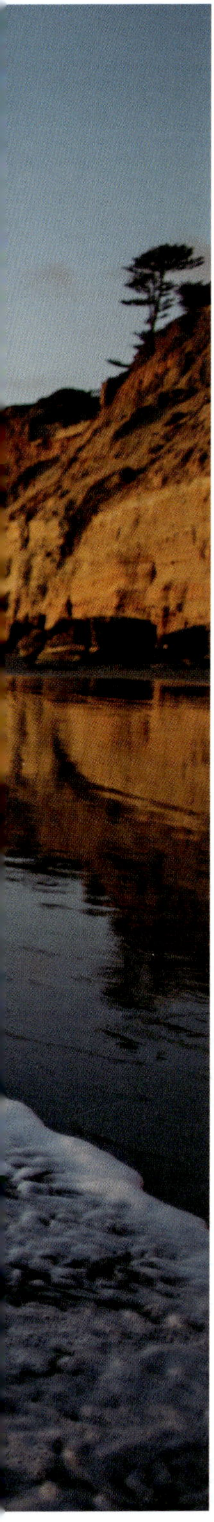

KAPITEL 5

ALT WERDEN – FIT BLEIBEN: WIE SIE IHRE GENE AUF „GESUND“ SCHALTEN

Wie bestimmen Gene das Altwerden? Gibt es einen Einfluss auf die Lebenserwartug durch die Epigenetik? Was machen 100-Jährige anders als jene, die deutlich früher sterben? Die richtige – und vor allem knappe – Ernährung, Bewegung, Stressabbau und Entspannung, aber auch Lebensfreude, positives Denken und Sozialkontakte helfen bei der Programmierung der Langlebigkeitsgene und wirken dem vorzeitigen Abbau der Telomere (Schutzkappen für die Chromosomen) entgegen. Damit lässt sich eine Art „Verjüngung“ der Zellen erreichen.

BIO-BONUS: FRAUEN LEBEN LÄNGER

Die allgemeine Lebenserwartung eines heutzutage geborenen Mädchens liegt bei etwa 83 Jahren, bei einem Jungen sind es etwa 78 Jahre. Bei ihrem Eintritt ins Rentenalter liegen somit – statistisch betrachtet – vor den Frauen noch 18 Lebensjahre, vor ihren männlichen Zeitgenossen immerhin auch noch etwa 13 Jahre. Das hört sich doch gut an! Aber wie sieht die Realität aus, sprich wie ist es um die Lebensqualität der Menschen im fortgeschrittenen Alter bestellt? Obgleich sich in den vergangenen Jahrzehnten die Gesundheit im höheren Lebensalter verbessert hat, treten viele Menschen nach dem Ende ihres Erwerbslebens mit einer Reihe gesundheitlicher Einschränkungen (z. B. Übergewicht, Herz-Kreislauf-Erkrankungen, Stoffwechsel- oder Nervenkrankheiten, Erkrankungen des Bewegungsapparats) in den Ruhestand. Dank des medizinischen Fortschritts können sie dennoch ein höheres Lebensalter erreichen – nur die Lebensqualität bleibt dabei leider häufig auf der Strecke.

Chromosomen sind – als Träger unserer Gene – komplex zusammengesetzte Gebilde aus DNA mit einer Proteinverpackung (der Gesamtkomplex wird auch „Chromatin" genannt). Wie auf der Seite 13 bereits dargelegt, haben wir in unseren Körperzellen jeweils 22 „normale" (bei Mann und Frau gleiche) Chromosomenpaare sowie ein weiteres Chromosomenpaar, das unser Geschlecht bestimmt. Bei der Frau sind das zwei X-Chromosomen, beim Mann sind es ein X- und ein Y-Chromosom. Dank ihrer zwei X-Chromosomen ist die Frau quasi mit einer „Sicherheitskopie" ausgestattet. Das „Doppel-X" birgt einen entscheidenden Vorteil für die Gesundheit, denn gerade auf diesem Erbfaden befindet sich eine Reihe wichtiger Geninformationen.

Liegt auf einem der beiden Geschlechtschromosomen ein Fehler vor, kann der „Schaden" durch das entsprechende Teilstück des Schwesternstrangs ausgeglichen werden. Mit ihrem Y-Chromosom, das wesentlich kürzer ist und weniger Gene enthält als das X-Chromosom, haben Männer diese Möglichkeit nicht. Aus genau diesem Grund treten beispielsweise die Bluterkrankheit, die Rot-Grün-Sehschwäche oder die Muskeldystrophie („Muskelschwund"), deren Ursache ein Fehler auf dem X-Chromosom ist, bei Männern häufiger auf. Auch viele Erbinformationen, die für das Immunsystem eine wichtige Rolle spielen, liegen auf dem X-Chromosom. Somit haben Frauen durch ihre genetische Grundausstattung einen echten biologischen Vorteil. Zudem sind sie wesentlich gesundheitsbewusster als Männer, nehmen Signale ihres Körpers deutlicher wahr, gehen öfter mal zum Arzt und auch häufiger zu Vorsorgeuntersuchungen.

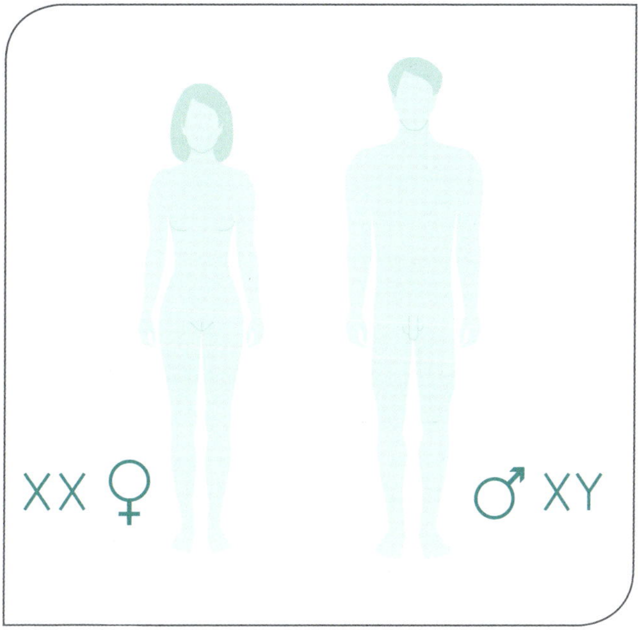

Ein kleiner, aber feiner Unterschied am letzten Chromosomenpaar bestimmt das Geschlecht.

Allerdings gerät die allgemeine Statistik zur Lebenserwartung beider Geschlechter in eine gewisse Schieflage – dadurch, dass die Sterblichkeitsrate neugeborener Jungs höher liegt als jene der Mädchen und Buben in ihrer Jugend bzw. im jungen Erwachsenenalter insgesamt risikobereiter sind und auch riskantere Hobbys pflegen.

Unser „Chromosomen-Doppel-X" bringt uns Frauen Vorteile und trägt vermutlich auch zu unserer höheren Lebenserwartung bei. Da wir inzwischen allerdings mitten in unserer Hochleistungsgesellschaft angekommen sind, zudem oftmals noch unter der Doppelbelastung „Beruf und Familie" stehen und auch darunter zu leiden haben, vertreten einige Altersforscher die Meinung, dass die weibliche Bevölkerung ihren Vorsprung beim Lebensalter gegenüber den Männern über kurz oder lang einbüßen könnte.

UNSER „BUCH DES LEBENS" BESTIMMT UNSER ALTER

Der eine ist bis ins hohe Alter „fit wie ein Turnschuh", der andere „schwächelt" bereits in jungen Jahren und stirbt vielleicht auch schon früh. Außer durch genetische Faktoren wird das gesunde Altern vor allem durch die Epigenetik bestimmt. Nicht wenige Fachleute auf diesem Gebiet vertreten sogar die Ansicht, dass die umweltbedingte Genregulation weit ausschlaggebender ist für die Erhaltung der geistigen und körperlichen Fitness als das, was uns unsere Eltern ins Leben mitgegeben haben. So können unser biologisches Alter (körperliche Fitness) und das tatsächliche (chronologische) Alter um bis zu 20 Jahre voneinander abweichen. Darüber entscheidet in erster Linie unser Lebensstil, der wiederum in ganz besonderer Weise unser Epigenom mitbestimmt. Das Geheimnis sehr alter Menschen scheint in den epigenetisch bedingten Spuren ihres Erbguts zu liegen, wobei die Forschung davon ausgeht, dass hier bereits früh – während der Kindheit und Jugend – die Weichen für Gesundheit und Langlebigkeit gestellt werden. Die gute Nachricht: Es ist nie zu spät! Denn epigenetische Markierungen sind reversibel („umkehrbar"), und das bietet uns die Chance, die altersbedingten Veränderungen der Genregulation „zurückzudrehen". In den nächsten Kapiteln erläutere ich, wie es uns gelingen kann, die Schalter an unserem Erbgut auf „gesund" zu stellen und Fehlprogrammierungen, die sich im Verlauf unseres Lebens „eingeschlichen" haben, entgegenzuwirken.

MIT ZUNEHMENDEM ALTER HÄUFEN SICH VERÄNDERUNGEN AM ERBGUT

Das Altern ist ein äußerst komplexer Prozess, der durch viele Faktoren beeinflusst wird. Wenn wir alt gewordene Eltern und Großeltern haben, sind wir hinsichtlich einer hohen Lebenserwartung genetisch zunächst einmal im Vorteil. Allerdings können wir diese guten Erbanlagen durch unseren Lebensstil ebenso schnell wieder ruinieren. Umgekehrt besteht auch bei genetisch bedingt nicht allzu guten Aussichten auf ein langes Leben die Möglichkeit, durch eine gesunde Lebensführung das „Ruder herumzureißen".

Die Lebensspanne eines Menschen hängt in der Tat weniger von seinem Erbgut ab als von vielen äußeren Faktoren.

Ernährung, körperliche Betätigung, Rauchen, Umweltgifte, seelische Belastungen und Stress, diese Faktoren hinterlassen – wie ich schon öfter betont habe – ihre Spuren in unserem Erbgut und können unsere Gene manipulieren. Auch die deutliche Zunahme der elektromagnetischen Strahlung ist hier eine wichtige Einflussgröße. In einer wissenschaftlichen Untersuchung mit menschlichen Zellen konnte gezeigt werden, dass hochfrequente Strahlung zu einem deutlichen Verlust an Zellvitalität führt und den vorzeitigen Zelltod begünstigt. Es wurde in dieser Studie auch darauf hingewiesen, dass die menschlichen Zellen mithilfe bestimmter Schutzsysteme (meon-Technologie, Kontaktdaten im Anhang) vor diesen Vitalitätsverlusten geschützt werden können.

Ebenso ist unser sozialer Status von Einfluss darauf, ob wir ein höheres Lebensalter erreichen oder vergleichsweise jung sterben. Nach Ansicht von Experten auf dem Gebiet der Epigenetik häufen sich im Verlauf des vielfältigen Alterungsprozesses epigenetisch bedingte Veränderungen an, und die Fehlerquote beim „Ankleben" oder „Demontieren" von DNA-Anhängseln in unseren Zellen steigt ständig. Die Enzyme, die diese Arbeiten verrichten, werden immer nachlässiger und erfüllen ihre Aufgaben nicht mehr ordnungsgemäß. In der Folge werden die falschen „Stellschrauben" am Erbgut und an der genetischen Verpackung betätigt sowie zunehmend „schlechte" Gene angeschaltet und die „guten" fälschlicherweise stillgelegt.

In Experimenten mit Fadenwürmern gelang bereits der Nachweis: Forscher konnten durch die Aktivierung und Deaktivierung bestimmter für das Altern zuständiger Gene die Lebensdauer der Tiere verändern. Bei den alten Fadenwürmern entdeckten die Wissenschaftler Hunderte von Genen, deren Aktivitätslevel sich von dem der Gene ihrer jungen Artgenossen deutlich unterschied. Somit ist gerade auch der Lebensstil und der damit verbundene epigenetische Einfluss für die (vorzeitige) Zellalterung und für die Entstehung altersbedingter Erkrankungen mitverantwortlich.

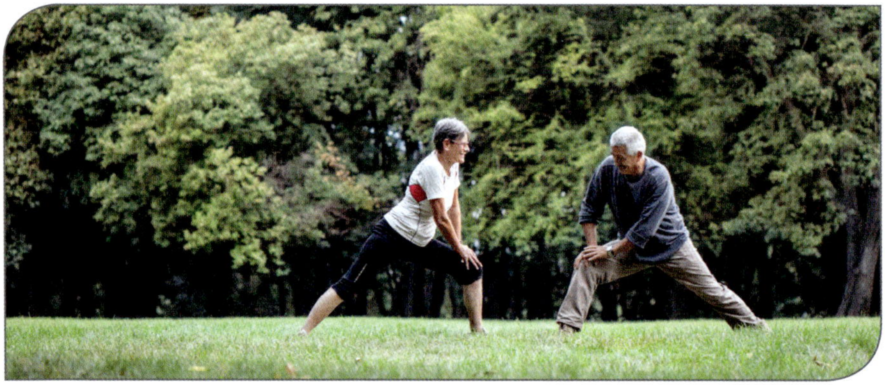

Fit und gesund bis ins Alter – dank gesunder Ernährung und ausreichend Bewegung.

Viele Menschen möchten gerne alt werden – und das bei möglichst guter Gesundheit. Aber nur die wenigsten sind bereit, etwas dafür zu tun. Doch gerade im Hinblick auf eine hohe Lebensqualität im (hohen) Alter spielt die rechtzeitige Umstellung der Lebensweise (Ernährung, Verzicht auf Genussgifte, ausreichende Bewegung) eine übergeordnete Rolle.

„METHUSALEM-GENE" – WUNSCH ODER WIRKLICHKEIT?

Die Suche nach einzelnen spezifischen Langlebigkeitsgenen beim Menschen ist bislang nicht wirklich erfolgreich verlaufen. Fachleute gehen vielmehr davon aus, dass Hunderte von Genen (wenn nicht gar Tausende) in unseren Alterungsprozess involviert sind. Ein Gen mit besonderer Bedeutung für das gesunde Altern konnten Forscher allerdings „dingfest machen": Es handelt sich um DNA-Bereiche, die für die Herstellung des blutzuckerregulierenden Insulins oder auch des insulinähnlichen Wachstumsfaktors 1 (Insulin-like Growth Factor 1, IGF-1) zuständig sind. Insulin wird in der Bauchspeicheldrüse gebildet und nach dem Verzehr von Kohlenhydraten ins Blut abgegeben. Das Hormon hat die Aufgabe, den im Blut kreisenden Zucker in die Muskel-, Leber- und Nierenzellen sowie ins Fettgewebe zu transportieren.

Auch der in seiner Struktur dem Insulin ähnliche Wachstumsfaktor 1 (IGF-1) kann die Aufnahme von Zucker in die Zielgewebe anregen. In erster Linie wird dieses Wachstumshormon allerdings für die Zellneubildung gebraucht, wo es unter anderem auch am Tumorwachstum beteiligt ist.

Wissenschaftliche Untersuchungen haben mittlerweile gezeigt: Je geringer die Konzentration der beiden Peptidhormone Insulin und IGF-1, desto größer die Wahrscheinlichkeit, ein hohes Lebensalter zu erreichen. Doch erbrachten die betreffenden Studien nicht nur diese Erkenntnis, eine gedrosselte Produktion von Insulin und IGF-1 vermindert offenbar auch das Risiko, an Krebs und Diabetes mellitus zu erkranken. Die Gene für die beiden Biomoleküle scheinen ihrerseits eine Reihe körpereigener Prozesse (z. B. die Ausschüttung von Botenstoffen, Enzymen) in Gang zu setzen, die Einfluss auf die Lebenserwartung haben und an der Entstehung der genannten Krankheiten beteiligt sind. Derzeit suchen die Wissenschaftler in der pharmakologischen Forschung nach Wirkstoffen, die imstande sind, die körpereigene Herstellung des Wachstumshormons IGF-1 zu hemmen.

In diesem Zusammenhang interessant ist die genetische Untersuchung japanischer und auch deutscher 100-Jähriger, deren Genpool mit einer Variante eines bestimmten Gens ausgestattet ist. Dieses Gen „codiert" (erzeugt) ein Protein, das den Umgang des Körpers mit Insulin optimiert. Erstaunlicherweise war dieses Gen bei vielen der untersuchten Hochbetagten aktiv. Somit dürfte hier ein „Schlüsselgen" für den Kohlenhydratstoffwechsel gefunden sein, das inzwischen zu den „Methusalem-Genen" gezählt wird.

Ob wir gesund altern und eine hohe Lebenserwartung haben, liegt bei Weitem nicht allein an unseren Genen. Wie wir unser Leben führen, wie wir uns ernähren, was wir tun und lassen, ob wir uns ausreichend bewegen, hat einen deutlich größeren Einfluss auf unsere Lebensspanne als unser Erbgut. Oder wie es das Forscherteam um Frau Prof. Paola Sebastiani von der Boston University School of Public Health in Massachusetts, USA, drastisch formuliert: „Wer weit vor seiner genetisch definierten Zeit stirbt, ist häufig selbst schuld."

HOCHBETAGT, GESUND UND FIT – WAS 100-JÄHRIGE ANDERS MACHEN

Sie sind bekannt – die 100-Jährigen von Okinawa, der zu Japan gehörenden Inselgruppe im Südpazifik. Dort leben die meisten Hochbetagten weltweit. Sie gelten als Paradebeispiel dafür, wie man bei guter Gesundheit alt werden und aktiv bleiben kann. Erhöhte Cholesterinwerte und Herz-Kreislauf-Erkrankungen sind bei ihnen kaum zu finden, Krebserkrankungen auch eher selten. So treten dort beispielsweise 80 Prozent weniger Fälle von Brust- und Prostatakrebs auf als in Nordamerika oder Europa. Worin bestehen denn nun die „Anti-Aging-Tricks" der Superalten, die ihnen eine solche Fitness und – in Verbindung damit – die trotz ihres hohen Alters enorm hohe Lebensqualität bringen?

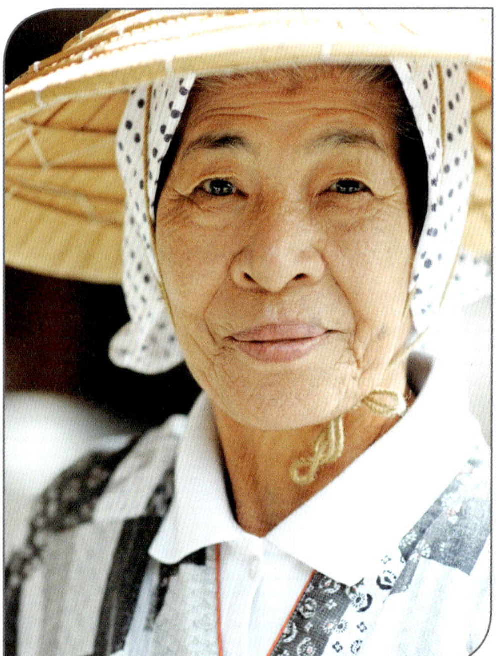

Das Geheimnis der 100-Jährigen von Okinawa liegt in ihrer Lebensweise.

Da ist zunächst einmal die Ernährung, die das stete „Fließen dieses Jungbrunnens" offensichtlich begünstigt: Statt (trans)fetttriefendem Fast Food, Fertiggerichten und Mikrowellenprodukten essen die Menschen auf Okinawa viel Gemüse, hauptsächlich dunkelgrünes, Algen, Fisch und Meerestiere; Fleisch hingegen kommt selten auf den Tisch. Überhaupt setzen sich die Hochbetagten beim Essen Grenzen, nach dem Motto „Nie so viel essen, dass man satt ist" – diese Mäßigung trägt zum Erhalt ihrer Vitalität ebenso bei wie die Auswahl ihrer Lebensmittel. Alkohol wird nur in geringen Mengen konsumiert, und kaum jemand ist nikotinabhängig. Statt Kaffee trinken sie Tee, vor allem Grüntee. Und dazu verschaffen sie sich immer reichlich Bewegung: Die Inselbewohner hocken nicht den ganzen Tag an irgendwelchen Schreibtischen, sondern sind regelmäßig körperlich aktiv, ihren Tag beginnen sie mit Morgengymnastik oder Karate. Die Ausübung dieser überlieferten Kampfkunst ist auch bei den alten Männern noch sehr beliebt. Daneben bewahren sie die Tradition ihrer alten Tänze. Und schließlich halten sie sich auch im Alltag mit Gartenarbeit oder Angeln fit. Kein Wunder also, dass kaum einer der hochbetagten Bewohner Okinawas einen Bauchansatz aufweist und sie insgesamt keine Gewichtsprobleme haben.

Und schließlich kennen die Inselbewohner die Bezeichnung „Ruhestand" kaum, sondern bleiben bis ins hohe Alter aktiv, indem sie immer noch bestimmte Aufgaben erfüllen. Sie pflegen auch das Sozialleben und die überkommenen Traditionen. Die „Superalten" legen Wert auf Gemeinschaft und helfen einander gegenseitig bei der Bewältigung ihres Alltags.

Das können wir von den 100-Jährigen aus Okinawa lernen: Wer gerne bei guter Gesundheit alt werden möchte, sollte sich gesund, das heißt auf Pflanzenbasis ernähren und diese Kost mit frischem Fisch anreichern. Dabei ist auch wichtig, sich nicht zu viel auf den Teller zu laden und lieber weniger als mehr zu essen. Bei Alkohol und anderen Genussmitteln sollten wir uns ebenfalls in Zurückhaltung üben. Immer körperlich aktiv bleiben und ein reges Sozialleben pflegen – das sind die wichtigsten „Anti-Aging-Tricks" der Superalten.

LEBEN IN DEN „BLAUEN ZONEN"

Auch ein paar andere Gegenden auf der Welt sind für ihre hochbetagten Einwohner bekannt. Genau genommen dürfen sich insgesamt fünf Regionen auf der Erde der Langlebigkeit ihrer Menschen rühmen, die sogenannten Blue Zones. Dazu zählt neben Okinawa auch die Halbinsel Nicoya in Costa Rica. Laut wissenschaftlichen Untersuchungen haben die dort lebenden sehr alten Herrschaften alle einen normalen Body-Mass-Index. Fettstoffwechselstörungen, Diabetes und Demenzen treten selten auf. Die Region gilt als Musterbeispiel dafür, dass Gesundheit nicht unbedingt von Wohlstand abhängen muss. Die Bewohner ernähren sich traditionell und vor allem ballaststoffreich – von Bohnen, Reis und Fleisch. Im Vergleich zu den übrigen Costa Ricanern trinken sie wenig Milch. Industriell hergestellte Lebensmittel sind dort kaum erhältlich. Interessant ist die Tatsache, dass die Telomere („Chromosomen-Schutzkappen“, siehe S. 115ff.) dieser alten Menschen relativ lang sind und sie auch einen für ihr Lebensalter vergleichsweise hohen Anteil an DHEA (Dehydroepiandrosteron) im Blut haben. DHEA ist ein Nebennierenrindenhormon, das unter anderem beim Energiehaushalt, bei der geistigen Leistungsfähigkeit und der Libido eine wichtige Rolle spielt. Das „Jungbrunnenhormon“ ist auch eine Vorstufe der weiblichen und männlichen Sexualhormone. Leider bildet der Körper üblicherweise mit zunehmendem Alter immer weniger DHEA, was Alterserscheinungen (mit)begünstigen kann. Durch einen verbesserten Umgang mit Stress (Stressabbau) und ausreichende Bewegung kann man diesem altersbedingten Schwund entgegenwirken.

Auch in einer bestimmten Bergregion auf Sardinien, in der Provinz Nuoro, findet man weit überdurchschnittlich viele 100-Jährige – Frauen wie Männer. Auf ihrem Speisezettel stehen naturbelassene Nahrungsmittel – eben das, was Gärten, Felder und Weiden hergeben. Familie und Sozialleben nehmen dort einen extrem hohen Stellenwert ein, Freud und Leid werden geteilt. Die Menschen sind zufrieden und – wie die Einwohner von Okinawa – bis ins hohe Alter körperlich und geistig aktiv.

Griechenland kann gar mit einer ganzen „Insel der Hochbetagten“ punkten: Ikaria. Dort ist der Anteil der 90-Jährigen etwa zehnmal so hoch wie im europäischen Durchschnitt. Auch hier ist die Kost einfach gehalten: Gemüse, Obst, Fisch und Hülsenfrüchte sind zentraler Bestandteil der Ernährung der griechischen Inselbewohner. Das Leben läuft „entschleunigt“ ab. Herz-Kreislauf-Erkrankungen und Krebs sind nur selten zu finden.

Und erstaunlicherweise gibt es sogar im „Fast-Food-Land“ USA eine „blaue Zone“, wo die Menschen besonders alt werden: in Loma Linda, einem etwa 20.000 Seelen zählenden Städtchen im sonnigen Kalifornien. Etwa ein Drittel der Einwohner gehört der evangelischen Freikirche der Siebenten-Tags-Adventisten an, die im

19. Jahrhundert gegründet wurde. Die Angehörigen dieser Glaubensgemeinschaft leben nach strengen Regeln, rauchen in der Regel nicht, sind körperlich sehr aktiv und ernähren sich vorwiegend vegetarisch bzw. bevorzugen eine pflanzenbasierte Kost mit nur geringen Fleischbeigaben. Sie werden im Durchschnitt vier bis zehn Jahre älter als die „normalen" Kalifornier.

Entschleunigung, eine regelmäßige Lebensführung, positive Rituale, ein gutes, ausgeprägtes soziales Miteinander und die Ernährung mit naturbelassenen Lebensmitteln und wenig Fleisch – das sind weitere Garanten für ein langes, gesundes Leben.

VERZICHT SCHENKT LEBENSJAHRE

Die 100-Jährigen zeigen uns also, wo es langgeht: Neben der Qualität der Lebensmittel, die wir uns täglich einverleiben, spielt auch deren Quantität eine wichtige Rolle. Die Einschränkung der Energiezufuhr bringt eine Reihe von Vorteilen mit sich: Zum einen werden die sogenannten Sirtuine aktiviert. Diese Proteinfamilie erfüllt eine Reihe wichtiger Funktionen im Körper: Sie schützen die Endkappen der Chromosomen (Telomere, siehe S. 115ff.) und wirken damit der Zellalterung aktiv entgegen. Sirtuine spielen auch eine wichtige Rolle bei der Kommunikation zwischen dem Zellkern mit den dort sitzenden Chromosomen und den „Energiekraftwerken" in den Zellen, den sogenannten Mitochondrien. Unter dem Einfluss der Sirtuine werden Gene aktiviert, die für den Verbrauch körpereigener Reserven sorgen. Dies geschieht vor allem dann, wenn die Zellen nur wenig Zucker zum Verbrennen verfügbar haben. Außerdem bewirken diese „Superproteine" eine Verlangsamung der Abläufe des Zellzyklus: Dadurch können die „Reparaturenzyme" am Erbgut entstehende Schäden leichter beheben, *bevor* sich fehlerhafte Zellen teilen und neue Tochterzellen bilden. Das trägt zur Verlängerung der Lebenszeit der Körperzellen bei. Darüber hinaus wird durch eine Beschränkung der Kalorienzufuhr der Stoffwechsel geschont, beispielsweise muss die Bauchspeicheldrüse weniger Insulin ausschütten. Und es entstehen weniger schädliche freie Radikale, wodurch sich auch das Risiko für Entzündungen und die damit verbundenen entzündungsbedingten Zivilisationskrankheiten verringert (siehe auch S. 174f.). An Würmern, Nagern und Affen haben Forscher die lebensverlängernde Wirkung eines entsprechend „verschlankten" Speisezettels bereits zeigen können: Werden pro Tag 20 bis 40 Prozent Kalorien eingespart, verlängert sich die Lebenszeit um etwa 30 Prozent.

Wie wissenschaftliche Untersuchungen ergaben, gelingt die Aktivierung der Sirtuine auch durch den sekundären Pflanzeninhaltsstoff Resveratrol, der im Rotwein, in roten Weintrauben, in Erdnüssen und Himbeeren enthalten ist und auf den ich in Kapitel 8 (siehe S. 174f.) noch näher eingehen werde. Resveratrol imitiert zudem die positiven Effekte auf den Stoffwechsel, wie man sie bei einer eingeschränkten Nahrungszufuhr beobachtet. Daher sagt man dieser Natursubstanz auch eine lebensverlängernde Wirkung nach.

„FASTEN" HEISST DAS ZAUBERWORT

Es klingt zunächst hart und das kann es durchaus auch sein: Völliger Verzicht auf feste Nahrung für die Dauer von ein bis zwei Wochen oder auch intermittierendes (Intervall-)Fasten mit einer mindestens 16-stündigen Nahrungskarenz (also einen Tag lang nur Wasser, Tee und Gemüsebrühe trinken) wirkt lebensverlängernd. Das konnten Wissenschaftler zumindest in Untersuchungen mit Fadenwürmern, Hefen und Mäusen nachweisen.

Fasten kann tatsächlich den gesamten Körperstoffwechsel tief greifend beeinflussen. Während einer solchen „Nahrungspause" braucht der Organismus zunächst noch seine Kohlenhydratressourcen auf, Blutzucker- und Insulinspiegel sinken. Sind die Glykogenspeicher geleert, geht es den Fettdepots „an den Kragen". Solange die Fettverbrennung noch nicht optimal läuft, zehrt der Körper von seinen Eiweißreserven. Beim Abbau der Fettsäuren in der Leber entstehen schließlich sogenannte Ketone oder Ketonkörper, die dem Organismus – sogar dem „glukoseverwöhnten" und „zuckersüchtigen" Gehirn – als Energiequelle dienen. Somit ernährt sich der Körper beim Fasten gewissermaßen „von innen".

Die Ketone schützen übrigens unsere grauen Zellen. Sie verbessern die Kommunikation der Nervenzellen untereinander und lassen uns klare, konstruktive Gedanken fassen. Vermutlich fühlt man sich dadurch beim Fasten „hirntechnisch" besonders leistungsbereit. Zudem entfalten Ketone eine Antikrebswirkung, da sie die Sauerstoffversorgung unserer Körperzellen verbessern – Krebszellen tun sich nämlich schwer mit Sauerstoff, sie mögen ihn nicht. Fasten bewirkt so eine Reihe positiver Stoffwechselveränderungen, die wir in dieser Form über Reduktionsdiäten nicht erzielen können.

Wie sich inzwischen herausgestellt hat, beeinflusst eine Fastenphase interessanterweise auch genau das DNA-Stück, das für die Bereitstellung des Wachstumsfaktors IGF-1 zuständig ist. Allem Anschein nach bremsen leere Teller das alt machende Gen aus und schalten die Gene für die verjüngenden Sirtuine an.

Dinner Cancelling: Verzichten Sie öfter mal auf das Abendessen. Das wirkt ungemein verjüngend auf Ihren Körper. Schon ein altes chinesisches Sprichwort sagt: „Überlasse das Abendessen deinen Feinden." Beim intermittierenden Fasten können Sie aber auch das Frühstück weglassen und früh zu Abend essen, um auf eine „essensfreie" Zeit von mindestens 16 Stunden zu kommen. Oder Sie entschließen sich gleich zu einer mehrtägigen Heilfastenkur, die auch eine gründliche Darmreinigung (z. B. mit Glaubersalz) einschließen sollte.

TELOMERE – WÄCHTER ÜBER DIE LEBENSDAUER UNSERER KÖRPERZELLEN

Unsere Chromosomen tragen an ihren Enden eine Art „Schutzkappen", die Telomere. Diese stabilisieren und „versiegeln" quasi die Chromosomenenden und erfüllen zudem bei der Zellerneuerung, also der Zellteilung, eine wichtige Funktion: Vor jeder Zellteilung muss die DNA-Information der Mutterzelle verdoppelt werden, damit beide Tochterzellen sie zu gleichen Teilen erhalten. Dazu öffnen sich die einander entsprechenden Basenpaare der DNA in der Mitte des Strangs quasi im

„Reißverschlussverfahren", und es wird mithilfe eines Enzyms eine Kopie der Reihenfolge der Basenpaare für die Tochterzellen angefertigt. Doch bevor es mit seiner Arbeit beginnen kann, muss dieses Enzym zuerst einmal am DNA-Faden andocken. Durch das „Ankleben" ist diese Fläche am Ende des Chromosoms nicht mehr ablesbar. Damit hier bei der Informationsweitergabe von der Mutterzelle an die neu gebildeten Tochterzellen keine Information verloren geht, enthält dieses Chromosomenende nur „nichtssagende" DNA-Bausteine, die Telomere.

Diese verkürzen sich natürlicherweise mit jeder Zellteilung, bis sie zum Schluss winzig klein sind. Damit entfällt der Schutzeffekt für die DNA, und die Zellen können sich nicht mehr weiter teilen. Häufig sterben sie dann sogar ab, das ist nach etwa 40 bis 50 Teilungen der Fall. Wenn sich Zellen nicht mehr regenerieren können, ist logischerweise auch keine Verjüngung des Gewebes mehr möglich. Folge: Der Organismus altert. Vergleicht man die Telomere alter und junger Menschen, wird man im Normalfall feststellen, dass die „Chromosomenendstücke" der Älteren deutlich kürzer sind als die der Jungen. Allerdings schwanken die Telomerlängen innerhalb der einzelnen Altersgruppen – sie sind nicht bei allen Gleichaltrigen auch gleich lang.

Die Länge der Telomere lässt sich als Messgröße für das biologische Alter eines Menschen heranziehen. Untersuchungen des Bluts von Menschen verschiedenen Alters haben gezeigt, dass die Telomere an den Chromosomen neugeborener Babys am längsten sind. Mit zunehmendem Alter verringert sich infolge der vielen Zellteilungen die Länge der Telomere deutlich.

STRESS VERKÜRZT DIE TELOMERE

Und wieder sind wir auf der Suche nach epigenetisch relevanten Einflussgrößen beim Stress angelangt, der ja, wie wir inzwischen wissen, die DNA selbst und auch die Verpackungen der Histone gehörig „ankratzen" kann. Den beiden amerikanischen Forscherinnen Elizabeth Blackburn und Elissa Epel gelang der Nachweis, dass seelische Belastungen bzw. psychischer Stress zur Verkürzung der Telomere beiträgt – und zwar über das normale Maß hinaus.

Im Rahmen dieser Studie wurden Mütter untersucht, die unter enormem seelischem Druck standen, weil sie über viele Jahren hinweg ihre chronisch kranken Kinder pflegten. Ergebnis: Die Telomere der psychisch belasteten Mütter waren im Vergleich zu denen von Frauen mit gesunden Kindern deutlich verkürzt.

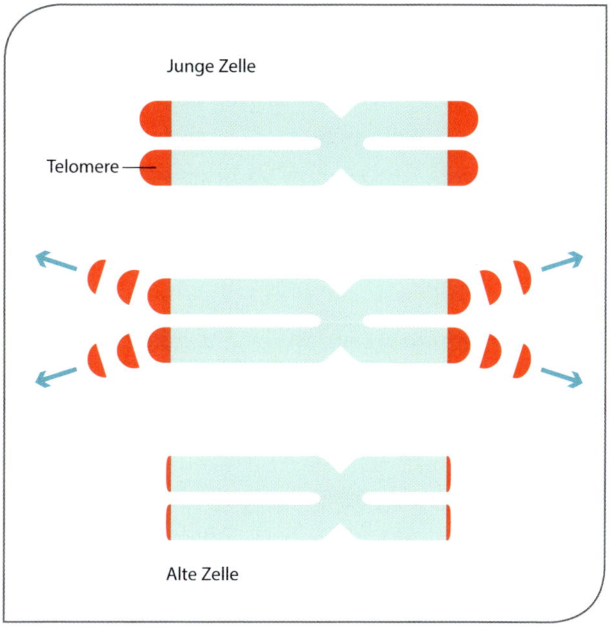

Die Schutzkappen der Chromosomen (Telomere) werden mit zunehmendem Alter kürzer.

Da sich bei Tierversuchen bessere Vergleichsbedingungen schaffen lassen, überprüfte man diese Ergebnisse an gestressten Nagetieren und fand sie bestätigt. Stress macht also tatsächlich vorzeitig alt. Auch soziale Faktoren wie etwa der Arbeitsplatz oder die Wohnsituation haben nach Meinung der Forscher Einfluss auf die Länge der Telomere bzw. sind an einer übermäßige Verkürzung beteiligt. Auch Infektionen und Entzündungen kommen als Ursachen für eine vorschnelle „Abnutzung“ der Chromosomenenden infrage.

Stress lässt uns vorzeitig altern: Die für die Zellerneuerung entscheidenden Chromosomenenden werden durch psychische und nervliche Belastungen vor der Zeit „abgebraucht“ – und damit verkürzt sich auch unser Lebensfaden. Aber natürlich gibt die Dauer der Belastung mit den Ausschlag – kurzzeitiger Stress ist weniger gefährlich.

TELOMERASE – DAS VERJÜNGUNGSENZYM

Das Interesse, der Lebensbegrenzung unserer Zellen durch die Erosion (den „Verbrauch") der Telomere mit geeigneten Methoden und/oder Stoffen beizukommen und negative Wirkungen auszuschalten, ist logischerweise riesig. Gelänge es, die permanent fortschreitende Verkürzung der Chromosomen-Schutzkappen zu verhindern, könnte man die Körperzellen quasi unsterblich machen.

Tatsächlich existiert ein „Gegenmittel", die sogenannte Telomerase, ein Enzym in unseren Zellkernen, das in der Lage ist, die abgebrauchten Chromosomenendstücke immer wieder neu aufzubauen. Allerdings wäre es nicht sinnvoll, die Telomerase unnatürlich hoch aufzustocken, so verlockend die Vorstellung von der Unsterblichkeit unserer Zellen und damit auch unseres Organismus auch sein mag. Denken Sie in diesem Zusammenhang nur einmal an die Krebszellen, die in unserem Körper stets im Umlauf sind und im Normalfall von unserem Immunsystem in Schach gehalten werden. Unsere körpereigene Abwehr spürt diesen entarteten Zellen Tag und Nacht hinterher. Wird sie fündig, schickt sie die betreffenden Zellen in die Apoptose, den sogenannten programmierten Zelltod. Doch wenn es dazu käme, dass die Telomerase durch ihre vergleichsweise geringe Menge nicht mehr eng an ihre Aufgabe gebunden wäre, sondern ungehindert schalten und walten könnte, stiege das Risiko für die Zunahme entarteter Zellen an – das wurde in Untersuchungen festgestellt. In Krebszellen hat man eine erhöhte Telomerase-Konzentration nachweisen können. Dann hilft das an sich so nützliche Enzym leider den „falschen" Zellen beim Überleben. Daher wäre es grundsätzlich nicht ratsam, ein stark wirkendes Medikament zu entwickeln, das die Lebensdauer von Zellen unkontrolliert erhöht.

Der Traum von der Unsterblichkeit: Es wäre zu schön, wenn sich die verbrauchten Telomerstücke immer wieder durch „frische" ersetzen ließen. Aber das ist natürlich nicht für alle Zellen (so etwa nicht bei Krebszellen) wünschenswert.

RESET – STOPPEN SIE DIE TELOMERVERKÜRZUNG!

Wenn wir nun die Altersspirale auf sanfte Weise ein bisschen „abbremsen" oder gar zurückschrauben könnten – das wäre doch fantastisch! Dazu gibt es eine

Untersuchung von Dr. Dean Ornish, einem Mediziner aus Kalifornien, der gezeigt hat, dass man mit einem gesunden Lebensstil der übermäßigen Telomerverkürzung tatsächlich entgegenwirken kann. Der Herzspezialist betreute eine Gruppe von Männern und empfahl ihnen, künftig auf Zigaretten und Junkfood zu verzichten. Gleichzeitig animierte er seine Schützlinge dazu, mehr Sport und körperliche Beschäftigungen in ihren Alltag einzubauen. Und siehe da: Die gesündere Lebensweise verbesserte die Aktivität der Telomerase deutlich.

Dr. Ornishs Ratschläge lauten: 1. Wenig Fett (es sollte nur 10 Prozent der täglichen Kalorienzufuhr ausmachen), dabei auf einen ausreichenden Konsum von Omega-3-Fettsäuren achten. 2. Gemüse, Früchte und auch öfter mal Sojaprodukte auf den Speisezettel setzen, dafür aber Zucker und rotes Fleisch möglichst meiden. 3. Stress in Grenzen halten und möglichst auch geeignete Entspannungsübungen (Yoga, Meditation) lernen und einsetzen. 4. empfiehlt er mehr Bewegung (z. B. täglich 30 Minuten spazieren gehen) und dazu möglichst viele soziale Kontakte (Familie, Freunde) zu pflegen. Auf diesen „vier Säulen" ruht nach Ornishs Meinung eine Lebensweise, mit der wir den altersbedingten Telomerabbau und damit den vorzeitigen Alterungsprozess aufhalten können.

Klingt banal und ist oft doch so schwer umsetzbar: Eine vernünftige Ernährung, ausreichend Bewegung und Schlaf, ein gutes Stressmanagement und reichlich Sozialkontakte – das sind die epigenetisch relevanten Basics für ein gesundes, langes Leben.

DIE „EPIGENETISCHE UHR" – VORHERSAGE FÜR ALTERUNGSPROZESSE UND SICH AUSBILDENDE KRANKHEITEN?

Die Feststellung der körperlichen Fitness, Bestimmung des Hormonstatus, Erfassung der Sinnes- und Muskelfunktionen sowie von Gefäß- und Hautbeschaffenheit, Überprüfung der geistigen Leistungsfähigkeit, des Ernährungsstils wie auch der Schlafqualität – es existiert ein ganzes Paket von Diagnosemaßnahmen, um das biologische Alter eines Menschen herauszufinden. Sie kommen vor allem in auf „Anti-Aging" spezialisierten Praxen zum Einsatz.

Anschließend vergleicht man die anhand der Tests ermittelten Werte mit denjenigen Werten, die dem chronologischen Alter des betreffenden Menschen entsprächen. Die einen kommen mit dem Ergebnis „jünger", die anderen mit „älter" im Vergleich zum Datum in ihrer Geburtsurkunde aus der Untersuchung heraus. Und bei wieder anderen entspricht ihr biologisches ihrem chronologischen Alter – sie sind weder fitter noch in einem schlechteren Zustand, als ihre „Jahresringe" anzeigen. Inzwischen gehört auch – wie bereits erwähnt – das Ausmessen der Telomerlängen in den Blutzellen zum Angebot der Anti-Aging-Spezialisten. Anhand dieses Ergebnisses soll angeblich sogar eine Aussage über die Anzahl der noch ausstehenden Lebensjahre möglich sein.

An der Universität in Los Angeles befasst sich der Humangenetiker und Biostatistiker Steve Horvath seit etlichen Jahren mit der Bestimmung des biologischen Alters anhand der epigenetischen Muster unserer Körpergewebe. Dazu hat der Wissenschaftler Daten aus über 13.000 menschlichen Gewebeproben gesammelt und die Methylierungsprofile der DNA in den verschiedensten Zelltypen untersucht. Aus der Zahl der DNA-Anhängsel an bestimmten Stellen und der Auswertung dieser Resultate in einem hochkomplexen, speziell entwickelten Computeralgorithmus entwickelte der Wissenschaftler die inzwischen berühmte „Horvath-Uhr", mithilfe derer sich das biologische Alter der Gewebe eines Menschen relativ genau berechnen lässt. Menschen altern unterschiedlich, auch unterschiedlich schnell – aber nicht nur das: Wie Prof. Horvath herausfand, altert auch der Körper eines Menschen nicht synchron, das bedeutet, es haben nicht alle Körperstrukturen ein- und desselben Menschen dasselbe biologische Alter!

Von der präziseren Bestimmung des biologischen Alters der verschiedenen Körperstrukturen eines Menschen erhoffen sich die Wissenschaftler eine bessere Vorhersagbarkeit möglicher Krankheiten, die sich in den nächsten Lebensjahren bei der betreffenden Person einstellen könnten. So sind beispielsweise bestimmte Tumorzellen (z. B. Nieren-, Lungen- und Hautkrebszellen) etwa 40 Prozent älter, als es dem realen Alter der Betroffenen entspricht. Daher könnte die „epigenetische Uhr", sollte sie tatsächlich funktionieren, nicht nur einen Ansatz dafür bieten, wie man die „Zeiger" des Alterungsprozesses anhalten, sondern auch wie man bei drohenden Erkrankungen rechtzeitig vorher eingreifen könnte. Hier dürfen wir auf weitere wissenschaftliche Erkenntnisse gespannt sein!

„Mit der epigenetischen Uhr haben wir (aber) einen neuen Ausgangspunkt gefunden. Und damit die Hoffnung herauszufinden, was das Altern vorantreibt", so Prof. Horvath.

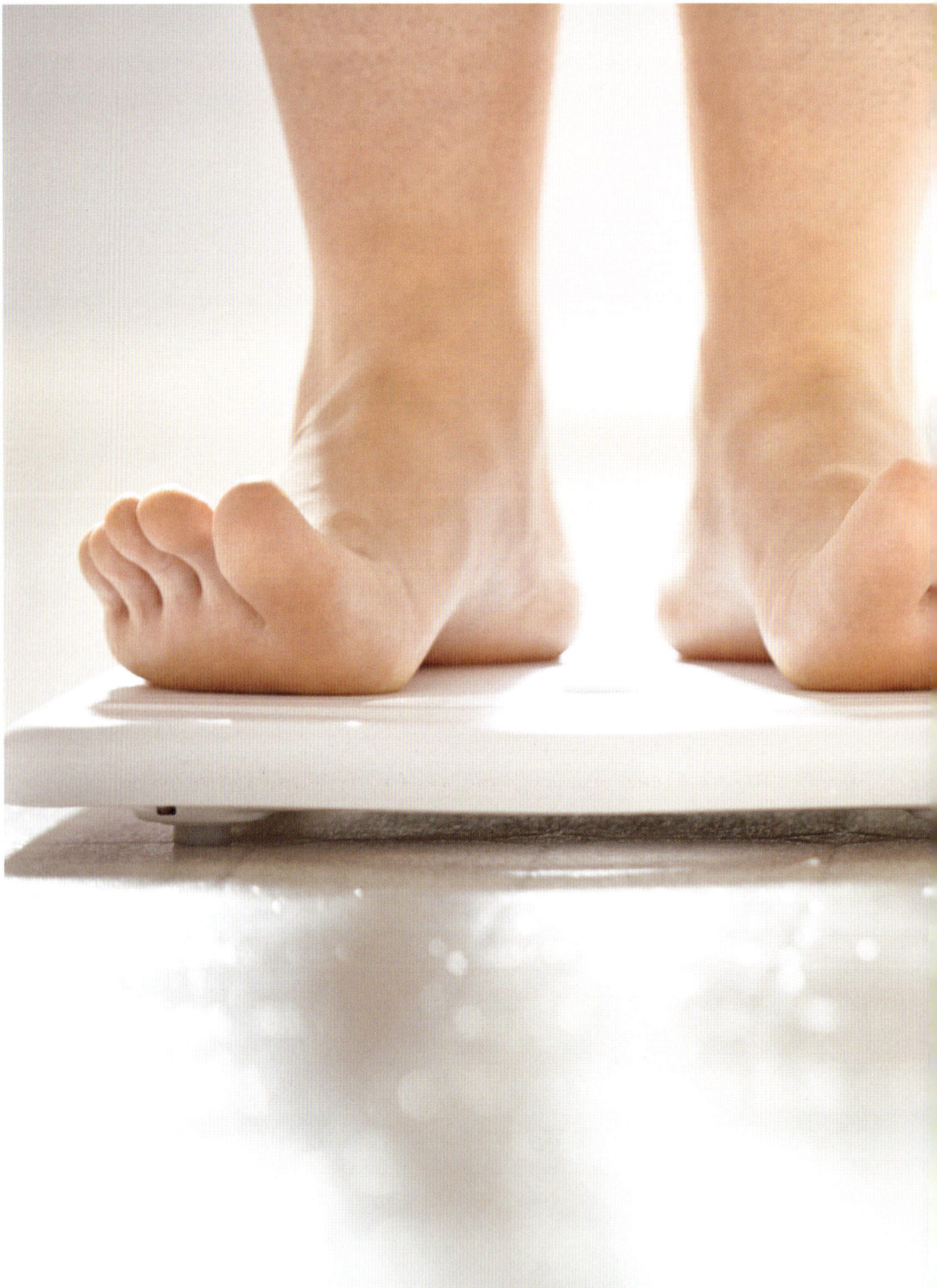

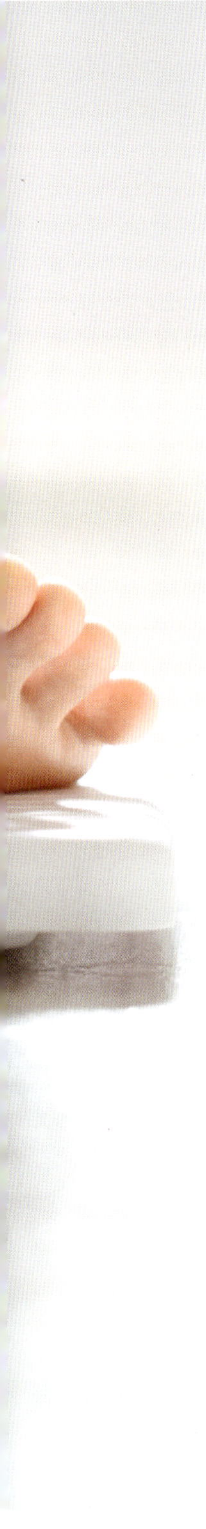

KAPITEL 6

ZU DICK? STELLEN SIE IHRE GENE AUF „SCHLANK“ UM!

Es ist wirklich das dringlichste Thema der Gesundheit: ein normales Körpergewicht aufzuweisen. Allerdings entsprechen die wenigsten hierzulande dieser Vorgabe. Jeder zweite Deutsche ist zu dick. Da sind die „Gene“ schuld – das trifft allerdings nur in etwa 50 Prozent aller Fälle zu. Es gibt nicht ein spezielles „Dickmachergen“ – vielmehr sind geschätzte 200 Gene am Werk, wenn es darum geht, Speckröllchen anzusetzen oder eben eine schlanke Taille zu bewahren. Diäten taugen nichts. Stattdessen sollten die Gene mit der richtigen Ernährung, Bewegung und besonders empfehlenswerten Pflanzenextrakten in Richtung „Normalgewicht“ umprogrammiert werden.

ÜBERGEWICHT BETRIFFT EINEN GROSSTEIL DER GESELLSCHAFT

Deutschland ist auf dem besten Weg, das „Land der übergewichtigen und adipösen (fettleibigen) Menschen" zu werden. Hierzulande sind etwa 60 Prozent aller erwachsenen Männer und rund 40 Prozent aller erwachsenen Frauen übergewichtig oder gar fettleibig. Wobei die männlichen Zeitgenossen mit zunehmendem Alter deutlich stärker an Gewicht zulegen. Bei ihrem Eintritt ins Rentenalter sind rund 74 Prozent aller Männer übergewichtig, bei den Frauen sind es immerhin 56 Prozent. Besonders beängstigend ist der Trend zum „Super-Übergewicht" – der Fettsucht (oder Fettleibigkeit, Adipositas). Hier erhöhte sich in den letzten 15 Jahren der Anteil der männlichen Betroffenen um 40 Prozent, bei den Frauen waren es knapp 25 Prozent.

Auch bei den Kindern und Jugendlichen hatten wir in den vergangenen Jahrzehnten kontinuierliche Zunahmen an Übergewichtigen zu verzeichnen. Je nach Bundesland fallen bis zu 12 Prozent aller Kinder in diese Kategorie. Damit wird bei etwa jedem zehnten Kind von klein auf für ein „schweres Leben" gesorgt.

Ursache dieses Phänomens ist in erster Linie eine übermäßige, nicht am tatsächlichen persönlichen Bedarf orientierte Kalorienaufnahme sowie die Vorliebe für das „Abhängen auf der Couch", sprich die mangelnde körperliche Aktivität. Zudem mehren sich seit einiger Zeit die Hinweise darauf, dass spezielle Darmbakterien in ihrer Eigenschaft als „gute Futterverwerter" ebenfalls an der Entstehung der „Rettungsringe" mitbeteiligt sind. Aber auch die Gene spielen eine Rolle: Sie sind „mitschuld", wenn unser Spiegelbild nicht den gesunden Normen entspricht und sich an diversen Körperstellen die ungeliebten Fettröllchen und -pölsterchen anlagern.

Wenn es um die gewichtsrelevante Fehlprogrammierung geht, sind bereits das Essverhalten der werdenden Mutter und ihre Energiezufuhr während der Schwangerschaft von ausschlaggebender Bedeutung, wie ich bereits ausführlich dargelegt habe (siehe ab S. 69). Das besiegelt unser Schicksal im Bereich „Körpergewicht" jedoch nur zum Teil. Auch im Kindes-, Jugend- und Erwachsenenalter haben wir immer noch die Möglichkeit, die ungünstige „Erblast" abzuwerfen. Die Epigenetik hat unser ganzes Leben lang Einfluss darauf, ob die „Dickmachergene" angeschaltet werden oder stillgelegt bleiben. Die „Stellschrauben" der genetischen Markierungen werden durch äußere Faktoren, wie z. B. die Ernährung, Bewegung, seelische Ursachen und Umweltgifte, entscheidend „mitgedreht".

Ein verheerender Trend – nicht nur hierzulande: Immer mehr Menschen sind (viel) zu dick. Die häufigsten Ursachen für diese Entwicklung: eine ungesunde Ernährung und Bewegungsmangel – beides Faktoren, die wir verändern können und somit auch ihre epigenetische Wirksamkeit.

DICK SEIN DURCH VERERBUNG – DAS IST NUR DIE „HALBE WAHRHEIT"!

Viele übergewichtige Menschen berufen sich auf ihre Gene, wenn es um die Ursachen ihres Dickseins geht. Und tatsächlich haben die ererbten Strukturen einen erheblichen Anteil daran, ob wir mit überschüssigen Pfunden zu kämpfen haben oder ob es uns eher leichtfällt, ein gesundes Körpergewicht zu halten. Sogar die Art der Fettverteilung, das heißt, ob wir mehr zu „Rettungsringen" um den Bauch oder zu Fettpölsterchen an den Hüften neigen, wird uns in die Wiege gelegt.

Aber können erblich belastete („genetisch prädisponierte") Menschen wirklich nichts dafür, dass sie zu viele Pfunde auf die Waage bringen? Eine amerikanische Untersuchung mit adoptierten Kindern erbrachte hierzu interessante Ergebnisse: Ein Psychiater wertete eine medizinische Datensammlung von Adoptivkindern aus und verglich deren Gewicht im Erwachsenenalter mit dem ihrer leiblichen und dem der Adoptiveltern, welche die betreffenden Kinder als Säuglinge bzw. im (Klein-) Kindesalter aufgenommen hatten. Das Ergebnis war klar: Die inzwischen erwachsenen adoptierten Personen waren schlank, wenn ihre leiblichen Eltern normalgewichtig waren, und übergewichtig, wenn auch ihre biologischen Mütter und Väter mit

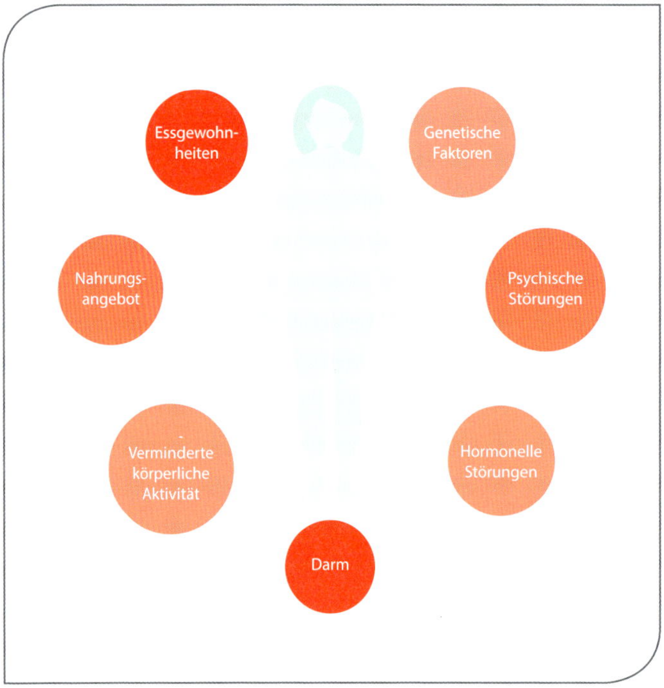

Übergewicht wird von zahlreichen Faktoren bestimmt.

überschüssigen Pfunden zu kämpfen hatten. Studien mit Zwillingspaaren belegen ähnliche Beobachtungen. Obwohl die für die Untersuchung herangezogenen eineiigen Zwillinge nach ihrer Geburt getrennt worden waren, hatten sie im Erwachsenenalter eine ähnliche Körperstatur.

Experten gehen davon aus, dass der genetisch bedingte Anteil am Übergewicht bei etwa 50 Prozent liegt. An der Ausbildung von Übergewicht sind viele „Schaltstellen“ im Körper mitbeteiligt. Ein spezielles „Dickmacher-Gen“ gibt es allerdings nicht, vielmehr wirken mehr als 200 Gene an der Entstehung unserer Kurven und Rundungen mit. In der bislang durchgeführten genomweiten Assoziationsstudie (GWAS, engl. Genome-wide Association Study, Untersuchung der genetischen Variation des Genoms eines Organismus) hat man allerdings feststellen müssen, dass sich der Unterschied zwischen normal- und übergewichtigen Personen mithilfe der aufgespürten „schuldigen“ Gene nur zu etwa knapp 3 Prozent erklären lässt. Dadurch wird deutlich, dass zwar ein ererbtes Risiko für Übergewicht besteht, wir aber für unseren „Speckmantel“ zum großen Teil selbst verantwortlich sind. Die enorme Anhäufung von Kilos bei übergewichtigen und fettleibigen Menschen ist jedenfalls anhand der reinen Genetik nicht erklärbar.

Auch wenn das Erbgut an unserer Statur mitwirkt – wir können unser Körpergewicht über die persönliche Lebensführung deutlich beeinflussen. Es gibt allerdings auch Erkrankungen (z. B. Schilddrüsenerkrankungen) und bestimmte Medikamente (z. B. Antidepressiva), die – sogar starke – Hungergefühle hervorrufen können und auf diese Weise zu Übergewicht und Fettleibigkeit der Betroffenen beitragen.

BEZAHLEN WIR WOHLGESCHMACK MIT ÜBERGEWICHT?

In den vergangenen Jahrzehnten hat sich in unserer Ernährungslandschaft viel verändert: Unsere Lebensmittel sind bunter, haltbarer und geschmacksintensiver geworden – das alles (und noch viel mehr) wurde mithilfe von Lebensmittelzusatzstoffen möglich. Damit die Produkte besonders würzig schmecken, werden vor allem von der Industrie Geschmacksverstärker in Form von Hefeextrakt oder Glutamat eingesetzt. Glutamat steht im Verdacht, unter anderem allergische Reaktionen hervorzurufen und an Schädigungen von Nervenzellen mitbeteiligt zu sein. Außerdem soll die Substanz auch zu Übergewicht beitragen. Wie sich an Versuchstieren gezeigt hat, stört Glutamat die Appetitregulation im Gehirn und macht gefräßig. Die Deutsche Gesellschaft für Ernährung (DGE) geht allerdings davon aus, dass wir keine nachteiligen Auswirkungen auf unsere Gesundheit befürchten müssen – sofern wir den Geschmacksverstärker nur in kleinen Mengen in unseren Körper aufnehmen.

Unser Gehirn stellt diesen wichtigen Botenstoff auch selbst her, denn er dient als Kommunikationsmittel zwischen den Nervenzellen und ist nicht nur an der Steuerung des Appetits beteiligt, sondern wird unter anderem auch für die Verarbeitung von Schmerzen, Umweltreizen und Angstzuständen benötigt. Daher besitzt unser Gehirn spezielle „Andockstellen", die Glutamat-Rezeptoren, wo die Glutamat-Bausteine umgesetzt werden. Bestimmte inzwischen bekannte Gene regulieren die Herstellung des körpereigenen Glutamats und werden gleichzeitig mit Übergewicht in Verbindung gebracht. Eine Überlastung des Systems durch von außen zugeführte

„Extraportionen" von Glutamat dürfte das komplexe Zusammenspiel der Gene, die in den verschiedenen Gehirnregionen aktiv sind, empfindlich stören.

Insbesondere wenn Sie mit Übergewicht zu kämpfen haben, sollten Sie die Finger von Fertiggerichten lassen – selbst und gerade dann, wenn sie mit Werbeslogans wie „Kalorien light" locken. Denn meistens enthalten solche hochprozessierten Nahrungsmittel zahlreiche (keineswegs unbedenkliche) Zusatzstoffe, vor allem Geschmacksverstärker und Süßungsmittel. Bereiten Sie also Ihre Mahlzeiten möglichst oft selbst zu. Und wenn Sie keine Zeit haben, dann essen Sie lieber ein Stück Brot oder Obst, das ist allemal besser, als sich auf vorgefertigte Mikrowellenkost oder andere stark verarbeitete Produkte zu stürzen.

PLASTIK MACHT DICK

Wir hatten sie schon in Kapitel 4 (siehe S. 87f.) im Visier, die Bisphenole, die epigenetisch aktiven Weichmacher, die unser Erbgut manipulieren. In Deutschland werden derzeit etwa 400.000 Tonnen dieser hochgefährlichen Substanzen jährlich produziert – Tendenz steigend. Sie wirken auf unsere Immunabwehr, das Hormonsystem und die Nervenzellen in den verschiedenen Bereichen unseres Gehirns und mischen dadurch munter im komplexen Gefüge unserer Gewichtsregulation mit. Bisphenole kurbeln die Insulinproduktion in der Bauchspeicheldrüse an, belasten das sensible Organ dadurch zusätzlich und rufen auf diese Weise Ermüdungserscheinungen hervor. Folge: erhöhte Blutzuckerwerte. Außerdem blockiert das mittlerweile weitverbreitete Gift offenbar ein im Fettgewebe hergestelltes Hormon, das wichtige Schutzfunktionen im Kohlenhydratstoffwechsel erfüllt.

Die negative Wirksamkeit der umstrittenen Plastikbestandteile auf epigenetische Vorgänge in unserem Körper ist inzwischen unumstritten. Bisphenole verhindern in großem Umfang das Ankleben von Methylgruppen an die DNA und werden dadurch zu „Türöffnern" für Gene, die normalerweise heruntergeregelt oder gar versperrt sind. Eine amerikanische Untersuchung konnte eine eindeutige Beziehung zwischen übergewichtigen Frauen und dem Bisphenol-Gehalt in ihrem Blut nachweisen. Auch in Untersuchungen mit Kindern hat man – in Abhängigkeit von der Höhe ihrer Belastung mit den hormonähnlichen Giften – eine Tendenz zum „Anhäufen" von Kilos ausmachen können. Vollständig bewiesen ist die gewichtserhöhende Eigenschaft der Gifte derzeit (noch) nicht – ihre nachteiligen Auswirkungen auf unser Erbgut sind es sehr wohl.

BISPHENOLE MACHEN MÄUSE FETT UND KRANK

Bei ihren berühmten Experimenten mit den kleinen Nagern haben die amerikanische Ernährungswissenschaftlerin Dana Dolinoy und der Epigenetiker Randy Jirtle interessante Beobachtungen gemacht. Sie führten ihre Untersuchungen mit sogenannten Agouti-Mäusen durch. Diese Tiere tragen ein besonderes Gen, das – in Abhängigkeit vom Grad seiner Methylierung – gelbe bis braune Fellfarben verursacht (siehe auch S. 86). Wenn die Agouti-Genvariante kaum methyliert ist, wird das betroffene DNA-Stück abgelesen und sorgt für eine Gelbfärbung des Fells der betreffenden Maus. Aber damit nicht genug: Das Gen beeinflusst unter anderem auch das Körpergewicht und ist also auch an den damit zusammenhängenden gesundheitlichen Probleme der Mäuse mitbeteiligt. So tragen die gelbfelligen Mäuse beispielsweise ein erhöhtes Risiko für starkes Übergewicht, Diabetes Typ 2, Fettstoffwechselstörungen und Krebs. Ist das Agouti-Gen hingegen durch das Festkleben vieler Methyl-Anhängsel an die DNA „verplombt", dann hat die betreffende Maus ein braunes Fell und kann ein gesundes Leben führen. Die Mäuse mit diesem speziellen Gen eignen sich daher sehr gut für Untersuchungen zur Überprüfung der Auswirkungen unterschiedlicher Manipulationen am Erbgut, da das Ergebnis ja schon an der Fellfarbe und am Körperumfang erkennbar ist. So konnte beispielsweise gezeigt werden, dass die Nachkommen von gelben Agouti-Mäusemüttern, denen man während ihrer Trächtigkeit Bisphenol A (BPA) verabreicht hatte, auffällig gelb sowie besonders dick waren und krank wurden.

Das ließ sich nur durch epigenetisch bedingte Veränderungen am Erbgut erklären, denn der „Inhalt" des Agouti-Gens ist bei allen Mäusen gleich, es entscheidet lediglich der Grad seiner Methylierung über Dicksein bzw. Krankheit. Also lege ich es Ihnen noch mal ans Herz: Machen Sie um Lebensmittelverpackungen aus Plastik einen großen Bogen, wo und wann immer möglich!

Auch wenn wir keine Mäuse sind – daran, dass die in Plastik (bzw. Kunststoffen) enthaltenen Weichmacher sowohl für uns als auch für unsere Umwelt schädlich sind, besteht kein Zweifel mehr. Ungeheuerlich ist in diesem Zusammenhang die Tatsache, dass die zulässigen Grenzwerte für diese hormonähnlich wirkenden Gifte in den vergangenen Jahren um ein Vielfaches angehoben wurden. Somit kann und darf sich statt weniger sogar noch mehr Gift in unserer Nahrung breitmachen. Verstehen Sie das? Ich nicht!

ÜBERGEWICHTIGE TRAGEN EINE SCHWERE LAST – ABER NICHT IMMER

Menschen mit einem zu hohen Körpergewicht sind nicht zu beneiden. Wer haufenweise überschüssige Kilos mit sich herumschleppt, trägt nicht nur ein erhöhtes Risiko für Herz-Kreislauf-Erkrankungen, sondern auch für zahlreiche Stoffwechselerkrankungen wie z. B. Diabetes mellitus (Diabetes Typ 2), Gallensteine, Gicht, Fettleber, bestimmte Krebserkrankungen (etwa Darmkrebs) und Gelenkbeschwerden. Auch Fruchtbarkeits- und Sexualstörungen sowie Komplikationen bei Geburten treten häufiger auf. Und schließlich „köcheln" im Körper übergewichtiger Personen vermehrt Entzündungen – dadurch wächst die Gefahr, eine der entzündlich bedingten oder dadurch begünstigten Erkrankungen (z. B. Krebsarten, Demenzen) auszubilden (siehe die Tabelle auf S. 131).

Allerdings treten die höchstwahrscheinlich mit dem Übergewicht in Zusammenhang stehenden Folgeerkrankungen nicht bei jedem Menschen auf, der zu viele Kilos auf die Waage bringt. „Nur" drei von vier stark übergewichtigen Menschen haben mit diesen zusätzlichen Gesundheitsproblemen zu kämpfen. Das bedeutet umgekehrt, dass etwa ein Viertel der Betroffenen stoffwechselgesund bleibt. Woran liegt das? Hierfür kommen bestimmte Gene bzw. deren Reaktionsprodukt (das Enzym Hämoxygenase) infrage, die unter anderem für den Insulinstoffwechsel zuständig sind. Diese DNA-Stücke wurden sowohl bei Nagern als auch beim Menschen identifiziert. Werden diese Gene abgeschaltet, kann das eingelagerte Fett dem Stoffwechsel kaum etwas anhaben. Diabetes und Fettleber treten nicht auf. Experten gehen davon aus, dass es durch die Messung des Blutspiegels dieses Enzyms möglich sein wird, das Diabetesrisiko vorherzubestimmen und eventuell rechtzeitig wirksame Gegenmaßnahmen zu ergreifen.

ÜBERGEWICHT SCHÄDIGT DIE GESUNDHEIT – KRANKHEITEN, DIE MIT ÜBERSCHÜSSIGEN PFUNDEN IN VERBINDUNG STEHEN	
Arthrose	Herz-Kreislauf-Erkrankungen
Demenz	Diabetes mellitus (Diabetes Typ 2)
Fettleber	Fettstoffwechselstörungen
Fruchtbarkeitsstörungen	Gallensteine
Gicht	Krebs (z. B. Brust-, Gebärmutter-, Darm- und Prostatakrebs)

LEBERVERFETTUNG – DER LEBENSSTIL IST FÜR IHRE ENTSTEHUNG VERANTWORTLICH

In diesem Zusammenhang interessant sind auch Untersuchungen zu der Frage, ob Dicksein krank macht oder nicht und deren Ergebnisse auf einen Einfluss epigenetischer Mechanismen hindeuten. Einem internationalen Forschungsteam, wozu auch das Deutsche Institut für Ernährungsforschung Potsdam-Rehbrücke gehörten, ist es gelungen, die Problematik der Leberverfettung von Übergewichtigen zu „erhellen". Die sogenannte nicht alkoholische Fettleber ist eine häufige Begleiterkrankung bei zu dicken oder auch an Diabetes leidenden Menschen. Sie ist deshalb so ernst zu nehmen, weil sie in eine Leberzirrhose von lebensbedrohlichem Ausmaß münden kann. Hierbei spielt ein Enzym eine Schlüsselrolle, dessen Aktivität sich nachteilig auf den reibungslosen Kohlenhydratstoffwechsel auswirkt und die Ansammlung von Fett in der Leber begünstigt. Normalerweise ist das DNA-Stück mit dieser krank machenden Wirkung heruntergeregelt. Ein hoher Blutzuckerspiegel sorgt jedoch für eine vermehrte Produktion des Enzyms. Im Versuch mit Mäusen konnten die Forscher zeigen, dass das betreffende Gen durch die Entfernung seiner Methyl-Anhängsel (als Folge des erhöhten Körpergewichts) immer weiter freigelegt wird. Dabei trat zutage, dass die epigenetischen Veränderungen bereits früh stattgefunden hatten – schon lange bevor die Schädigung der Leber in ihrem Umfang erkennbar wurde.

Bei unserer eigenen Spezies hat man vergleichbare Beobachtungen gemacht: Auch in Gewebeproben aus menschlichen Fettlebern war das entsprechende Gen weniger stark methyliert. Das Ausmaß der Leberverfettung stand in engem Zusammenhang mit der vorhandenen Menge des zerstörerischen Reaktionsprodukts dieses DNA-Abschnitts. Pizza mit Cola oder Currywurst mit Pommes und alles am liebsten auf der Couch genossen – sollten das über längere Zeit hinweg Ihre Leibspeisen sein, dann steigt nicht nur Ihr Risiko für den „Speckmantel", vielmehr nimmt gleichzeitig die Gefahr zu, dass Sie einen Diabetes und eine Fettleber ausbilden. Die Entstehung einer alkoholbedingten Fettleber wird tatsächlich durch eine ungesunde Ernährungs- und Lebensweise mit viel Zucker, schlechten (Trans-)Fetten und akutem Bewegungsmangel begünstigt. Dadurch werden Methyl-Anhängsel „demontiert" und verplombte Gene geöffnet, die dann ein Tohuwabohu im Stoffwechsel anrichten, in dessen Gefolge die Leber „Tschüss sagen" kann.

Die gute Nachricht: Das bedauernswerte überlastete Organ lässt sich durch allmähliches Abspecken (aber wirklich langsam!), mehr Bewegung und einen „leberfreundlichen" Speiseplan mit viel gesunder Frischkost wieder in seinen Normalzustand zurückführen. Mithilfe einer kohlenhydratreduzierten (vor allem Zucker!), „fettbewussten" und vitalstoffreichen Ernährung – im Verein mit regelmäßiger Bewegung

(Treppe statt Fahrstuhl …) und Sportarten, die Ihnen Spaß machen, entfetten Sie Ihre Leber und kommen aus der Stoffwechselfalle wieder heraus. Das ist fantastisch, aber kein Wunder – schließlich können wir, wie ich bereits mehrfach erläutert habe, epigenetische „Stellschrauben" flexibel bedienen und sie auch in die Gegenrichtung drehen.

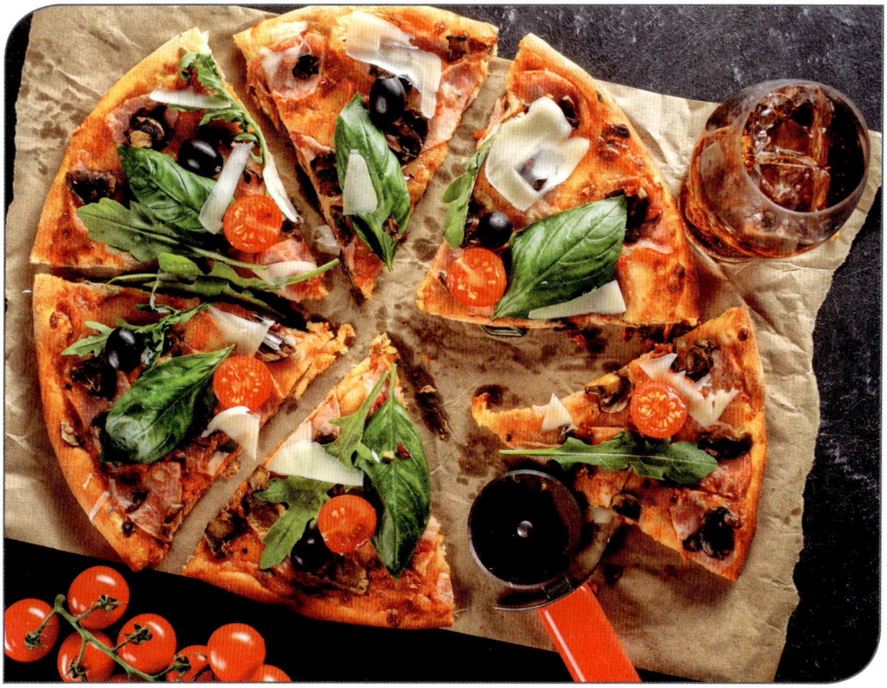

Pizza mit Cola – eine ungesunde Ernährung trägt zur Entstehung von Diabetes und (alkoholischer) Fettleber bei.

Wenn Sie Ihrer Leber etwas besonders Gutes tun wollen, dann gönnen Sie ihr mal eine zwei- bis dreiwöchige Kur mit einem Mariendistelextrakt aus der Apotheke und bereiten Sie sich in dieser Zeit täglich einen Leberwickel zu. Dazu füllen Sie eine Wärmflasche mit für Sie erträglich heißem Wasser, wickeln diese in ein feuchtes Tuch und legen sie in die Leberregion auf Ihren rechten Oberbauch. Decken Sie dann zum Abschluss ein trockenes Handtuch darüber und lassen Sie den Wickel im Liegen etwa 20 bis 25 Minuten einwirken.

FINGER WEG VON DIÄTEN – ABNEHMSTRESS MACHT DICK!

Die meisten Abnehmwilligen haben es schon mit diversen Diäten versucht. Diese führen in aller Regel nicht zum gewünschten Erfolg, denn die auf der Waage weniger angezeigten Kilos sind nicht etwa „verschwunden", sondern nur das Resultat einer vermehrten Wasserausscheidung. Wer überschüssige Kilos loswerden will, greift im Allgemeinen zu einer Reduktionsdiät auf der Basis einer (drastisch) verminderten Kalorienzufuhr. Doch unser Körper lässt sich nicht so einfach „austricksen". Vielmehr reagiert er auf eine niedrigkalorische Ernährung mit einer Reihe von Anpassungen, die den Erfolg des Unternehmens erschweren oder gar vereiteln. Unser Organismus ist seit Millionen Jahren daran gewöhnt, bei einer sich verringernden Energiezufuhr den „Gürtel enger zu schnallen", das heißt, in den „Notstandsmodus" überzuwechseln und ganz einfach weniger zu verbrauchen. Der Körper drosselt seinen Grundumsatz, um trotz der Energieunterversorgung wichtige Körperfunktionen aufrechterhalten zu können. Isst man dann wieder normal, dann schlägt allerdings jede noch so

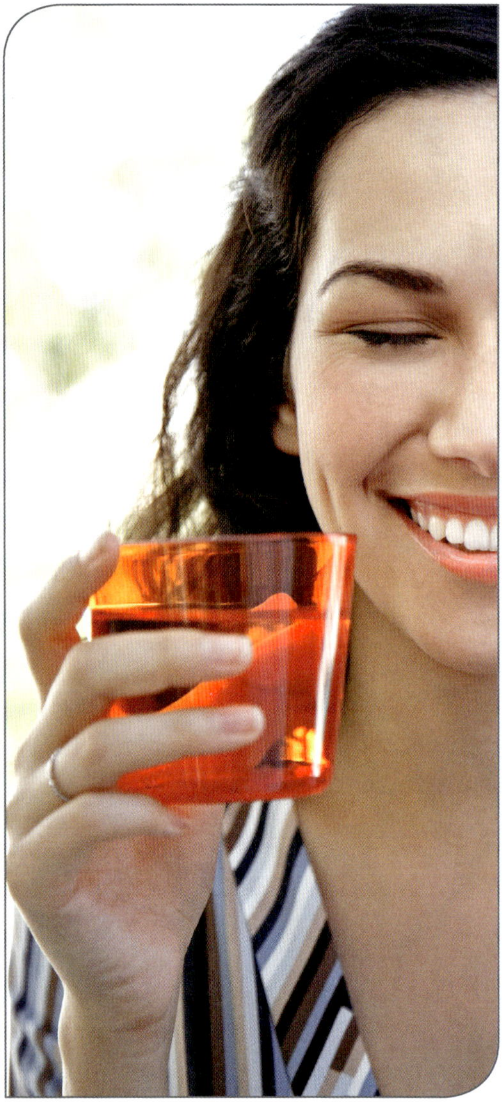

Trinken Sie ausreichend – vor allem stilles Wasser.

kleine Kalorie doppelt an. Folge: Personen, die häufig Diäten machen, nehmen im Endeffekt immer mehr zu. Dieser unschöne Mechanismus ist als „Jo-Jo-Effekt" bekannt und mehr als nur frustrierend, denn inzwischen weiß man, dass ein ständiges Auf und Ab beim Gewicht das Herz-Kreislauf-System und auch die Immunabwehr schwächen kann.

Darüber hinaus spielt hier noch ein anderer Faktor eine wichtige Rolle: Unter „Diätstress" wird vermehrt Cortisol ausgeschüttet. Und dieses „Stresshormon" kurbelt die Neubildung von Zucker an, wodurch die Bauchspeicheldrüse verstärkt Insulin produzieren muss. In der Folge wird der Zucker aus dem Blut in die Zellen transportiert, und es überfällt einen wieder eine Heißhungerattacke oder die Gier auf Süßes. Damit ist der nächste Stress für den Körper vorprogrammiert. Außerdem erhöht das Insulin die Fettverwertung („Futterverwertung") und blockiert obendrein den Abbau von Fetten. So entsteht ein Teufelskreis, aus dem es für den Abnehmwilligen kaum ein Entrinnen gibt, weshalb viele Menschen ihre Diäten erfolglos abbrechen.

Eine große Umfrage der Gesellschaft für Konsumforschung, woran rund 2.000 Frauen teilnahmen, brachte es an den Tag: Etwa die Hälfte der Übergewichtigen hatte nach einem Jahr ihre „alten" Kilos wieder drauf, und über 20 Prozent der Frauen wogen sogar mehr als vor ihrer Diät!

Diäten sind zum langfristigen Abnehmen ungeeignet. Wie groß angelegte Studien gezeigt haben, kriegt nur eine von zehn Personen, die sich zwecks Erlangung der Traumfigur entsprechend kasteien, dauerhaft ihr „Fett weg".

ABNEHMEN – ABER NATÜRLICH

Extrakte von Natursubstanzen können Übergewichtige bei der Optimierung ihres Körperstoffwechsels unterstützen, denn vielfach läuft bei ihnen der Stoffwechsel nicht „rund". Die Verdauung, aber auch die Fettverbrennung und der

Kohlenhydratstoffwechsel arbeiten dann oft nur mit halber Kraft. Hier können geprüfte (!) Pflanzenextrakte hilfreich sein, die sowohl die Fettverbrennung als auch den Insulinstoffwechsel verbessern.

Ein solcher Pflanzenextrakt aus Zitrusfrüchten (Blutorange, Orange, Grapefruit mit Guarana) wurde in zwei klinischen Studien mit übergewichtigen Personen geprüft. Eine Anwendungsdauer von drei Monaten brachte den Frauen eine durchschnittliche Abnahme ihres Taillen- und Hüftumfangs um mehr als fünf Zentimeter, bei Männern verringerte sich der Bauchumfang nach drei Monaten Anwendungsdauer sogar um mehr als sieben Zentimeter. Das heißt, der Taillenumfang konnte um etwa ein bis zwei Kleidergrößen reduziert werden. Es wurde auch nachgewiesen, dass mithilfe dieses Naturextrakts vor allem das entzündungsfördernde Bauchfett abgebaut wird.

Und auch andere Parameter (Messgrößen) für einen gesunden Stoffwechsel, wie z. B. die Entzündungsmarker oder die Belastung mit freien Radikalen, hatten sich durch die mehrmonatige Anwendung des Zitrusfruchtextrakts zusätzlich verbessert. Grünteeextrakt hilft der Fettverbrennung auf die Sprünge und steht dem geprüften Zitrusfruchtextrakt dadurch als „Wirkungsverstärker" zur Seite. In idealer Weise ergänzen lassen sich diese Naturstoffe durch den Bittermelonenextrakt, denn dieses Gurkengewächs hat einen positiven Einfluss auf den Kohlenhydratstoffwechsel, bringt den Insulinstoffwechsel in die Balance und erleichtert damit zusätzlich die Gewichtsreduktion. Die Bittermelone wurde inzwischen in mehr als 100 Studien auf ihre insulinverbessernde und gewichtsreduzierende Wirkung hin untersucht. Wissenschaftlich belegt ist auch, dass die Zufuhr des Spurenelements Zink den Fett- und Kohlenhydratstoffwechsel unterstützt. Mit der kombinierten Anwendung aus Zitrusfrucht-, Grüntee-, Bittermelonenextrakt und Zink (z. B. in figuracell® enthalten, PZN 8843873, Apotheke) können Sie Ihren Stoffwechsel „auf Trab bringen" – und das, ohne sich kasteien oder auf das Risiko einer dick machenden Diät einlassen zu müssen. Empfehlenswert ist eine kurmäßige Anwendung von mindestens drei Monaten.

SPORT PROGRAMMIERT GENE UM

Dass körperliche Aktivitäten ungemein hilfreich sind im Kampf gegen den Speck, ist altbekannt. Inzwischen haben Untersuchungen auch klare Hinweise darauf erbracht, dass Menschen, die ein paar Pfunde zu viel „draufhaben", sich aber sportlich betätigen, in gesundheitlicher Hinsicht besser dran sind als faule Schlanke. Mittlerweile wissen wir auch über die günstigen Stoffwechselveränderungen durch Sport gut Bescheid. Aber was genau geschieht hier im „Reich der Gene" oder vielmehr in der Epigenetik? Wenn wir joggen, Rad fahren, schwimmen, Gymnastik treiben oder sonst irgendwie körperlich aktiv sind – bewegt das auch die „Stellschrauben" an unserem Erbgut?

Dazu gibt es eine interessante wissenschaftliche Untersuchung mit übergewichtigen Männern mittleren Alters, die bei einem Trainingsprogramm mitmachten. In dessen Rahmen betätigten sie sich dreimal pro Woche für die Dauer von jeweils 45 Minuten sportlich – und das insgesamt ein halbes Jahr lang. Die Forscher nahmen vor und nach dieser Aktivitätsphase von jedem Teilnehmer eine Probe seines Fettgewebes und untersuchten sie im Hinblick auf mögliche epigenetisch bedingte Erbgutveränderungen. Das Ergebnis war erstaunlich: Nach dem halbjährigen Training der Männer wies fast ein Drittel ihrer Gene Abweichungen im Methylierungsmuster auf. Betroffen waren vor allem DNA-Stücke, die mit dem Übergewicht der Teilnehmer in Zusammenhang standen. Darüber hinaus stellten die Wissenschaftler Veränderungen an denjenigen Genen fest, die mit dem Fettstoffwechsel und einem gestörten Kohlenhydratstoffwechsel (Diabetes Typ 2) in Verbindung stehen. Die Schlussfolgerungen der Wissenschaftler aus dieser Studie waren eindeutig: Körperliche Aktivitäten schalten Gene an, die dem Körper helfen, Fette besser abzubauen und seinen Insulinstoffwechsel zu optimieren. In diesem Zusammenhang erwog man sogar die Entwicklung von Medikamenten, die genau an diesem Punkt ansetzen.

BEREITS 20 MINUTEN BEWEGUNG KÖNNEN EINIGES BEWIRKEN

Und da kommt sie, die „Königin aller Fragen": Wie oft muss ich mich nun gegen meinen inneren Schweinehund durchsetzen und wie sollte eine Trainingseinheit

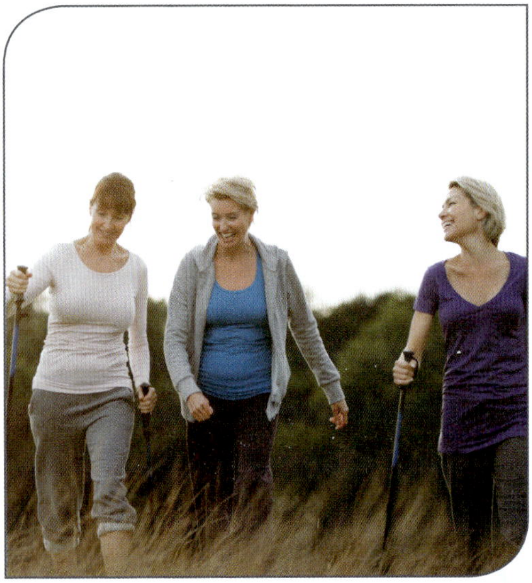

Sport macht Spaß und kurbelt die Fettverbrennung gehörig an.

aussehen, damit sich in meinen Fett- und Muskelzellen überhaupt etwas tut? Die oben genannte Untersuchung mit ihren drei Trainingseinheiten von jeweils 45 Minuten pro Woche kann Ihnen hier schon mal eine gute Orientierung bieten. In dieselbe Richtung weist die Studie eines Teams von skandinavischen und irischen Wissenschaftlern. Diese führten dazu eine Untersuchung mit jungen, sportlich aktiven Frauen und Männern durch, die sie alle auf Ergometern so lange radeln ließen, bis jede und jeder 400 Kilokalorien verbrannt hatte. Aufgrund ihres unterschiedlichen Trainingszustands brauchten die Studienteilnehmer auch unterschiedlich lange (zwischen 20 Minuten und einer ganzen Stunde), um dieses Ziel zu erreichen. Jedem Teilnehmer wurden nun vor, direkt im Anschluss und drei Stunden nach dem Ende dieser sportlichen Betätigung Gewebeproben aus dem Oberschenkelmuskel entnommen und diese hinsichtlich der epigenetisch bedingten Genregulation untersucht. Wie sich herausstellte, hatten die jungen Leute durch ihr Strampeln auf den Standfahrrädern das „Abhängen“ (die Demontage) von Methylgruppen von ihrer DNA bewirkt und dadurch viele „Türschlösser“ an ihren Genen – hauptsächlich an Stoffwechselgenen – entriegelt. Dieser Effekt zeigte sich bereits in den Proben, die unmittelbar nach dem Ende der Trainigseinheit entnommen worden waren. Allerdings nahm die Anzahl der aktiven DNA-Abschnitte mit der Zeit noch mehr zu. In den Proben, die drei Stunden nach Beendigung der „Fahrradstrampelei“ gewonnen wurden, war sie am höchsten. Ob die Entsperrung der Gene allerdings darüber hinaus wirksam blieb, konnten die Forscher in dieser Untersuchung nicht klären. Somit sind sportliche Aktivitäten vor allem dann epigenetisch sinnvoll, wenn man sie regelmäßig durchführt.

Übrigens, und das sei hier nur der Vollständigkeit halber erwähnt, machten die Forscher auch interessante Beobachtungen an isolierten Mäuse-Muskelzellen: Wurde das Nährmedium dieser Muskelzellen mit Koffein versetzt, bewirkte das vergleichbare Genregulationen wie jene, die durch Sport erzielt wurden. Das bedeutet aber nun keineswegs, und darauf legen die Forscher Wert, dass eine Tasse Kaffee etwa die körperliche Bewegung ersetzen könnte!

Durch sportliche Betätigung können wir „versperrte" Stoffwechselgene aufschließen. Wer seine Gene auf „Fettverbrennung" programmieren möchte, muss sich allerdings regelmäßig bewegen, denn sporadische oder gar einmalige Kraftanstrengungen bringen kaum etwas.

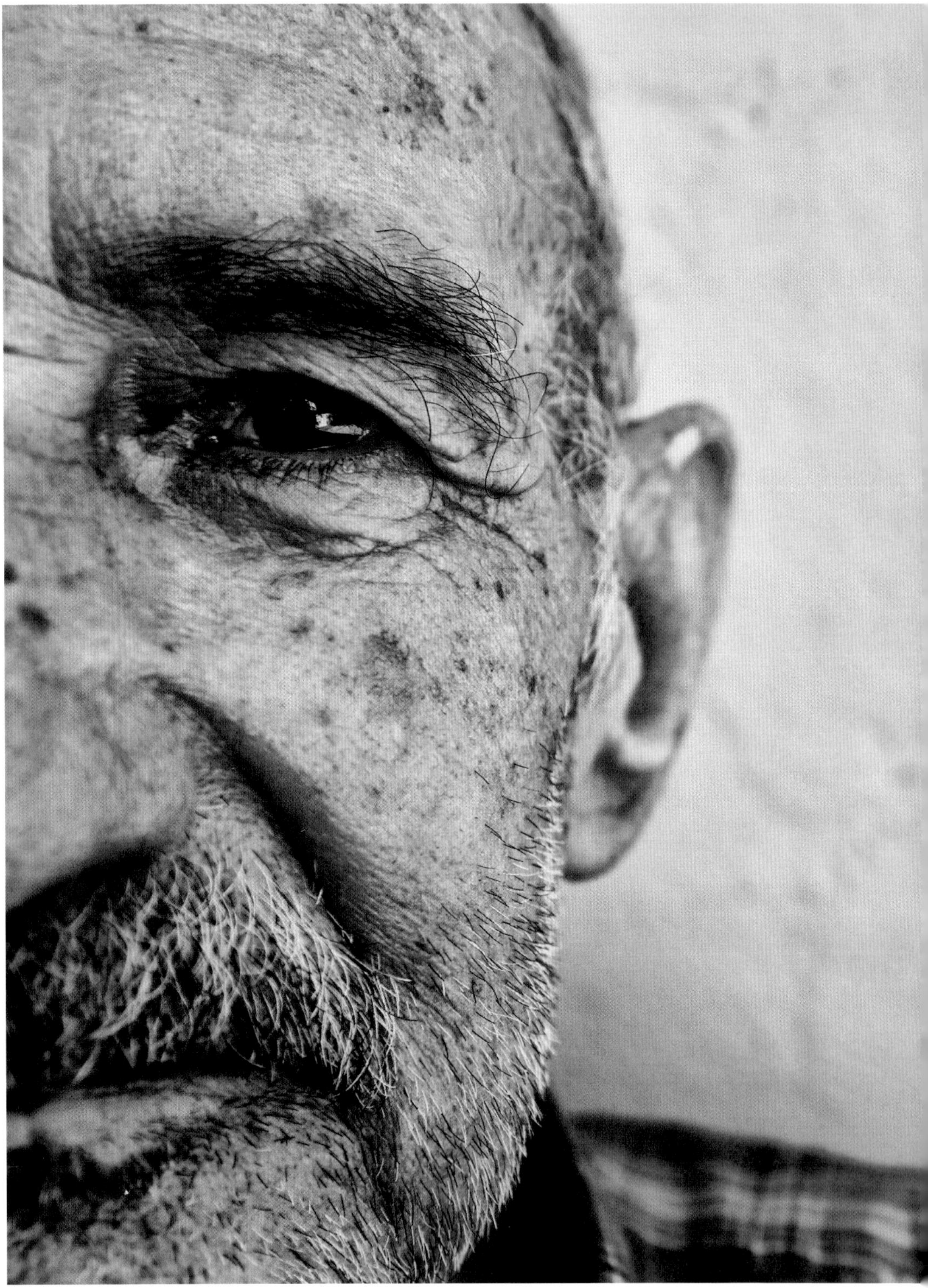

KAPITEL 7

DEMENZEN – SCHRECKGESPENSTER DES ALTWERDENS

Noch vergesslich oder schon dement? Das fragen sich viele Menschen in fortgeschrittenem Alter. Tatsächlich steigt das Risiko, an einer Demenz – z. B. vom Typ Alzheimer – zu erkranken, mit zunehmendem Alter deutlich an. Wie können wir mithilfe epigenetsch bedeutsamer Faktoren vorbeugen? Legen Sie den Schalter in Ihrem Gehirn auf „Lerngene" um – nutzen Sie das Potenzial, das ihre Nervenzellen zu bieten haben. Auch im Bereich der Ernährung lässt sich einiges tun. Achten Sie auf „Nervennahrung" mit guten Fetten, Vitalstoffen und ausreichend Polyphenolen. Und schießlich sollten wir vor allem sparsam mit Zucker sein – die Alzheimer-Erkrankung wird auch als „Typ-3-Diabetes" bezeichnet.

PROGRAMMIEREN SIE IHRE GEHIRNZELLEN NEU

Eigentlich ist unser Gehirn ein sehr belastbares Hochleistungsorgan, das – sofern es unseren Körper überdauern würde – etwa 120 bis 150 Jahre funktionsfähig bleiben könnte. Dennoch ist es vielen Menschen nicht vergönnt, ihren Altersruhestand im Vollbesitz ihrer geistigen Kräfte zu genießen. Das bezeugen die aktuellen Zahlen, die uns zum Auftreten von Hirnleistungsstörungen vorliegen. Die häufigste Ursache für die nachlassende Gehirnleistung bildet die Demenz. Der Begriff rührt vom Lateinischen *dementia* her, das sich wiederum vom Adjektiv *demens*, „unvernünftig", „ohne Verstand (*de-mens*)" ableitet. Damit ist nicht gemeint, dass man ein bisschen „schusslig" wird und schon mal den Autoschlüssel verlegt oder in den Keller geht, um etwas heraufzuholen, und einem unterwegs entfällt, was es denn nun war. Solche „Nachlässigkeiten" unserer grauen Zellen sind mit zunehmendem Alter in gewissem Umfang normal. Eine Demenz dagegen wird definiert „als eine (erworbene, hirnorganisch bedingte) Störung des Gedächtnisses, des Denk-, Sprach- und Orientierungsvermögens sowie der Motorik", die den betroffenen Menschen im privaten (emotionalen) Bereich sowie in sozialer und gegebenenfalls beruflicher Hinsicht zunehmend stärker beeinträchtigt („Abbau") und auch zu Persönlichkeitsveränderungen führen kann.

Die am weitesten verbreitete Art der Demenz ist die Alzheimer-Erkrankung – benannt nach dem deutschen Neurologen Alois Alzheimer (1864–1915), der dieses Phänomen zu Beginn des 20. Jahrhunderts zum ersten Mal beobachtet und beschrieben hat. In Deutschland sind mittlerweile etwa 1,2 Millionen Menschen von Alzheimer betroffen, und es kommen täglich etwa 800 neu diagnostizierte Fälle hinzu – Tendenz steigend! Im Lebensalter von 80 bis 90 Jahren leidet bereits etwa jeder Fünfte unter dieser hirnorganischen Krankheit, deren Kennzeichen der allmähliche Untergang von Nervenzellen und Synapsen ist. Nach Schätzungen von Experten werden wir im Jahr 2030, als Folge der prognostizierten Überalterung der Bevölkerung (demografischer Wandel), mit etwa 2 Millionen Alzheimer-Kranken rechnen müssen. Frauen und Männer sind dabei gleichermaßen gefährdet. Die Krankheit ist bislang leider nicht heilbar – lediglich ihr Verlauf kann günstig beeinflusst bzw. verzögert werden – wenn frühzeitig gegengesteuert wird.

Und auch hier hat die Epigenetik wieder „ihre Hände im Spiel“: Eine Vielzahl von Daten weist auf einen Zusammenhang zwischen „stillgelegten“ Genen (vor allem solchen, die für Lernprozesse benötigt werden) und der Alzheimer-Erkrankung hin. So ließ sich im Gehirn von Alzheimer-Patienten tatsächlich eine Fehlregulierung im Bereich der Histone bestimmter DNA-Abschnitte nachweisen. Der Epistress setzt somit seine Markierungen auch im Gehirn, was zu Fehlregulierungen auf der „Datenautobahn“ der Gene, zum Ausfall von Nervenzellen und schließlich zum Verlust der kognitiven Leistungsfähigkeit führt.

Auch an der Alzheimer-Demenz sind epigenetische Vorgänge bzw. Mechanismen beteiligt – und deshalb ist dies ebenfalls eine Erkrankung, bei der „äußere Faktoren“ eine wichtige Rolle spielen – folglich müsste durch entsprechende Veränderungen dieser Einflussgrößen eine Reprogrammierung der Gene möglich sein.

DER PERSÖNLICHKEITSVERLUST ERFOLGT IN SCHÜBEN

Eine Alzheimer-Erkrankung kann bereits lange vor dem ersten Auftreten von Symptomen ihren Anfang genommen haben. Im Zuge der Erkrankung kommt es zum Absterben von Nervenzellen – das Gehirn schrumpft dabei unter Umständen bis auf 80 Prozent seines Normalgewichts. Der Prozess schreitet in der Regel langsam voran und kann sich durch diverse Warnsignale äußern (siehe die Tabelle auf S. 144). Zunächst stellen sich möglicherweise leichte Wortfindungs- und Gedächtnisstörungen sowie Orientierungsschwierigkeiten ein, die den erkrankten Menschen in seinem Alltag zunächst nicht beeinträchtigen. Betroffen ist in erster Linie das Kurzzeitgedächtnis – die Alzheimer-Kranken vergessen Dinge, die in der nahen und unmittelbaren Vergangenheit passiert sind. Lange Gedichte, die sie vielleicht vor vielen Jahrzehnten auswendig gelernt haben, können sie hingegen meist noch problemlos aufsagen. Zu den frühen Anzeichen der Erkrankung gehört auch ein Verlust des Geruchssinns. In der zweiten Phase der Erkrankung treten dann schon tief greifende

Persönlichkeitsveränderungen hinzu: Die Betroffenen leiden unter depressiven Verstimmungen, werden möglicherweise auch aggressiv und ziehen sich immer mehr zurück. Möglicherweise leiden sie unter Angstgefühlen oder sogar Halluzinationen. Gleichzeitig wächst der Betreuungs- und Pflegebedarf der kranken Menschen. Häufig finden sich Alzheimer-Patienten sowohl außerhalb als auch innerhalb ihrer Wohnung nicht mehr zurecht. Allerdings kann es für sie in dieser Krankheitsphase immer noch abwechselnd „klare" und „verwirrte" Tage geben.

Im dritten Stadium von Alzheimer wird oft eine Heimeinweisung unumgänglich, da den Patienten eine selbstständige Lebensführung nicht mehr möglich ist. Sie sind in dieser Phase meist schon komplett bettlägerig und müssen rund um die Uhr betreut werden.

MÖGLICHE ANZEICHEN EINER ALZHEIMER-ERKRANKUNG		
FRÜHE SYMPTOME	SPÄTER ZUSÄTZLICH AUFTRETENDE SYMPTOME	ALARM-SYMPTOME
Verlust des Geruchssinns	Antriebsarmut, Teilnahmslosigkeit	Verlust der Orientierung
Verlust des Kurzzeitgedächtnisses	Verlust des Zeitgefühls	Unfähigkeit, Familienmitglieder zu erkennen
Rasche Ermüdbarkeit	Schlafstörungen	Vornübergeneigter, schleppender Gang
Konzentrationsstörungen	Kontaktarmut, Selbstisolation	Verlust der Kontrolle über Blase und Darm
Sprachschwierigkeiten (Wortfindungsstörungen)	Stimmungsschwankungen („Affektlabilität")	Krampfanfälle
Orientierungsprobleme	Nachlassendes Interesse an Hobbys, Arbeit, Umgebung	

IN MEINEM KOPF „SCHNEIT ES"

Damit in unserem „Oberstübchen" alles problemlos klappt, sind zahlreiche Botenstoffe (Neurotransmitter) unterwegs und sorgen für die reibungslose Informationsübertragung von einer Nervenzelle zur anderen. Und die Mengen (Konzentrationen) dieser verschiedenen Botenstoffe stehen im Gleichgewicht zueinander. So setzen die Nervenzellen beispielsweise für Lern- und Gedächtnisprozesse kurzfristig Informationsübermittler frei.

Nicht so bei der Alzheimer-Erkrankung. Dort gewinnt eine dieser Überträgersubstanzen die Oberhand: Der Botenstoff Glutamat, der 70 Prozent der Nervenzellen reguliert, zieht sich nach dem Ende der Informationsübertragung nicht wieder zurück – wie bei gesunden Personen –, sondern bleibt hartnäckig dazwischen „kleben" und sorgt so für eine Art „Dauererregung" der betreffenden Nervenzellen. Diese hat ihrerseits Fehlinterpretationen und -leitungen ankommender Signale zur Folge und führt längerfristig dazu, dass die überreizten Nervenzellen zugrunde gehen.

Gleichzeitig entsteht ein Mangel an Acetylcholin, da die Nervenzellen, die diesen Stoff produzieren, vermehrt absterben. Durch dieses Missverhältnis ist die Verständigung der einzelnen Nervenzellen untereinander empfindlich gestört. Gleichzeitig kommt es zu einer Störung des Eiweißstoffwechsels und einer krankhaften Ablagerung von „Eiweißklumpen" (Amyloid-Plaques) zwischen den Nervenzellen. Diese sind in den Gehirnen von Alzheimer-Patienten nachweisbar und gelten als typische Merkmale der Erkrankung.

Zusätzlich bilden sich innerhalb der Nervenzellen zottige und verknäuelte Eiweiße und stören deren Funktion massiv. Dadurch gehen immer mehr Nervenzellen zugrunde. Auch bei gesunden Menschen wird das Amyloid als Teilstück aus einem größeren Protein herausgeschnitten, anders als bei Alzheimer-Patienten werden diese Fragmente in ihrem Gehirn jedoch zersetzt und entsorgt. Warum nun die Amyloid-Plaques – wie bei Alzheimer typisch – in gehäuftem Maß und vorzugsweise in der grauen Gehirnsubstanz abgelagert werden, ist derzeit noch ungeklärt.

Im Spätstadium der Alzheimer-Erkrankung ist das Gehirn der bzw. des Betroffenen um bis zu 80 Prozent geschrumpft.

Amyloid-Plaques und Tau-Fibrillen: Für die Alzheimer-Erkrankung typische Eiweißablagerungen zwischen und in den Nervenzellen. Lange Zeit galten diese Plaques als nicht ablösbar. Inzwischen arbeiten Wissenschaftler an einer Immuntherapie gegen die heimtückische Nervenkrankheit. In Tierversuchen ist es den Forschern gelungen, die im Gehirn „festgebackenen" Proteinfragmente mithilfe von Antikörpern zu entfernen. Ob daraus allerdings funktionsfähige Medikamente entwickelt werden können, bleibt abzuwarten.

DAS LIEGT NICHT BEI UNS IN DER FAMILIE

Selten (weniger als 2 Prozent) ist die Alzheimer-Erkrankung genetisch bedingt. Vielmehr scheinen bei ihrer Entstehung äußere Faktoren eine erhebliche Rolle zu spielen. Zu den epigenetisch relevanten Stressoren, welche die „Krankheit des Vergessens" begünstigen, zählen unter anderem das Rauchen, wiederholte Alkoholexzesse (vor allem während der Jugend), Übergewicht und bestehende Fettstoffwechselstörungen. Auch ein längerfristig bestehender Bluthochdruck erhöht die Gefahr. Wer im jungen oder mittleren Lebensalter an Diabetes mellitus (Diabetes Typ 2) erkrankt, trägt nachgewiesenermaßen ein erhöhtes Risiko für die Entwicklung einer Alzheimer-Demenz. Es stehen jedoch auch Entzündungen und viral bedingte Infektionen als Alzheimer-Auslöser unter Verdacht. Auch erhöhter oxidativer Stress macht den „grauen Zellen" zu schaffen, er wird durch eine zu große Menge aggressiver freier Radikale verursacht. Im Zuge einer vermehrten Belastung werden die empfindlichen Nervenzellen angegriffen und geschädigt. Ebenso tragen Personen, die irgendwann einmal eine Schädelverletzung erlitten haben, ein erhöhtes Erkrankungsrisiko.

Die wenigsten Fälle von Alzheimer-Erkrankungen sind erblich bedingt. Vielmehr spielen dabei die einzelnen Aspekte des persönlichen Lebensstils sowie Umwelteinflüsse eine bedeutende Rolle – das lässt sich jetzt schon mit Sicherheit sagen, auch wenn die Ursachen der Erkrankung noch nicht vollständig erforscht sind.

ALZHEIMER – DIE ZUCKERKRANKHEIT DES GEHIRNS?

Spannend ist auch die Frage, ob der Insulinstoffwechsel im Gehirn etwas mit dem Risiko der Ausbildung einer Alzheimer-Erkrankung zu tun hat. „Insulin – im Gehirn", werden Sie fragen, denn diese den Blutzucker regulierende Substanz ist doch eigentlich als Bauchspeicheldrüsen-Hormon bekannt. Tatsächlich weiß man erst seit einigen Jahren, dass Insulin auch im Gehirn gebildet wird und der Einstrom von Glukose in die Zellen dort ebenfalls – wie im übrigen Körper – über Insulinrezeptoren gesteuert wird. Schon seit Langem haben verschiedene Wissenschaftler darauf hingewiesen, dass Nervenkrankheiten zu einer Entgleisung des Zuckerstoffwechsels im Gehirn führen (können). Ergebnis: Die Nervenzellen sprechen auf das Insulin nicht mehr gut an, die „Türöffner" lassen den Zucker nicht mehr ohne Weiteres in die Nervenzellen hinein. Dadurch gelangen die Nervenzellen in den Zustand der „Unterzuckerung". Im Zuge der unzureichenden Insulinwirkung verliert das Gehirn an Power – es funktioniert nicht mehr gut. Konzentrationsstörungen, Gedächtnisverluste, depressive Verstimmungen können die Folge sein. Es fehlt an „Treibstoff" – die Energiekrise ist da. Durch diesen energetischen „Super-GAU" werden die Hirnzellen massiv geschädigt und müssen den „Glukose-Notstand" letztlich mit ihrem Leben bezahlen.

INSULINFLAUTE UND ZUCKERÜBERANGEBOT IM GEHIRN

Während die Bauchspeicheldrüse im Körper bei im Übermaß anflutendem Zucker allerdings auch vermehrt Insulin produziert und es in die Blutbahn schickt, damit die süße Substanz in die Muskelzellen eingeschleust werden kann, herrscht im Gehirn eher eine „Insulinflaute". Das hängt auch damit zusammen, dass Insulin die Blut-Hirn-Schranke nicht überwinden und daher nicht von der Bauchspeicheldrüse aus ins Gehirn transportiert werden kann. Ganz anders der Zucker, der schafft das durchaus. Und dadurch wird das Gehirn immer stärker mit Zucker überflutet, der aber nicht in die Nervenzellen gelangen kann. Im Grunde sind diese Vorgänge den Abläufen im Körper bei der Entstehung der „klassischen" Zuckerkrankheit vergleichbar, nur dass es hier eben nicht um den Blutzucker geht. Daher wird dieses krank machende Geschehen im Gehirn auch als „Typ-3-Diabetes" bezeichnet.

Einige Medizinforscher vertreten die Ansicht, die für Alzheimer typischen krankhaften Ansammlungen von „Eiweißklumpen“ (Amyloid-Plaques, Tau-Fibrillen) entstünden erst als Folge dieser Stoffwechselstörungen im Gehirn und gehörten nicht etwa zu ihren Ursachen. Denn man hat in den Frühstadien der Alzheimer-Erkrankung eine drastische Verminderung der Insulinkonzentration im Gehirn und eine Abnahme der Insulinrezeptoren auf den Nervenzellen beobachtet, was darauf hinweist, dass diese Vorgänge doch eine wesentliche Bedeutung bei der Entstehung dieser Krankheit spielen.

Zu den Risikofaktoren, die für den „Kopfdiabetes“ infrage kommen, zählt somit ein zu „süßes Leben“, das heißt eine zuckerlastige und schon von daher ungesunde Ernährung, die noch dazu mit (Un-)Mengen an schlechten Fetten (vor allem Transfettsäuren) einhergeht. Auch Stress ist „Gift“ für unsere grauen Zellen, denn dadurch wird die Insulinausschüttung im Gehirn gehemmt. Wer sich gesund und maßvoll ernährt und körperlich aktiv ist, wirkt einer Insulinresistenz und damit einer „Energiekrise“ im Gehirn entgegen. Gleichzeitig senkt man durch eine solche „hirnschützende“ Lebensweise sein Risiko für die gefürchtete Nervenerkrankung.

Natürlich sollten wir Kohlenhydrate nicht grundsätzlich von unserem Speiseplan streichen – unser Gehirn braucht sie. Aber wir sollten sie unbedingt in moderaten Mengen zu uns nehmen und vor allem auf komplexe Formen setzen, etwa auf Vollwertgetreide, Gemüse und Hülsenfrüchte. Die darin enthaltenen Kohlenhydrate haben den Vorteil, dass sie langsam abgebaut und erst nach und nach über das Blut in unser Gehirn eingeschleust werden. Die Carbs aus Gummibärchen, süßen Riegeln, Torten und Co. hingegen „zischen“ ins Blut und fördern den Insulinstress im Gehirn.

LEGEN SIE DEN SCHALTER IN IHREM GEHIRN FÜR DIE „LERNGENE“ UM

Selbst wenn der Kohlenhydratstoffwechsel bereits vor längerer Zeit in eine Schieflage geraten ist und sich die Nervenzellen schon eine ganze Weile im „Energienotstand“

befinden, ist es für die Rettung der grauen Zellen noch nicht zu spät! Offenbar können sie auch dann noch eine ganze Weile funktionieren – das haben Untersuchungen jedenfalls gezeigt. Das bietet uns die Chance, beispielsweise durch eine Verminderung der Risikofaktoren (so etwa den Abbau von Übergewicht, Verzicht auf Nikotin und Alkohol, mehr Bewegung etc.) und die Verstärkung der geistigen Aktivität dem Verschlimmerungsprozess gegenzusteuern. Genau das ermöglichen uns die epigenetischen Mechanismen. Im Tierversuch ließ sich beispielsweise zeigen, dass das Gehirn als Reaktion auf die Kombination aus Bewegung und Anregung der grauen Zellen die DNA-/Histon-Anhängsel positiv verändert.

In diesem Zusammenhang besonders wichtig scheint die sogenannte Histon-Acetylierung zu sein. Diese sorgt für ein lockeres Chromatin (DNA mit einer „Proteinverpackung") und ermöglicht damit, dass „Lerngene" abgelesen werden können. Werden die Acetyl-Anhängsel an den Histonen jedoch durch die entsprechenden Enzyme „demontiert", resultiert daraus eine enge Verschnürung des DNA-Abschnitts. Folge: Die Information bleibt unzugänglich und die geistige Leistungsfähigkeit lässt nach. Experten konnten in ihren wissenschaftlichen Untersuchungen nachweisen, dass eine Hemmung der betreffenden „Demontage-Enzyme" durch bestimmte Substanzen (Enzyminhibitoren) den Untergang der Nervenzellen aufhält bzw. verhindert und obendrein sogar deren Neubildung anregt. Derzeit werden epigenetisch wirksame Arzneimittelwirkstoffe an Alzheimer-Patienten erprobt. Diese neuartigen Medikamente zielen ab auf die Hemmung der genannten Enzyme, welche die „Lerngene" versperren, indem sie die Acetylgruppen von den Histonen „abhängen".

Zur Aktivierung der nervenschützenden Gene müssen auch Methylgruppen in ausreichender Menge vorhanden sein. Eine an Methylgruppen-Lieferanten arme Ernährung, der es beispielsweise an Folsäure oder Vitamin B_{12} mangelt, kann das Demenzrisiko erhöhen. Fachleute gehen davon aus, dass die Methylierungsreaktionen im Gehirn durch eine (zu) niedrige Konzentration von SAM (S-Adenosylmethionin) negativ beeinflusst, das heißt gedrosselt werden.

Die epigenetischen Modifizierungen in unseren Nervenzellen fließen in einem dynamischen, flexiblen und unser gesamtes Leben andauernden Prozess zusammen, der uns viele Chancen und Ansatzpunkte zu Veränderung, Regeneration und Reparatur bietet.

Als „Hirnnahrung" brauchen wir eine gesunde Kost aus einer moderaten Menge an Kohlenhydraten, viel frischem Gemüse, hochwertigem Eiweiß (qualitätvolles Fleisch, Fisch, Hülsenfrüchte) und viel Flüssigkeit. Wer zu wenig Wasser trinkt, muss mit dem Schrumpfen seiner grauen Zellen rechnen – das bedeutet, sein Gehirn altert vorzeitig. Und unseren Flüssigkeitsbedarf sollten wir keinesfalls ausschließlich mit Kaffee, sondern überwiegend mit Wasser (aber nicht aus Plastikflaschen), Kräutertees etc. decken. Wie wissenschaftliche Studien ergeben haben, können jedoch drei bis fünf Tassen Kaffee das Demenzrisiko um etwa 60 Prozent senken.

POLYPHENOLE – EIN ECHTES „BRAINFOOD"

Wir haben sie bereits in Kapitel 2 (siehe S. 44f.) kurz erwähnt, die Polyphenole, die zur Gruppe der sekundären Pflanzeninhaltsstoffe zählen und imstande sind, die epigenetischen Schalter zu betätigen. Das gelingt diesen interessanten Schutzstoffen offenbar auch in unserem Gehirn auf hervorragende Weise, denn wie zahlreiche Untersuchungen gezeigt haben, können Polyphenole dazu beitragen, dass wir auch im (hohen) Alter geistig noch fit sind.

Polyphenole hemmen die Demontage der Acetylgruppen an den Histonen und ermöglichen dadurch, dass wichtige Geninformationen abgelesen werden können. In wissenschaftlichen Studien wurde nachgewiesen, dass Polyphenole (etwa aus Beerenfrüchten) den altersbedingten Veränderungen im Hippocampus entgegenwirken und so zur Erhaltung der geistigen Leistungsfähigkeit beitragen. Eine fünf Jahre dauernde Untersuchung mit mehr als 1.300 Teilnehmern hat ergeben, dass das Risiko einer Demenz-Erkrankung für jene Personen am höchsten war, die wenig Polyphenole zu sich nahmen. Die bioaktiven Pflanzeninhaltsstoffe verbessern die

Kommunikation innerhalb der Nervenzellen und wirken dem Absterben von Nervenzellen sowie den altersbedingten negativen Veränderungen im Gehirn entgegen. Sie haben wohl sogar einen positiven Einfluss auf die Formbarkeit des Gehirns, die viel zitierte „Neuroplastizität“. Dieser Begriff bezeichnet die Fähigkeit des Gehirns, sich in seinen Funktionen veränderten Bedingungen anzupassen. Davon sind auch unsere Denk- und Lernfähigkeit berührt.

Darüber hinaus wirken sie der übermäßigen Bildung schädlicher freier Radikale entgegen, die durch eine von ihnen ausgelöste Reaktionskette zum Untergang der Nervenzellen beitragen können. Da auch entzündliche Prozesse im Gehirn als (Mit-) Verursacher der Alzheimer-Erkrankung in der Diskussion stehen, dürfte auch die antientzündliche Eigenschaft der Polyphenole für die beobachtete Schutzwirkung von Bedeutung sein.

Im Tierversuch konnte nachgewiesen werden, dass Polyphenole der für Alzheimer typischen Bildung von Amyloid-Plaques entgegenwirken. Die Schutzstoffe stecken reichlich in Früchten, Gemüse und Gewürzpflanzen. Im Rahmen einer Untersuchung mit rund 14.000 Personen jenseits des 65. Lebensjahres konnten die beteiligten Wissenschaftler Folgendes beobachten: Wer vermehrt zu „Grünzeug“ greift, also reichlich Gemüse und Obst futtert, trägt ein deutlich vermindertes Risiko für die Entwicklung einer Demenz – am stärksten ausgeprägt war diese positive Schutzwirkung bei grünem Gemüse.

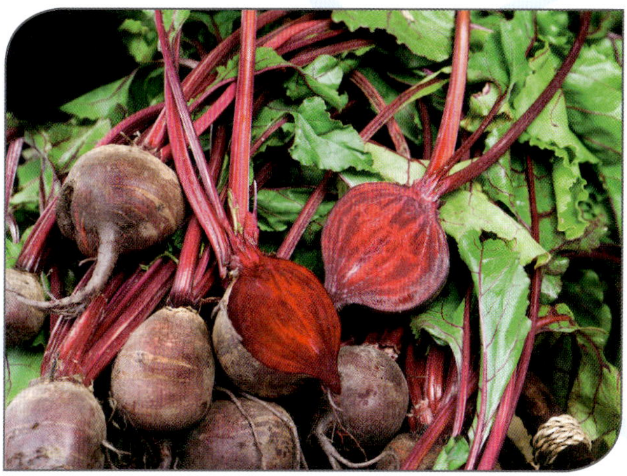

Farbenfroh – Rote Bete hat wie Grünkohl, Brokkoli und Heidelbeeren einen hohen Anteil an Polyphenolen.

Polyphenole kommen vor allem in bestimmten Früchten und Gemüsesorten vor. Einige Sorten sind hierbei besonders „hitverdächtig“: Beerenfrüchte wie etwa Heidel-, Acai-, Goji- und Aroniabeeren enthalten reichlich Polyphenole. Aber auch in den Kernen von Weintrauben, in Grünkohl, Brokkoli und Rote Bete sowie in bestimmten Gewürzpflanzen (z. B. Ingwer oder Gelbwurz/Kurkuma) stecken die gehirnschützenden sekundären Pflanzeninhaltsstoffe. Wer sich schwertut, die genannten Lebensmittel zu beschaffen, kann auf Nahrungsergänzungsmittel ausweichen, die auf Polyphenole standardisiert sind. Für eine Empfehlung können Sie mich gerne kontaktieren.

USE IT OR LOSE IT – WER SEINE GRAUEN ZELLEN NICHT TRAINIERT, MUSS MIT VERLUSTEN RECHNEN

Unser „Köpfchen“ ist kein Computer mit festgelegten Datenbanken – vielmehr kann sich das Gehirn ein Leben lang restrukturieren und erneuern. Das trifft zumindest auf den Hippocampus zu, von dem auch schon mehrfach die Rede war. Das ist jener Teil des Großhirns, der für die berühmten „kognitiven Fähigkeiten“, das Kurz- und Langzeitgedächtnis, für das Lernen, aber auch die Verarbeitung von Emotionen zuständig ist. Und auch gerade dieser Bereich des Gehirns ist hauptsächlich von den typischen Veränderungen durch die Alzheimer-Erkrankung betroffen. Interessanterweise können dort aus den vorliegenden Stammzellen tatsächlich neue Hirnzellen gebildet werden. Wenn wir unserem Gehirn neue Anreize liefern (also beispielsweise etwas Neues lernen), dann wird diese Zellneubildung angeregt. Bleiben die Lernreize aus, verkümmern die „Neuankömmlinge“ allerdings wieder.

Die geistigen Fähigkeiten und das Gedächtnis lassen nach, wenn man sie nicht schult – das wussten schon die alten Römer. Wer seine Konzentrations- und Aufnahmefähigkeit sowie sein Gedächtnis fordert, hält seine grauen Zellen auf Trab. Das kann beispielsweise durch das Erlernen einer Fremdsprache oder das Merken von Namen, Telefonnummern und Daten (etwa von Geburtstagen) geschehen. Auch Musik steigert die Hirnaktivität. Wer selbst in die Tasten greift oder über Saiten streicht, der verdoppelt die Aktivität in seinem Klein- und Großhirn. Menschen, die bereits im Kindesalter mehrere Jahre ein Instrument gespielt haben, verfügen über ein besseres Gedächtnis als diejenigen ohne eine solche musikalische Schulung.

Ganz wichtig ist die körperliche Aktivität, denn wer sich bewegt, tut gleichzeitig seinem Gehirn etwas Gutes. In einer Untersuchung mit Senioren im Alter von 60 bis 75 Jahren waren bei der Lösung geistiger Aufgaben diejenigen im Vorteil, die regelmäßig flott wandern gingen. Es gilt heute als gesichert, dass Ausdauersport (wie Walking, Radfahren, Wandern) den Datenaustausch zwischen dem Kleinhirn (das die Bewegungen steuert) und dem Großhirn (worin Bewusstsein und Gedächtnis ihren Sitz haben) fördert.

Dass Sport auch die Neubildung von Nervenzellen anregt, wurde in Untersuchungen mit Nagern nachgewiesen: Das Leben in einer anregenden Umgebung mit Laufrädern, Kletterwänden und sonstigen sportlichen Herausforderungen führte dazu, dass die Tiere deutlich mehr neue Nervenzellen gebildet hatten als jene, die in anreizarmen, kleinen Käfigen ihr Dasein fristen mussten. Außerdem kann über körperliche Aktivität Stress abgebaut werden, was sehr wesentlich ist, denn Dauerstress schädigt die grauen Zellen und verschlechtert das Merkvermögen.

Wenn Sie Ihr persönliches Alzheimer-Risiko senken wollen, sollten Sie unbedingt darauf achten, Ihr Körpergewicht einigermaßen stabil zu halten sowie körperlich und geistig aktiv zu bleiben. Tanzen Sie gerne? Dann machen Sie unbedingt weiter damit, denn bei dieser Bewegungsform werden besonders viele Hirnareale „trainiert". Unser Organismus kann auch im Alter immer noch neue Nervenzellen bilden – bleiben Sie also „neu-gierig" und nehmen Sie sich immer wieder etwas Neues vor. Das kann eine Reise, eine neue Sprache oder eine neue Bewegungsart sein. Liefern Sie Ihren Nervenzellen immer wieder „Frischfutter" in Form neuer Anregungen. Übrigens: Im Gegensatz zur herrschenden Meinung bringen „normale" Kreuzworträtsel in Wahrheit wenig. Sie sorgen allenfalls dafür, dass man Routine im Beantworten der Fragen entwickelt, stellen aber nicht wirklich eine Herausforderung für unser Gehirn dar.

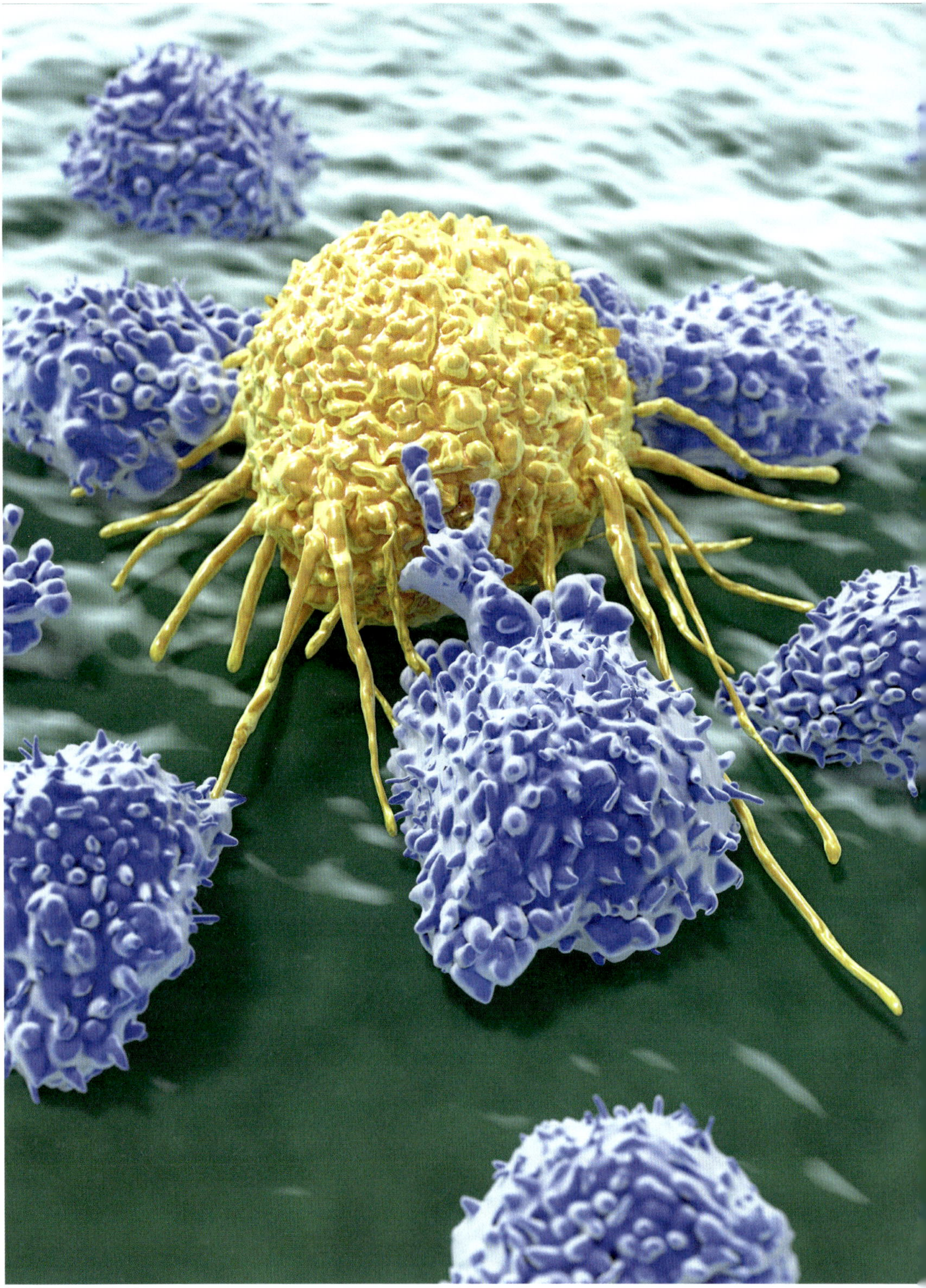

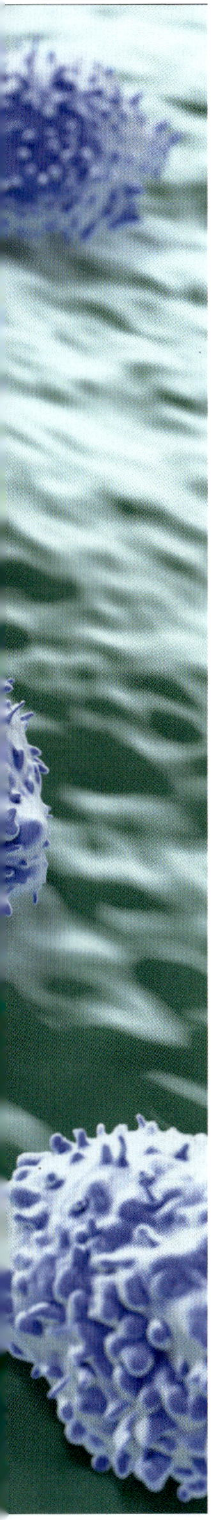

KAPITEL 8

KREBS – BRINGEN SIE IHRE SCHUTZGENE AUF TRAB!

Krebserkrankungen haben trotz einiger Fortschritte im Bereich der lebenserhaltenden Therapien ihren Schrecken nicht verloren. Einem krebsvorbeugenden Lebensstil kommt daher eine wesentliche Bedeutung zu. Die Epigenetik hat hier ein gewichtiges „Wörtchen mitzureden", denn die Programmierung der Gene durch Lebensstilfaktoren spielt bei der Entstehung der Erkrankung eine große Rolle. So können krebsauslösende Gene aktiviert und Schutzgene stillgelegt werden – beides begünstigt ein unkontrolliertes Tumorzellwachstum. Mithilfe von „Scharfmachern" in unserem Gemüse und Schutzstoffen in bestimmten Früchten und Kräutern, kombiniert mit ausreichend Bewegung, lässt sich das Risiko, an Krebs zu erkranken, deutlich mindern.

KREBS IST AUF DEM VORMARSCH

Die Anzahl der Krebserkrankungen hat sich in den vergangenen Jahrzehnten deutlich erhöht – mittlerweile geht jeder vierte Todesfall auf das Konto dieser heimtückischen Erkrankung. In Deutschland muss jährlich mit etwa 500.000 Neuerkrankungen gerechnet werden, wobei Männer häufiger betroffen sind als Frauen. Beim männlichen Geschlecht steht der Prostatakrebs ganz oben auf der Liste der am häufigsten auftretenden Krebsarten, gefolgt von Lungen- und Darmkrebs. Bei Frauen hat die Menge der Brustkrebsfälle in den vergangenen Jahren stark zugenommen, er ist sozusagen „Krebs Nummer eins". Auf den Plätzen zwei und drei dieser traurigen „Hitliste" liegen Darm- und Lungenkrebs. Deutliche Anstiege bei beiden Geschlechtern verzeichnen in den letzten zehn Jahren unter anderem folgende Krebsarten: Bauchspeicheldrüsen-, Haut-, Mundhöhlen-, Rachen- und Speiseröhrenkrebs, Leukämien und Lymphome (Tumore im Lymphgewebe).

Nach dem jüngsten Bericht der Weltgesundheitsorganisation (WHO) muss in den kommenden Jahrzehnten weiterhin mit einer deutlichen Zunahme an Krebserkrankungen gerechnet werden. Die Prognose geht sogar dahin, dass diese nach wie vor überaus heimtückische Erkrankung zur Nummer eins der Todesursachen werden wird. Derzeit sind das noch die Herz-Kreislauf-Erkrankungen. In diesem Bereich kann die Medizin allerdings auf enorme Behandlungsfortschritte verweisen, wohingegen der medizinische „Durchbruch" bei den Krebserkrankungen trotz weltweiter intensiver wissenschaftlicher Forschungen bislang noch auf sich warten lässt.

Was uns bleibt, sind Maßnahmen zur Vorbeugung gegen diese immer noch oft tödlich verlaufende Krankheit. Hierbei spielt die Epigenetik eine wesentliche Rolle. Denn mithilfe einer entsprechenden Lebensführung, zu deren Grundpfeilern eine gesunde Ernährung gehört, können wir krebsfördernde Gene buchstäblich „aushebeln" und dafür Schutzgene in ihrer Wirkung ganz „nach vorne bringen". Es lohnt sich daher, wenn Sie Ihren Alltag und Ihre Lieblingsspeisen unter diesem Aspekt einmal gründlich unter die Lupe nehmen und alles so weit wie möglich optimieren, um dadurch an den richtigen Stellen der DNA und an der Verpackung Ihres

Erbguts anzusetzen. Dazu müssen Sie aber nicht von heute auf morgen zum „Gesundheitsapostel“ werden – Verbesserungen auf diesem Gebiet gelingen auch in kleinen Schritten sehr gut.

Krebs ist hierzulande derzeit die zweithäufigste Todesursache. Noch liegen die Herz-Kreislauf-Erkrankungen auf Platz eins. Laut WHO-Prognose soll sich das allerdings ändern. Als Ursachen für den vorausberechneten Anstieg der Krebserkrankungen werden die Zunahme des Anteils alter Menschen in der Bevölkerung (demografischer Wandel), aber auch Aspekte des Lebensstils (Stichwort „Couch-Potato“) und die Ernährung genannt.

MIT DEM ALTER KOMMT LEIDER AUCH HÄUFIG DER KREBS

Krebs ist in den seltensten Fällen erblich bedingt, man geht davon aus, dass der „genetische Anteil“ an der Gesamtheit der Krebserkrankungen bei nur etwa 5 bis 8 Prozent liegt. Damit wird deutlich, dass es hauptsächlich äußere Faktoren sind, die dieser schrecklichen, sich fast schon epidemisch ausbreitenden Erkrankung „den Boden“ in uns bereiten. Das Alter spielt hierbei eine wesentliche Rolle, denn mit zunehmenden Lebensjahren häufen sich epigenetische Fehlprogrammierungen unseres Erbguts an. Während wir allmählich „in die Jahre kommen“, werden immer mehr falsche „Lesezeichen“ an unserem Erbgut gesetzt. So lässt beispielsweise die Wachsamkeit unseres Immunsystems nach. Folglich kann diese „Sicherheitspolizei“ Tumorzellen, wie sie tagtäglich in unserem Körper gebildet werden, nicht mehr in ausreichendem Maß erkennen und entsorgen.

Und leider nimmt auch die Reparaturfähigkeit unserer Zellen ab. An der DNA entstehende Fehler (Mutationen) werden nicht mehr rechtzeitig repariert, bevor sich die betroffene Zelle teilt, und so kann sie die Schäden an ihre Tochterzellen weitergeben. Auch die Entgiftungsenzyme werden träge und erfüllen ihre Aufgaben nicht mehr umfassend.

Insofern ist das Alter schon als solches ein wesentlicher Risikofaktor für die Entwicklung dieser bösartigen Zellwucherungen, auch wenn wir längst alle auch immer mehr jüngere Menschen kennen, die ebenfalls mit einer Krebserkrankung zu kämpfen haben. Das zeigt uns aber auch, dass nicht nur die altersbedingten Schwächen unseres Körpers, das Nachlassen seiner Funktionen, für die Entstehung von Krebstumoren verantwortlich gemacht werden können.

BEI KREBS SPIELEN MEHRERE URSACHEN ZUSAMMEN

Tatsächlich ist Krebs eine „multifaktorielle“ Erkrankung, was bedeutet, dass eben viele Ursachen für seine Entstehung infrage kommen. Wichtigste Einflussgröße ist hier zweifelsfrei die Ernährung. Ihr Anteil an der Entstehung von Krebs liegt bei geschätzten 40 Prozent! Laut den Daten des Weltkrebsforschungsfonds (World Cancer Research Fund International, kurz WCRF) könnten allein in Deutschland durch die richtige Ernährung jährlich 132.000 Fälle von Krebserkrankungen – also etwa jeder vierte (!) – verhindert werden. (Auf die krebsvorbeugend wirksame Ernährung gehe ich weiter unten noch sehr ausführlich ein.)

Des Weiteren soll natürlich auch das Rauchen mindestens einen Teil der Hauptschuld an der Entwicklung eines bösartigen Krebstumors tragen. Auch zu viel Alkohol steht als „Mitverursacher“ unter Verdacht, wobei sich die Giftwirkungen der Zigaretteninhaltsstoffe und des alkoholischen „Seelentrösters“ bei gleichzeitiger Zufuhr im Körper gegenseitig noch verstärken. Wer deutlich zu viele Pfunde mit sich herumschleppt, gefährdet sich ebenfalls selbst, denn Übergewicht ist ein eindeutiger Risikofaktor für bestimmte Krebserkrankungen wie etwa Darm-, Brust-, Gebärmutter-, Nieren-, Bauchspeicheldrüsen- und Speiseröhrenkrebs. Vor allem die „Rettungsringe“ um die Taille, das Bauchfett (Viszeralfett) sind hierbei von Bedeutung. Denn wenn sich Fett um die inneren Organe einlagert, beginnen im Körper immer mehr Entzündungen zu „köcheln“, die ihrerseits wieder den Tumorzellen das passende Milieu bereiten. Laut einer amerikanischen Studie steht – bei Nichtrauchern – jede siebte Krebserkrankung bei Männern und jede fünfte bei den Frauen mit einem zu hohen Körpergewicht bzw. Körperfettanteil in Zusammenhang.

Umweltgifte tragen zur Entstehung von Krebs bei – so etwa polyzyklische aromatische Kohlenwasserstoffe (Fahrzeug- und Industrieabgase), Schwermetalle (Nahrung, Zahnmetalle), Benzol (Fahrzeugabgase) und die „Xenoestrogene". Das sind Umweltgifte (synthetisch hergestellte chemische Verbindungen mit estrogenähnlicher Wirkung), die aufgrund ihrer hormonähnlichen Struktur an den körpereigenen „Andockstationen" für Hormone (Rezeptoren) umgesetzt werden können. Dadurch wird die Balance des körpereigenen Hormonhaushalts empfindlich gestört. Diese „Umwelthormone" stecken unter anderem in Lebensmittelverpackungen (Bisphenole), Kosmetika (Parabene), aber auch in unserer Nahrung (Pestizide, Organoschwermetalle). Sie besitzen nicht nur ein hohes krebsförderndes Potenzial, sondern stehen auch stark unter Verdacht, Fruchtbarkeitsstörungen hervorzurufen.

Und zu guter Letzt sind bei der Entstehung von Tumorerkrankungen nicht selten auch Viren mit von der Partie. So gibt es beispielsweise krebsauslösende Viren wie die Papillomaviren, die für die Entstehung von Gebärmutterhalskrebs infrage kommen, oder das Epstein-Barr-Virus, das möglicherweise die Entwicklung von Lymphomen begünstigt. Auch Umweltgifte (Luftschadstoffe, Weichmacher, sogenannte Phthalate, Schwermetalle etc.) und Strahlung (UV- und Röntgenstrahlung) gehören zu den „Krebsförderern".

Ob psychische Probleme, Labilität oder Störungen und Stress offiziell als Risikofaktoren gelten können, ist bislang noch immer nicht eindeutig geklärt. Allerdings wissen wir ja inzwischen, dass sich solche Beeinträchtigungen doch ganz kräftig an den „Stellschrauben" oder „Schaltern" der Gene „zu schaffen machen". Insofern steht zu befürchten, dass seelische Belastungen und eine negative „Work-Life-Balance" ebenfalls auf die Steuerung von Genen einwirken, das heißt, Gene aktivieren oder stilllegen können.

ENTZÜNDUNGEN UND OXIDATIVER STRESS FÖRDERN KREBSERKRANKUNGEN

Ob Rauchen, Alkohol, Umweltgifte, Strahlung (UV-, Röntgen-, elektromagnetische Strahlung), Viren oder (starkes) Übergewicht – viele dieser Risikofaktoren wirken jeder für sich auf verschiedene Arten als Zellgifte, *ein* schädlicher Effekt ist ihnen jedoch gemeinsam: Sie lösen im Körper unbemerkt bleibende, nicht sichtbare Entzündungen aus – und diese können, wenn sie über längere Zeit bestehen, zur großen Gefahr für unsere Gesundheit werden. (Darauf habe ich bereits an einigen Stellen dieses Buchs hingewiesen.) Aber wie unterstützen Entzündungen die Tumorzellen? Ganz einfach, indem sie den Krebszellen das Überleben erleichtern. Dies geschieht in mehrfacher Weise: Zum einen sorgen die Entzündungen dafür, dass sich die entarteten Zellen tarnen und so der Aufmerksamkeit und dem Zugriff des Immunsystems entziehen können. Weiterhin wirken Entzündungen dem „Selbstmordprogramm" der Tumorzellen (Apoptose, „programmierter Zelltod") entgegen und schließlich verbessern die „Brandherde" im Körper auch noch die Nährstoffzufuhr für die Krebszellen. Denn um überhaupt überleben zu können, muss der Zellhaufen durch das Sprießenlassen neuer Blutgefäße aus bereits vorhandenen seinen Anschluss an das große Blutgefäßsystem schaffen, um sich darüber mit Nährstoffen aus der Blutbahn versorgen zu können. Diesen Prozess bezeichnet man als Angiogenese (Gefäßentstehung). Entzündungen fördern die Bildung dieser zusätzlichen Blutgefäße. Sie bereiten somit dem Tumor „das Bett", wie ich es bereits in meinem Buch *Entzündungen. Die heimlichen Killer* formuliert habe.

Eine weitere Gemeinsamkeit der oben aufgezählten Risikofaktoren besteht darin, dass unter ihrem Einfluss vermehrt sogenannte freie Radikale (Molekülteile, an deren Bruchstelle ein Atom mit einem ungepaarten Elektron sitzt) gebildet werden – also auch und in besonders hohem Maß im Zuge entzündlicher Erkrankungen. Die aggressiven freien Radikale verursachen den berüchtigten „oxidativen Stress", das heißt, sie beschleunigen den Alterungsprozess, indem sie über eine Kettenreaktion wichtige Zellbestandteile wie etwa Proteine, Fette oder aber auch die DNA selbst, unser Erbgut, attackieren und schädigen. Außerdem kann oxidativer Stress auch Mutationen fördern.

MÖGLICHE URSACHEN FÜR DIE ENTSTEHUNG VON KREBSERKRANKUNGEN		
Alter	Ernährung	Rauchen
Übergewicht	Bewegungsmangel	Mikroorganismen (Viren, Bakterien)
UV-Strahlung	Röntgenstrahlung	Umweltgifte
Entzündungen	Oxidativer Stress	

KREBS IST EINE EPIGENETISCH BEDINGTE ERKRANKUNG

Kennzeichen bösartiger Tumorerkrankungen ist ein hemmungloses, unkontrolliertes Wachstum entarteter Zellen. Wir besitzen inzwischen genügend Hinweise darauf, dass das Wachstum dieser fehlgeleiteten Zellen über die Genexpression erfolgt. So haben wissenschaftliche Untersuchungen gezeigt, dass über die Hälfte der am Krebsgeschehen beteiligten Genveränderungen durch epigenetische Mechanismen und nicht durch Mutationen verursacht sind. Es ist also auch bei Krebs von entscheidendem Einfluss, welche Gene angeschaltet bzw. stillgelegt sind.

Grundsätzlich können in unserem Körper – einfach ausgedrückt – sowohl krebsauslösende als auch krebshemmende Gene vorkommen. Tumorgene (sogenannte Onkogene, „Krebs-Gene") besitzen die Fähigkeit, normale Zellen in Krebszellen umzuwandeln. Das schaffen sie beispielsweise dadurch, dass ihre Reaktionsprodukte (bestimmte Proteine) das Wachstum der veränderten Zellen vorantreiben oder Kontrollgene einfach „schachmatt setzen". Inzwischen sind bereits mehr als 550 Onkogene bekannt. Gleichzeitig verfügt unser Körper in der Regel über Schutzgene („Tumorsuppressor-Gene"), die „Wächterproteine" herstellen. Diese machen sich auf die Suche nach entarteten Zellen und vernichten sie. Idealerweise sollten im Körper möglichst wenig Onkogene aktiv sein und die Tumorsuppressor-Gene

(„Tumorunterdrückungsgene") dafür umso aktiver. Dann tut sich unser Immunsystem leicht. Gewinnen die Onkogene jedoch die Überhand, sieht es schlecht aus für unsere Gesundheit. Welche Gensequenzen nun durch Verklebung durch zu viele Methylanhängsel „zugesperrt" werden und welche DNA-Stücke zugänglich sind, wird zu einem wesentlichen Teil durch die epigenetischen „Schalter" (mit)bestimmt.

DIE WÄCHTERGENE SIND VERPLOMBT

Krebszellen weisen häufig „Fehlmethylierungen" der DNA und Abweichungen an den Histonen auf. Sie erinnern sich: Zu viele Methylanhängsel an der DNA „verplomben" Geninhalte. Dasselbe gilt für die Histone – nur wenn die dort anhängenden Acetylgruppen auch an diesem Einweiß hängen bleiben, ist die Verschnürung locker und leicht zu lesen. Ebenso ist die „Müll-DNA", der dritte epigenetische Regler, bei Tumorzellen verändert.

Zwar ist vieles im Bereich der Tumorerkrankungen und der Epigenetik bislang noch nicht hinreichend geklärt, doch die Ergebnisse einer Reihe von Forschungsarbeiten weisen auf eine „Versiegelung" wichtiger Gensequenzen hin, die bei der Krebsentstehung eine Rolle spielen. So sind durch das Anbringen zu vieler Methylgruppen an der DNA bestimmte Genabschnitte betroffen wie z. B. Reparaturgene oder auch Gene, welche die Entwicklung der Zelle und das Zellwachstum kontrollieren, sowie Gene, die entartete Zellen in die Apoptose (in den programmierten Zelltod) schicken. Auch die schützenden Tumorsuppressor-Gene können versiegelt sein.

Wie Wissenschaftler festgestellt haben, ist es wichtig, dass auch bei den Histonen bestimmte Bereiche durch das Verbleiben der dort anhängenden Acetylgruppen offen gehalten werden. Enzyme, die den Histonen diese Anhängsel „rauben" und dadurch die Verpackung quasi enger schnüren, sind in Krebszellen gehäuft enthalten. Dadurch werden wesentliche Schutzgene ebenfalls verplombt, und folglich fehlen dem Organismus die von ihnen produzierten Eiweiße mit krebsschützenden Eigenschaften. Forscher bemühen sich bereits intensiv darum, Wirkstoffe zu finden, die der übermäßigen DNA-Methylierung der wichtigen Gene entgegensteuern.

Ebenso sind Substanzen in der Erprobung bzw. wird ein Teil auch bereits in der Krebstherapie eingesetzt, die verhindern, dass die Acetylanhängsel an den Histonen „abgehängt“ werden und damit ebenfalls die Information wichtiger Schutzgene zugänglich bzw. „ablesbar“ halten. Der Angriff auf Tumorzellen mit epigenetischen Mitteln ist ein vielversprechender neuer Zweig in der Arzneimittelforschung auf dem Gebiet der Krebsbekämpfung.

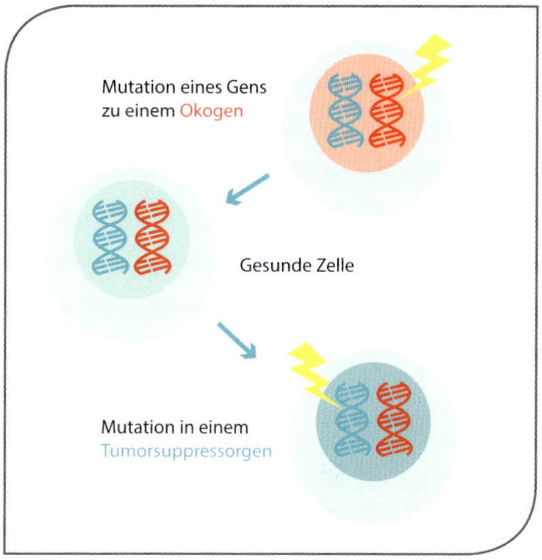

Tumorsuppressor-Gene schützen vor dem Krebswachstum und Onkogene („Krebsgene“) fördern dieses.

SCHACH DEM KREBS MIT DER RICHTIGEN ERNÄHRUNG

Die Entstehung einer Krebserkrankung ist ein komplexer, mehrstufiger Prozess. Bis sich aus veränderten, wild wachsenden und wuchernden Zellen ein nachweisbarer Tumor entwickelt, können Jahre oder gar Jahrzehnte vergehen. Diese lange Zeitstrecke eröffnet uns die Chance, durch eine Veränderung unseres Lebensstils (etwa durch den Verzicht auf Nikotin und zu viel Alkohol, den Abbau von Übergewicht) und ein Überdenken bzw. die geeignete Veränderung unserer Ernährungsgewohnheiten der verhängnisvollen Entwicklung entgegenzusteuern und sie gewissermaßen im Vorfeld zu verhindern.

Woraus besteht sie denn nun, die krebsvorbeugende Kost? Worauf sollten wir achten? Vielleicht fangen wir mit den „Flops“ an, also mit den Lebensmitteln, deren Mengen Sie unbedingt einschränken oder die Sie besser ganz meiden sollten. Generell empfehle ich Ihnen, sich nicht allzu häufig Fertiggerichte auf den Teller zu packen. Bereiten Sie Ihre Mahlzeiten am besten immer selbst zu oder wenigstens so oft wie möglich. Zu den Nahrungsmitteln, die Krebs begünstigen können, zählen beispielsweise gesalzene und gepökelte Lebensmittel (wie in Salz eingelegtes Fleisch, Wurstwaren). Aber auch schlechte Fette (etwa in Wurst, Käse, Bratfett, Soßen etc.) lassen die Gefahr für die Entstehung von Krebs (z. B. Darm-, Brust-, Gebärmutter- und Prostatakrebs) ansteigen. Wer zu oft rotes Fleisch (z. B. Schweine-, Rind-, Lamm- oder Wildfleisch) verzehrt, trägt ein höheres Risiko für bösartige Tumore (z. B. im Darm).

Ja was sollen wir denn dann essen? Gemüse, Gemüse und nochmals Gemüse – und Obst! Anders kann ich das kaum ausdrücken, denn in der Zwischenzeit haben zahlreiche wissenschaftliche Studien eindeutige Hinweise darauf erbracht, dass eine pflanzenbetonte Kost mit einem hohen Anteil an Grünzeug krebsschützend wirksam ist. Wer bei Gemüse reichlich zulangt, kann sein Krebsrisiko – im Vergleich zu den „Gemüseverächtern" – um 50 bis 80 Prozent vermindern! Das haben sehr viele der Studien, die speziell zu dieser Fragestellung durchgeführt wurden, gezeigt. Dass nicht alle diese Untersuchungen zu demselben Ergebnis gelangten, könnte unter anderem auch damit zu tun haben, dass nicht alle Gemüse dieselbe Schutzwirkung entfalten bzw. einzelne Sorten in Sachen Krebsschutz besonders „hitverdächtig" sind. Darauf komme ich im nächsten Abschnitt noch zu sprechen.

Auch zu den süßen Früchtchen kann ich nur immer wieder eines sagen: Obst ist nicht gleich Obst. Die obersten Plätze der Rangliste belegen vor allem Beerenfrüchte (Heidel-, Him-, Johannis- und Holunderbeeren, Sanddorn). Zitrusfrüchte und Äpfel sind ebenfalls zu empfehlen – vorausgesetzt, sie sind nicht zu süß. Bei Fetten achten Sie unbedingt auf die Qualität, verzehren Sie nur „gute Fette" – insbesondere Omega-3-Fettsäuren, wie sie beispielsweise in Kaltwasserfisch und in manchen Pflanzenölen vorkommen.

Milchprodukte sollten möglichst immer aus Milch von Weidekühen (reich an Omega-3-Fettsäuren) hergestellt sein und darmfreundliche Bakterien (probiotische Keime) enthalten. Denn die „guten" Darmkeime leisten einen wertvollen Beitrag beim Schutz vor Darmkrebs. Hier ist auch die ausreichende Aufnahme von Ballaststoffen von Bedeutung, denn die Faserstoffe sorgen dafür, dass der Speisebrei nicht zu lange im Verdauungsapparat „herumhängt", sie binden Gifte und krebserrregende Stoffwechselprodukte im Darm, födern das Wachstum der darmfreundlichen Bakterien und wirken Entzündungen entgegen.

KREBSVORBEUGENDE ERNÄHRUNG: TOPS UND FLOPS UNTER DEN LEBENSMITTELN

TOPS	FLOPS
Gemüse, Obst (die säuerlichen Sorten)	Fertiggerichte, verarbeitete („prozessierte") Lebensmittel, Fast Food, Junkfood
Vollwertgetreide	Gesalzene, gepökelte Lebensmittel
Hülsenfrüchte	Rotes Fleisch, Wurst
Kaltwasserfisch (z. B. Hering, Wildlachs)	Stark gegrilltes Fleisch
Bestimmte Pflanzenöle (z. B. Lein-, Raps- und Kokosöl)	Süßigkeiten, Limonaden, stark gezuckerte Lebensmittel
Nüsse	Ballastoff- und vitalstoffarme Lebensmittel (z. B. Weißmehlprodukte)
Gesäuerte Milchprodukte (z. B. Naturjoghurt, Kefir)	

GRÜNES GEMÜSE UND ZWIEBELGEWÄCHSE FÜHREN DIE HITLISTE AN

In groß angelegten Studien wurde die Krebsschutzwirkung verschiedener pflanzlicher Lebensmittel genau unter die Lupe genommen. Man wählte 40 Gemüse- und Salatsorten aus, die auf der Grundlage vorhergehender Beobachtungen und Untersuchungen als „Lebensmittel mit krebshemmender Wirkung" eingestuft worden waren. Ganz vorne rangieren, auf der Basis der vorliegenden Ergebnisse, Zwiebelgewächse (Knoblauch, Zwiebel) und grüne Gemüsesorten (vor allem verschiedene Kohlarten). Wie eine Untersuchung mit 1.230 Männern im Alter von 40 bis 64 Jahren ergab, waren diejenigen am seltensten an Prostatakrebs erkrankt, zu deren reichlich verzehrten Lieblingsgemüsen Weiß-, Grün-, Rot-, Blumen- und Rosenkohl gehörten. Auch der Brokkoli zählt zu den Hoffnungsträgern. Auf dieser Liste der mutmaßlich krebshemmenden Pflanzen stehen auch Möhren und Nachtschattengewächse wie etwa Tomaten, Auberginen und Paprika. Diese sind reich an Carotinoiden und Polyphenolen, die als natürliche Radikalfänger (Antioxidantien) fungieren.

Auch Hülsenfrüchte (z. B. Bohnen, Erbsen, Linsen) gelten als krebshemmende Gemüsesorten. Sie liefern nicht nur wertvolle Ballaststoffe, sondern enthalten auch „seifenartige" Stoffe (Saponine), die wie ein natürliches Antibiotikum gegen Infektionen (Entzündungen!) wirken. Zudem binden sie giftige Gallensäuren und können dadurch das Darmkrebsrisiko senken.

Eine gesunde, pflanzenbetonte Kost ist vor allem auch nach einer überstandenen Krebserkrankung wichtig. Eine Auswertung des Deutschen Instituts für Ernährungsforschung hat Folgendes ergeben: Wer sich ungesund ernährt, trägt gegenüber jenen, die viel Gemüse, gute Fette (Omega-3-Fettsäuren) und vermehrt Ballaststoffe zu sich nehmen, ein deutlich höheres Risiko dafür, dass der Krebs zurückkehrt, und ein bis zu 50 Prozent höheres Risiko, vorzeitig zu sterben. Ein erhöhter Alkoholkonsum (höchstens z. B. ein Achtel Wein am Abend und nicht täglich) sollte für Krebspatienten ebenfalls tabu sein, denn auch dadurch steigt das Sterberisiko an.

GLUCOSINOLATE: SCHARFMACHER MIT EPIGENETISCHER KONTROLLFUNKTION

Sie sorgen dafür, dass beispielsweise Kresse, Radieschen, Brokkoli, Weißkohl, Kohlrabi & Co. würzig und scharf schmecken – schwefelhaltige bioaktive Pflanzeninhaltsstoffe, die unter dem Namen Glucosinolate (Senfölglycoside) bekannt sind. In der freien Natur schützen sich die Pflanzen mithilfe der Scharfmacher vor dem

Befall durch Insekten, Bakterien, Viren oder Pilze – ein ausgeklügeltes Konzept. Aber was nutzen uns diese Substanzen? Wenn wir die oben genannten Gemüsesorten essen, bildet unser Körper daraus auf enzymatischem Weg Reaktionsprodukte, die es in sich haben: Senfölglycoside (Isothiocyanate, Sulfurophane). Diese wirken Infektionen entgegen, unterstützen die körpereigene Entgiftung und bremsen Tumorzellen aus. Es konnte nachgewiesen werden, dass die aus den Scharfmachern gebildeten Substanzen in bestimmten Schutzgenen Enzyme hemmen (sogenannte Histon-Deacetylasen), welche die Histone negativ verändern („versiegeln"), indem sie die Acetyl-Anhängsel der Histone demontieren. Dadurch, dass das „Abhängen" von Acetylgruppen verhindert wird, bleibt das Erbgut zugänglich, und so können beispielsweise Tumorsupressor-Gene (DNA-Stücke, die vor Krebs schützen) abgelesen werden.

Auch andere Schwefelverbindungen machen positiv von sich reden: Diallylsulfide, die beispielsweise in Zwiebeln, Knoblauch und Lauch stecken und für den typischen Geruch und Geschmack der Lauchgewächse verantwortlich sind. Sie wirken nicht nur gegen Vampire, sondern auch gegen bakteriell oder viral bedingte Infektionen und Entzündungen. Sie aktivieren wichtige Immungene, fördern die Aktivität entgiftender Enzyme und fangen zellschädliche freie Radikale ab. Diallylsulfide besitzen zudem tumorhemmende Eigenschaften. Vergleichende Beobachtungen haben gezeigt, dass Angehörige von Völkern, die Knoblauch & Co. lieben, seltener an Magenkrebs erkranken. Wie Tierversuche ergaben, lässt sich auch das Wachstum verschiedener anderer Tumorzellarten (z. B. Brust-, Blasen- und Darmkrebs) mithilfe der Diallylsulfide hemmen.

Bei der Zubereitung von Brokkoli und Kohl sollten Sie darauf achten, das Gemüse ja nicht zu stark zu kochen bzw. gar zu verkochen, denn in diesem Fall wird auch das Enzym zerstört, das aus den schärfenden Inhaltsstoffen (Glucosinolate) die gesundheitsfördernden Reaktionsprodukte entstehen lässt. Gemüse, das zu stark und zu lange erhitzt wurde, bringt Ihnen für die Genregulation nichts mehr. Daher sollten Sie Brokkoli & Co. ruhig hin und wieder einmal roh genießen.

POLYPHENOLE – „WECKRUFE" FÜR DIE SCHUTZGENE

Polyphenole haben viele positive Wirkungen. Ich hatte Ihnen diese Gruppe der sekundären Pflanzeninhaltsstoffe ja bereits vorgestellt (siehe S.150ff.). Sie tragen beispielsweise zum Schutz unserer Blutgefäße bei, stärken das Immunsystem, wirken Infektionen entgegen, bilden ein Bollwerk gegen schädliche freie Radikale, die täglich unsere Zellen angreifen, und schützen unsere Nervenzellen vor Alterungserscheinungen.

Von Bedeutung für die Krebsabwehr dürften folgende Eigenschaften dieser Gruppe bioaktiver Pflanzeninhaltsstoffe sein: Sie wirken entgiftend, binden krebserregende Stoffe und fördern den programmierten Zelltod von Tumorzellen (Apoptose).

Auch im Kampf gegen Entzündungen können diese bioaktiven Pflanzeninhaltsstoffe punkten: Sie schalten Gene ab, die zu Entzündungsreaktionen beitragen, und steuern damit der Ausbreitung der „Brandherde" entgegen. Sie sind an der epigenetischen Programmierung unseres Erbguts beteiligt, was sicher von wesentlichem Einfluss auf die hier aufgezählten vielfältig positiven Effekte sein dürfte.

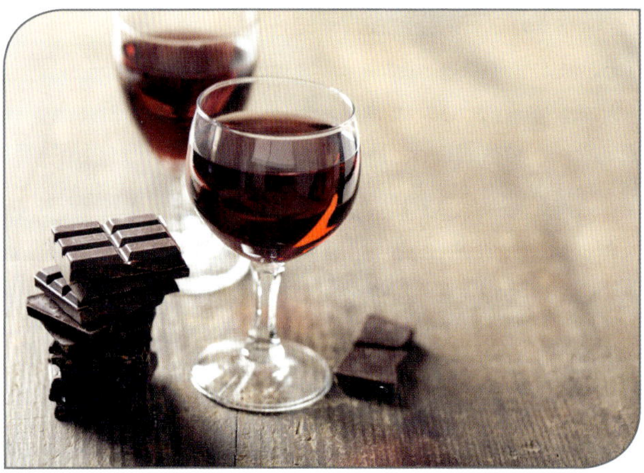

Gesunde Polyphenole stecken auch in dunkler Schokolade und in Rotwein.

Tatsächlich konnte wissenschaftlich nachgewiesen werden, dass diese bioaktiven Pflanzeninhaltsstoffe an allen drei epigenetischen Schaltern „drehen": Sie sind am Festkleben von DNA-Anhängseln und an der lockeren Verpackung der Histone beteiligt und treten auch in Wechselwirkung mit der „Müll-DNA", die letztlich immer noch die Umsetzung bereits abgelesener Genabschnitte in die entsprechenden Eiweißbausteine (Genexpression) verhindern kann. Allem Anschein nach sperren die Polyphenole unter anderem krebsauslösende DNA-Stücke (Onkogene) zu und aktivieren Gene, die Tumore bekämpfen helfen (Tumorsuppressor-Gene). Zudem bremsen die Pflanzenstoffe Entzündungsgene aus und senken damit das Risiko für die bereits genannten entzündungsbedingten Erkrankungen.

Polyphenole sind, wie bereits erwähnt, in Früchten (vor allem in Beerenfrüchten, Zitrusfrüchten, alten Apfelsorten), in Grüntee sowie in Gewürzpflanzen (z. B. Ingwer, Kurkuma) und in Kräutern reichlich vorhanden. Sie stecken aber auch in Kaffee, in der *dunklen* Schokolade und in Rotwein.

KRÄUTER – EPIGENETISCH WIRKSAME GEHEIMWAFFEN

„Spice up your genes" („Pepp deine Gene auf") ist eine in den USA inzwischen bekannte Redewendung. Kräuter und Gewürzpflanzen sind in der Tat Naturschätze für unsere Gesundheit – vor allem auch, wenn es um Krebserkrankungen geht. In Rosmarin, Oregano, Majoran, Basilikum und anderen krautigen Pflanzen und Gewürzen konnten bislang insgesamt etwa 180 Inhaltsstoffe mit gesundheitsfördernder Wirkung nachgewiesen werden. Kräuter wirken antimikrobiell und antiviral, unterstützen die Entgiftung, hemmen Entzündungen, bekämpfen freie Radikale und steuern der Tumorbildung entgegen. Sie spielen mit im Orchester der „epigenetischen Instrumente". So konnten Wissenschaftler auch einen positiven Einfluss von Kräutern auf die DNA-Methylierung feststellen, das gilt insbesondere für Rosmarin. Die darin enthaltenen natürlichen Antioxidantien Carnosol und Rosmarinsäure aktivieren Gene, welche die Apoptose von Krebszellen fördern.

Auch auf Kardamom, Zimt und Kümmel können wir in dieser Hinsicht bauen: Sie wirken, so konnte zumindest im Tierversuch gezeigt werden, den durch Umweltgifte verursachten Veränderungen an den Stellschrauben am Erbgut entgegen, unterstützen DNA-Reparaturmechanismen und schützen die DNA vor Schäden durch toxische Belastungen. Zimt ist reich an Terpenen. Diese bioaktiven Pflanzeninhaltsstoffe bekämpfen Infektionen mit Bakterien und Parasiten, schützen die Leber und haben zudem krebshemmende Eigenschaften. Denn sie behindern die Angiogenese, die Entstehung neuer Blutgefäße, womit sich die Tumore an den großen Blutkreislauf anschließen, und blockieren dadurch die Nährstoffversorgung der Krebszellen. Außerdem begünstigen sie den programmierten Zelltod von Tumorzellen.

Auch Ingwer „spricht mit unseren Genen". Die Wurzelstöcke sind reich an bioaktiven Pflanzeninhaltsstoffen, z. B. Gingerolen, sie bringen die Schärfe in die Knollen, drosseln Entzündungsgene und bilden ein Bollwerk im Kampf gegen freie Radikale. Untersuchungen im Zusammenhang mit den verschiedensten Tumorzelllinien (z. B. Lungen-, Gebärmutter-, Haut-, Darm- und Leberkrebszellen) haben gezeigt, dass die wärmenden „heißen" Knollen Gene „anschalten", deren Reaktionsprodukte Krebszellen den Garaus machen.

Das schmeckt Krebszellen gar nicht: Verwenden Sie in der Küche reichlich Kräuter und Gewürze – vor allem auch Ingwer, Sie werden sich wundern, die scharfe Knolle macht sich nicht nur hervorragend in asiatischen Gerichten, sondern ist ungeheuer vielseitig verwendbar, auch als Tee! Mit Kräutermischungen kann man wunderbar Salz als Würzmittel ersetzen und tut gleichzeitig etwas in Sachen Krebsschutz.

GRÜNTEE AKTIVIERT KREBSHEMMENDE GENE

Was ist an Grüntee anders als an Schwarztee? Eine ganze Menge. Da wäre schon einmal der Herstellungsprozess: Für den Schwarztee werden die vom Teestrauch gepflückten Blätter durch die darin enthaltenen Enzyme fermentiert, wodurch sie sich schwarz färben. Für den Grüntee hingegen bleiben die Teeblätter unfermentiert, in diesem Fall deaktiviert man die Enzyme durch kurzzeitiges hohes Erhitzen, dadurch behalten die Blätter ihre grüne Farbe. Grüntee und Schwarztee unterscheiden sich aber auch hinsichtlich ihrer Inhaltsstoffe: So hat der Grüntee einen weitaus höheren Gehalt an Catechinen (z. B. Epigallocatechingallate), Antioxidantien, die zu den Polyphenolen, genauer gesagt zu den Flavonoiden, gehören. Auch diese

Substanzen beeinflussen die Genregulation. Zur möglichen krebshemmenden Wirkung von Grüntee haben wir aus Laboruntersuchungen und Tierexperimenten eine Reihe von Hinweisen erhalten. In wissenschaftlichen Studien konnte gezeigt werden, dass die Grüntee-Polyphenole Enzyme „ausbremsen“, die Methylgruppen an die DNA krebshemmender Gene hängen und sie somit verriegeln. Werden diese Enzyme jedoch blockiert, können die Krebsschutzgene aktiv bleiben bzw. lässt sich ihre Information wieder freilegen. Auch an den Histonen (den „DNA-Wickelspulen“) machen sich die Epigallocatechingallate äußerst nützlich, indem sie die Verpackung locker halten, sodass Schutzgene abgelesen und in Schutzproteine umgesetzt werden können. Dies ließ sich im Labor beispielsweise an menschlichen Prostatakrebs- und Hautkrebszellen zeigen. Außerdem beeinflusst Grüntee offenbar diejenigen Gene positiv, die das Körpergewicht regulieren. So ergab beispielsweise eine Studie mit übergewichtigen Japanern bei den „Vielteetrinkern“ eine Reduktion des Bauchfetts und eine Gewichtsabnahme im Vergleich zur Kontrollgruppe, deren Mitglieder deutlich weniger von diesen wertvollen Polyphenolen aufnahmen.

Auch das in Grüntee enthaltene Theophyllin ist epigenetisch aktiv. Dieser Naturstoff hebelt Gene aus, die Entzündungen fördern, und begünstigt das Ankleben von Acetylgruppen an die Histone schutzwirksamer Gene. Dadurch können deren Informationen in die entsprechenden Reaktionsprodukte umgewandelt werden.

Grüntee ist ein epigenetisch wirksames Getränk mit vielfältigen positiven Wirkungen auf unsere Gesundheit. Die empfehlenswerte Trinkmenge liegt bei vier bis fünf Tassen pro Tag.

SOJA – EINE EPIGENETISCH AKTIVE HÜLSENFRUCHT

Die Sojabohne ist vor allem für ihren relativ hohen Proteingehalt (etwa 35 Prozent) und die in ihr steckenden sekundären Pflanzeninhaltsstoffe aus der Gruppe der Phytoestrogene (griech. *phyton* = Pflanze) bekannt. Zu den Vertretern dieser Pflanzenhormone gehören unter anderem die Isoflavone, dazu zählt etwa das Genistein, das auch im Rotklee vorkommt. Phytoestrogene können unseren Hormonhaushalt sanft modulieren und ausgleichen. Inzwischen deuten auch Hinweise aus wissenschaftlichen Studien darauf hin, dass Genistein die Zellen epigenetisch verändern kann. Wie Laboruntersuchungen gezeigt haben, schließt der Pflanzenstoff – ähnlich wie Grüntee – versperrte Krebsschutzgene auf und verplombt krebsauslösende DNA-Stücke, dadurch unterstützt er den Körper im Kampf gegen Tumorerkrankungen. Auch in einer Studie, die mit gesunden jüngeren Frauen (vor ihrer Menopause) durchgeführt wurden, zeigte sich ein Einfluss des Genisteins auf den Methylierungsstatus bestimmter krebshemmender Gene.

In den Sojabohnen ist ein Protein, genauer gesagt ein Peptid (aus Aminosäuren aufgebautes Molekül) enthalten, das ebenfalls immer mehr öffentliche Aufmerksamkeit gewinnt: Lunasin. Dieser Inhaltsstoff der Hülsenfrucht scheint die Acetylierung der Histone (das Anhängen von Acetylgruppen) zu fördern, wodurch gewährleistet wird, dass die Verpackung unserer Genabschnitte „locker" bleibt, soll heißen, nicht zu stark festgezurrt wird. Möglicherweise werden hier Gene abgelesen, die vorteilhaft auf den Fettstoffwechsel einwirken, denn Lunasin trägt zur Regulierung des Cholesterinspiegels bei. Das – im Vergleich zu den Zahlen aus der westlichen Welt – in Asien weniger häufige Auftreten von Übergewicht und auch bestimmter Krebsarten (z. B. Brustkrebs), wird mit auf den dort deutlich höheren Soja-Anteil an der Ernährung zurückgeführt.

KURKUMA – DIE GELBWURZ SPERRT GUTE GENTÜREN AUF

Sie ist seit Jahrtausenden in der Volksmedizin bekannt und geschätzt: die Gelbwurz (*Curcuma longa*), die ursprünglich aus Indien stammt und vor allem in der traditionellen indischen Heilkunst des Ayurveda einen hohen Rang einnimmt. In den knolligen Rhizomen („Überdauerungsorganen") dieser zur Gattung der Ingwergewächse (*Zingiberaceae*) gehörigen Pflanze steckt das wertvolle Kurkumin, das die Gelbfärbung des Wurzelstocks und damit auch des daraus gewonnenen Pulvers bewirkt – auch die verschiedenen Currymischungen beziehen ihre Farbe hieraus. Kurkumin ist ein Polyphenol, das angeblich gleich eine ganze Reihe positiver Wirkungen hat. So soll es sich beispielsweise günstig auf die Verdauung auswirken und eine reinigende und energiespendende Wirkung entfalten. Daher wird die Gelbwurz im Ayurveda zu den „heißen“ Pflanzen gezählt, welche die „Mitte“ des Körpers stärken können. In der überlieferten asiatischen Volksheilkunde wird das Ingwergewächs daher bei Verdauungsstörungen sowie Leber- und Gallenschwäche, aber auch zur Stärkung der Abwehrkräfte und zum Schutz vor Infektionen eingesetzt.

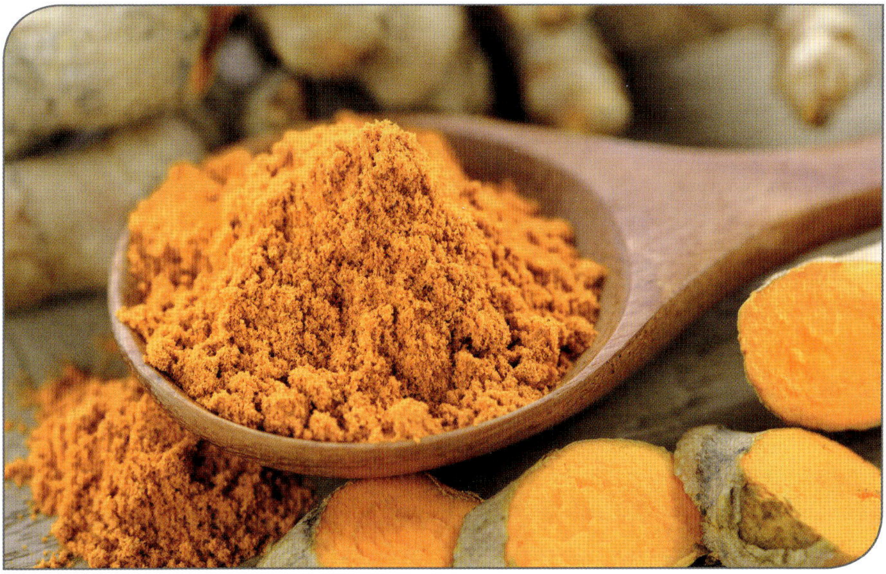

Kurkuma bzw. Gelbwurz – geballte Pflanzenkraft in Gelb

Die moderne Forschung hat weitere interessante Erkenntnisse über die positiven Wirkungen des Kurkumins gewonnen. So liegen wissenschaftliche Untersuchungen vor, die darauf hinweisen, dass auch das Kurkumin krebshemmend wirkt. Diese Eigenschaft ist im Labor unter anderem an den verschiedensten menschlichen Tumorzellen (z. B. Brust-, Eierstock-, Dickdarm- und Blutkrebszellen) nachgewiesen worden. Kurkumin scheint für das Überleben von Tumorzellen notwendige Prozesse hemmen bzw. sogar verhindern zu können. Beispielsweise fördert der Bioaktivstoff den programmierten Zelltod (Apoptose) von Krebszellen. Zudem stoppt Kurkumin die Bildung neuer Blutgefäße (Angiogenese), welche die Tumorzellen als „Nahrungsbrücken“ brauchen. Also können sie sich nicht mehr an das große Blutgefäßsystem anschließen, um Nährstoffe daraus „abzuzapfen“. Folge: Sie verhungern und sterben ab. Darüber hinaus wirkt Kurkumin stark entzündungshemmend, hebelt also „Brandbeschleuniger-Gene“ aus. Das Kurkumin bedient alle drei „Schieberegler“ des epigenetischen Genoms: Es ist am Anhängen und Demontieren von Methylgruppen an die DNA beteiligt, hält durch Anhängen von Acetylgruppen an die Histone die Verpackungseinheiten bestimmter Gene locker, sodass diese abgelesen werden können, und beeinflusst auch den dritten epigenetischen Schalter, die sogenannte mikroRNA. Kurkumin beeinflusst die Expression von Genen, die für die Kontrolle des Zellwachstums, die Metastasenbildung von Tumorzellen und die erhoffte positive Wirkung einer Chemotherapie wesentlich sind. Zudem fördert das Polyphenol die körpereigene Bereitstellung von „Radikalfängern“, antioxidativ wirksamer Enzyme, und hilft somit dem Organismus, seinen oxidativen Stress zu senken.

RESVERATROL – EIN VIELSEITIGER GENREGULATOR

Vom Resveratrol hatte ich Ihnen schon einiges erzählt (siehe S. 114). Es ist ein heilkräftiger Naturstoff, ein Phytoalexin aus der Polyphenol-Gruppe, und sitzt unter der Schale der roten Weintrauben, es hält unsere Zellen jung, steuert dem Alterungsprozess entgegen und schützt unsere Blutgefäße. Auf dem Gebiet der Krebsabwehr scheint dieses Antioxidans ebenfalls gute Dienste zu leisten, denn es wirkt antientzündlich und unterstützt die körpereigene Tumorüberwachung. Resveratrol bremst die DNA-Reparaturgene in Tumorzellen aus und fördert das Absterben der Krebszellen.

Wie bereits erwähnt, aktiviert Resveratrol unter anderem die Sirtuinfamilie – eine Gruppe von Proteinen, die auf verschiedene Arten den Alterungsprozess, die biologische Uhr und die Lebenserwartung beeinflusst. Diese Eiweiße spielen aber auch eine bedeutende Rolle bei der Krebsabwehr. Denn die Sirtuine hemmen unter anderem das von Enzymen verursachte „Abhängen“ von Acetylgruppen an den Histonen. Der Pflanzenstoff hält somit diejenigen Gene „am Laufen“ oder schaltet sie an, die zum Abtöten von Krebszellen wichtig sind. Unter anderem konnte man in wissenschaftlich begleiteten Laboruntersuchungen auch beobachten, dass Resveratrol die Aktivierung von Brustkrebsgenen unterdrückt und der Vermehrung diverser anderer Krebszelllinien (z. B. Leber-, Prostata-, Lungen-, Haut- und Darmkrebszelllinien) entgegenwirkt.

Resveratrol steckt außer im Rotwein (in geringeren Mengen) auch in Erdnüssen, Pistazien und bestimmten Früchten (natürlich in roten Weintrauben, aber auch in Preiselbeeren, Johannisbeeren, Himbeeren, Pflaumen).

Polyphenole wirken am besten im Team. Daher ist es nicht empfehlenswert, einzelne Vertreter dieser Gruppe herauszugreifen und hoch dosiert anzuwenden. Besser setzt man auf die natürliche Zufuhr und genießt – je nach jahreszeitlicher Verfügbarkeit – polyphenolreiche Früchte (etwa Beerenfrüchte, Pflaumen, Quitten, Granatäpfel) und Gemüsesorten (etwa Rote Bete, Sellerie), gelegentlich zusammen mit einem Gläschen Rotwein. Eine Alternative kann der Polyphenolkomplex plantazym® (Apotheke) sein, der aus polyphenolreichen Obst- und Gemüseextrakten zusammengesetzt ist und zusätzlich Kurkumin, Resveratrol und Grüntee enthält.

CASHEWKERNE – LIEFERANTEN DER EPIGENETISCH WIRKSAMEN ANACARDINSÄURE

Cashewkerne, wie die bohnenförmigen Samen der Cashewfrucht auch noch genannt werden, haben es in sich. Das Sumachgewächs (Familie der *Anacardiaceae*) birgt in seinen Samen einen Schatz für die Genregulierung: die Anacardinsäure. In Untersuchungen mit verschiedenen Krebszelllinien (z. B. Brustkrebs-, Prostatakrebs- und Hautkrebszelllinien) konnte gezeigt werden, dass der bioaktive Pflanzeninhaltsstoff der Tumorzellvermehrung entgegenwirkt und diese „entarteten" Zellen in die Apoptose, in den programmierten Zelltod, treibt. Auch an der Genregulation ist die Anacardinsäure beteiligt: Sie hemmt das Anhängen von Acetylgruppen an die Histone in Tumorzellen, verdichtet dadurch die Verpackung wichtiger Abschnitte des Erbguts und erschwert so den Krebszellen ihr Überleben. Studien mit Prostatazelllinien ergaben, dass die Anacardinsäure die Empfindlichkeit von Krebszellen gegenüber Bestrahlung erhöht und so die Wirkung einer solchen Behandlung im Kampf gegen den Krebs verstärken kann.

Cashewkerne (am besten in Bioqualität kaufen) sind wahre Powerpakete. Sie liefern wertvolles Eiweiß, aber auch jede Menge Mineralstoffe, Spurenelemente (unter anderem Zink, Selen), ungesättigte Fettsäuren und epigenetisch wirksame Vitamine wie etwa Folsäure oder andere Vitamine der B-Gruppe.

KREBSZELLEN HASSEN SPORT

Wissenschaftler am Deutschen Krebsforschungszentrum in Heidelberg gehen davon aus, dass etwa 15 Prozent aller Krebserkrankungen durch mangelnde Bewegung verursacht werden. Umgekehrt gilt: Wer sich regelmäßig bewegt, trägt ein geringeres Krebsrisiko – das haben viele Untersuchungen belegt. Die Auswertung von fast 40 Studien ergab, dass „bewegte Menschen", im Vergleich zu den Couch-Potatos ein um 70 Prozent geringeres Darmkrebsrisiko haben. Auch zur Vermeidung von Brust- und Prostatakrebs lohnt sich der Aufwand sportlicher Aktivitäten: Hier ergibt sich eine Senkung des Risikos um 30 Prozent (Brustkrebs) bzw. sogar um bis zu 70 Prozent (Prostatakrebs) für diejenigen, die sich regelmäßig körperlich betätigten. Wie Untersuchungen ergaben, kann man auch sein Risiko für Lungen- und Bauchspeicheldrüsenkrebs durch regelmäßige Bewegung bzw. sportliche Aktivitäten vermindern.

Wie ich bereits ausgeführt habe, kann man seine Gene durch Sport umprogrammieren: Stoffwechselgene werden aufgeschlossen, aber auch diejenigen Gene, die das Immunsystem auf Trab halten, gelangen durch körperliche Aktivitäten in die „Hab-acht-Stellung". Durch vermehrte (und regelmäßige) Bewegung können Sie aber auch den „Dickmacher-Genen" das Handwerk legen und Übergewicht vorbeugen. Und auch Menschen, die bereits an Krebs erkrankt sind und sich in Behandlung (Chemo- und/oder Strahlentherapie) befinden, können von regelmäßiger Bewegung und (moderaten) sportlichen Aktivitäten profitieren: Die Gefahr, einer chronischen

Müdigkeit und depressiven Verstimmungen zu erliegen, verringert sich, und die Lebensqualität nimmt zu. Das wurde ebenfalls durch wissenschaftliche Studien belegt.

In einer Untersuchung mit 30 an Prostatakrebs erkrankten Männern wurden den Betroffenen täglich Sport (Spaziergang, Yoga) sowie eine gesunde Kost verordnet. Nach drei Monaten wurden ihnen aus der Prostata Gewebeproben entnommen und auf Veränderungen der Genaktivität im Vergleich zu vorher untersucht. Interessanterweise entdeckte man Unterschiede in etwa 400 Genen – darunter auch Krebsgene, die stumm geschaltet wurden.

Grundsätzlich empfehle ich Ihnen, sich täglich wenigstens 30 Minuten aktiv zu bewegen. Sie brauchen dabei aber kein sportliches Mammutprogramm durchzuziehen. Es reicht ein strammer Spaziergang oder eine halbe Stunde Fahrradfahren, Schwimmen oder eine andere Betätigung, zu der Sie Lust haben. Der Spaßfaktor ist tatsächlich wichtig – denn nur dann schaffen Sie es auch, konsequent dabeizubleiben.

Wer sportlich aktiv ist, wirkt damit potenziellen Krebserkrankungen entgegen. Nach Ansicht von Krebsforschern ist die Schutzwirkung von regelmäßiger körperlicher Bewegung ebenso hoch einzuschätzen wie die durch den Verzicht auf Alkohol. Na, das ist doch mal ein Wort!

EPIGENETISCH WIRKSAME KREBSMEDIKAMENTE – DER KÖNIGSWEG DER ZUKUNFT?

Derzeit steht die Epigenetik im Hinblick auf Früherkennung und Therapiemöglichkeiten von Krebserkrankungen im Fokus der Forschung. Die Wissenschaftler tüfteln an der Bestimmung von Biomarkern, mit deren Hilfe sie frühzeitig epigenetisch bedingte Veränderungen der Genregulation aufspüren wollen. Da die epigenetisch gesetzten Markierungen an Genen grundsätzlich flexibel und sogar reversibel sind, haben die Forscher hier einen ausgezeichneten Ansatzpunkt für die Entwicklung neuartiger Arzneimittel gegen Krebs – mit der Zielsetzung, stumm geschaltete Schutzgene wieder zugänglich zu machen und krebsfördernde Gene zu „verplomben“.

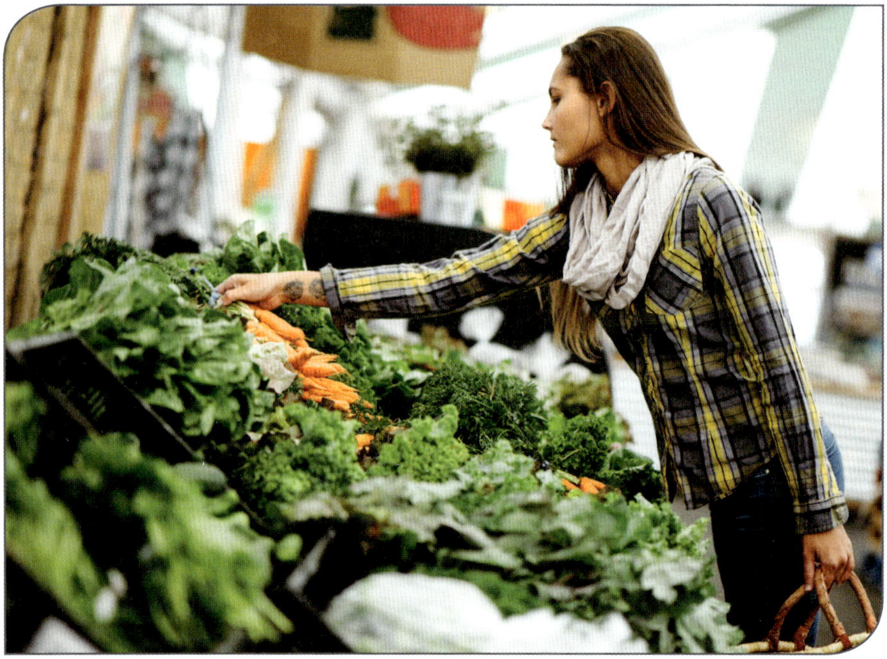

Bitte zugreifen – gesunde Pflanzenkost, vor allem grünes (Blatt-)Gemüse, bietet Schutz vor Krebs.

In den vergangenen Jahren haben sich die Forscher bemüht, Substanzen zu finden, die sie als „Inhibitoren" (Hemmstoffe) verwenden könnten, beispielsweise gegen diejenigen modifizierenden Enzyme (DNA-Methyltransferasen), die am Verschließen von Schutzgenen beteiligt sind. Auch Hemmstoffe der Histon-Deacetylasen hat man auf ihre Wirksamkeit hin untersucht. Wir erinnern uns: Das sind Enzyme, welche die Acetylanhängsel an den Histonen „demontieren" und dadurch die Verpackungen der Gene fester verschnüren, also letztlich auch dazu beitragen, dass Erbinformationen verplombt und damit unzugänglich gemacht werden. Am eingehendsten untersucht ist die Wirksamkeit epigenetisch funktionierender Medikamente bei Leukämien, bestimmten Formen von Lymphdrüsenkrebs sowie dem myelodysplastischen Syndrom, einer Erkrankung des Knochenmarks, die in eine akute Leukämie übergehen kann.

Die Forschung steht hier noch am Anfang – die Wahrscheinlichkeit, dass es gelingen wird, eine Krebsbehandlung zu entwickeln, die ausschließlich auf der Basis epigenetisch wirksamer Substanzen erfolgreich funktioniert, gilt (bislang) als gering. Vielmehr geht das Denken der Experten in die Richtung, die Gen-Schieberegler steuernden Krebsmittel in Kombination mit anderen Krebstherapien (etwa Chemotherapeutika) einzusetzen, um dadurch die Wirkungen aller Behandlungen im Kampf gegen Tumorzellen und ihre Ausbreitung im Körper zu bündeln und zu verstärken.

Wir sollten nicht darauf warten, dass wir im Fall einer Krebserkrankung auf epigenetisch wirksame Medikamente zurückgreifen können – der Weg zur praktischen Anwendung solcher Substanzen kann noch ein weiter sein. Bis dahin bleibt uns vor allem die Prävention: Auf das Körpergewicht und die Ernährung sowie eine regelmäßige und ausreichende Bewegung zu achten, Genussmittel nur in Maßen zu verwenden, Stress abzubauen und Entspannung zu suchen.

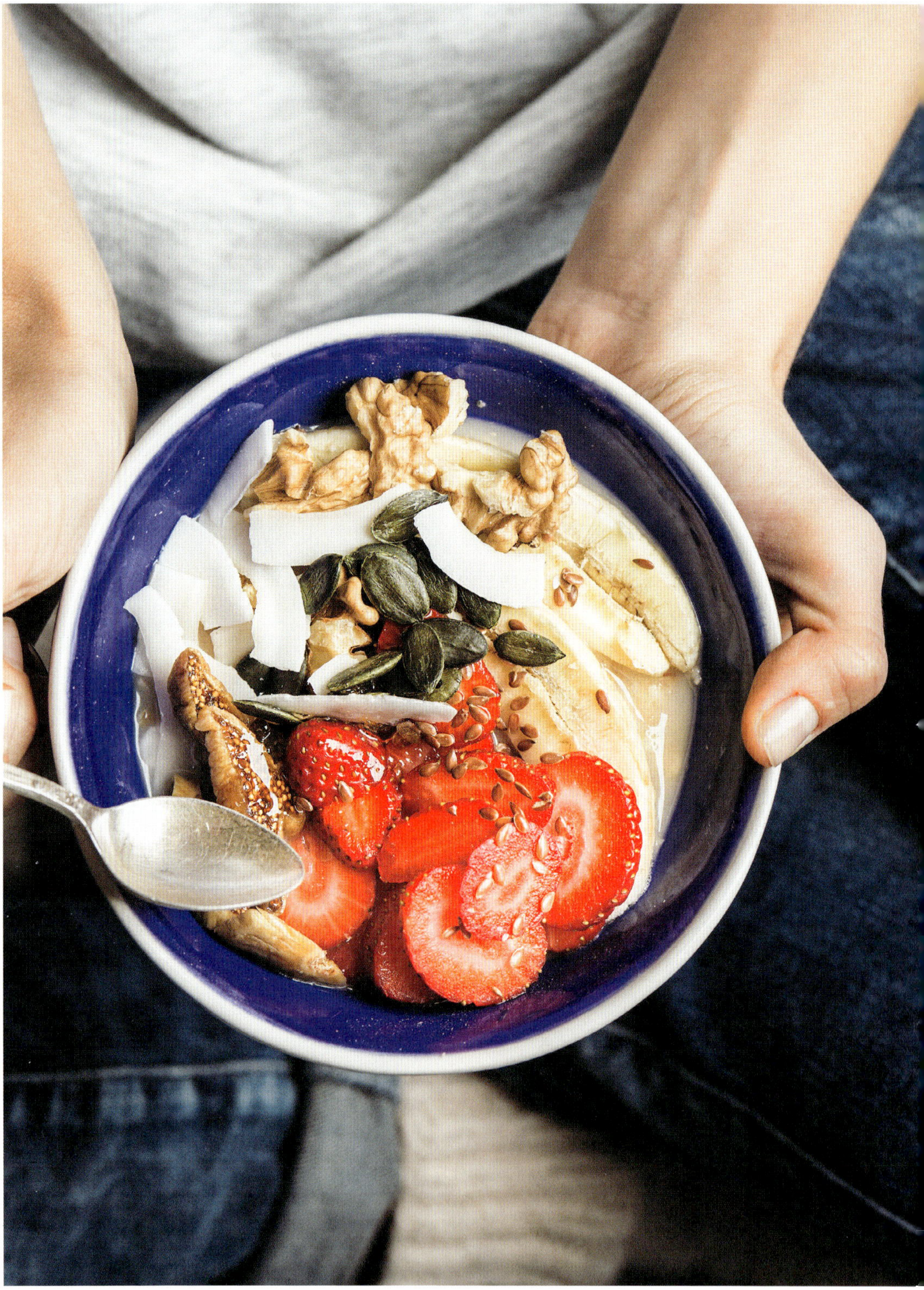

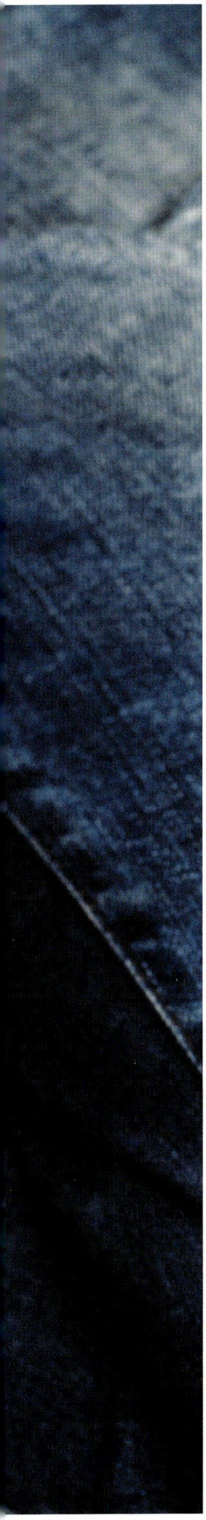

REZEPTE

SUPERLECKERE, EPIGENETISCH WIRKSAME GERICHTE

FRÜHSTÜCK

Porridge mit Himbeeren

EINKAUFEN

Zutaten für 2 Personen

- 80 g Vollkornhaferflocken
- 400 ml Wasser
- 1 TL Bourbon-Vanillepulver
- ½ TL Ceylon-Zimt, gemahlen
- 150 ml Sojamilch
- 250 g Himbeeren
- 150 g Johannisbeeren
- 150 g Sojajoghurt natur
- 2 TL Honig
- 1 EL Leinsamen
- 1 EL Sesamsamen

ZUBEREITUNG

1. Die Haferflocken in einem Topf ohne Fett auf kleiner bis mittlerer Hitze anrösten. Mit dem Wasser ablöschen, Hitze heraufschalten, aufkochen lassen. Das Vanillepulver und den Ceylon-Zimt unterrühren und die Haferflocken auf niedriger Hitze quellen lassen. Zwischendurch umrühren. Sobald der Haferbrei dickflüssig ist, vom Herd nehmen, die Sojamilch unterrühren und das Ganze abkühlen lassen.
2. Die Beeren verlesen und waschen. Dann mit dem Joghurt vermischen. Den Porridge auf zwei Schalen verteilen. Die Beeren-Joghurt-Mischung daraufgeben. Den Honig darüberträufeln und den Porridge mit Leinsamen und Sesamsamen bestreuen.

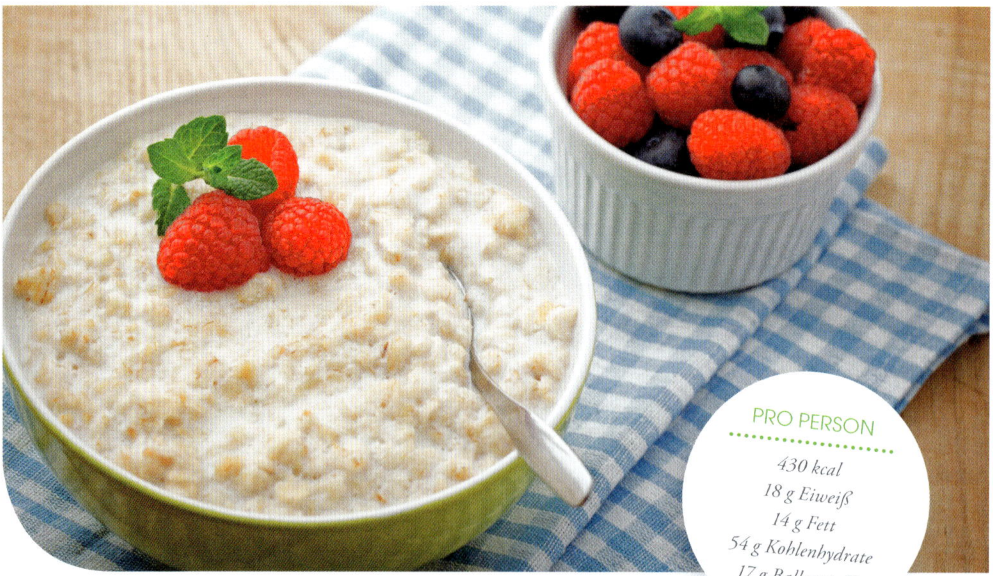

PRO PERSON

430 kcal
18 g Eiweiß
14 g Fett
54 g Kohlenhydrate
17 g Ballaststoffe

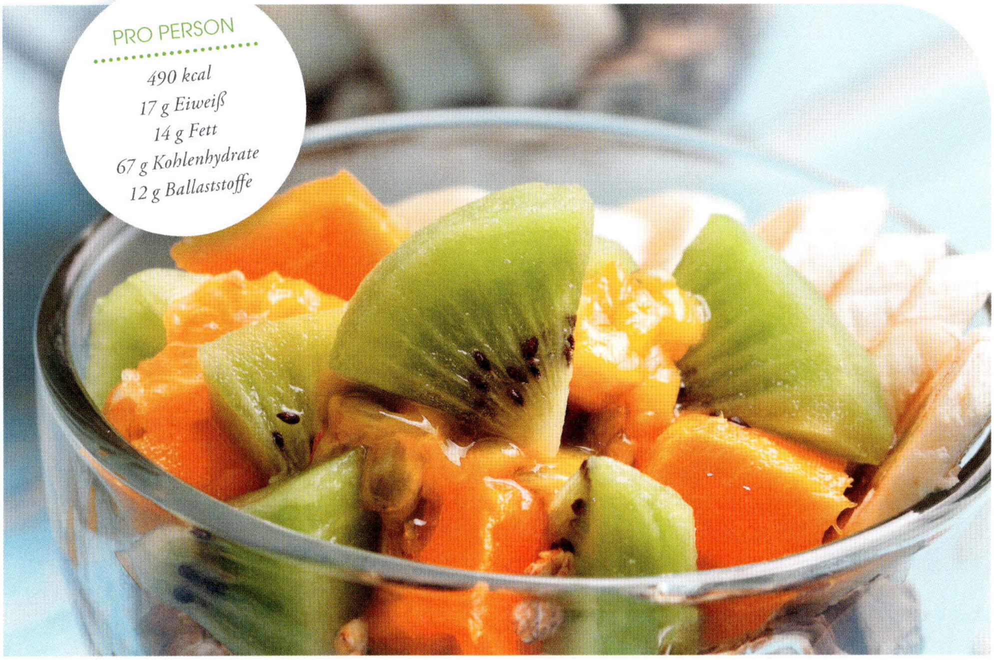

PRO PERSON

490 kcal
17 g Eiweiß
14 g Fett
67 g Kohlenhydrate
12 g Ballaststoffe

Kerniges Müsli mit exotischen Früchten

ZUBEREITUNG

1. Die Papaya halbieren, Kerne herauskratzen, die Frucht schälen und in Würfel schneiden. Die Banane schälen und in Scheiben schneiden. Die Kiwi schälen und ebenfalls in Scheiben schneiden. Die Früchte mischen und die Maulbeeren dazugeben. Auf zwei Schälchen verteilen.
2. Den Joghurt mit dem Orangensaft und Ahornsirup verrühren und über das Obst geben. Die Dinkelflocken und die Mandeln in einer beschichteten Pfanne auf mittlerer Hitze ohne Fett rösten und über die Obst-Joghurt-Mischung streuen.

EINKAUFEN

Zutaten für 2 Personen

- 1 Papaya
- 1 Banane
- 1 Kiwi
- 30 g Maulbeeren, getrocknet
- 400 g Vollmilchjoghurt
- 2 EL Orangensaft
- 1 TL Ahornsirup
- 60 g Dinkelvollkornflocken
- 1 EL gehackte Mandeln

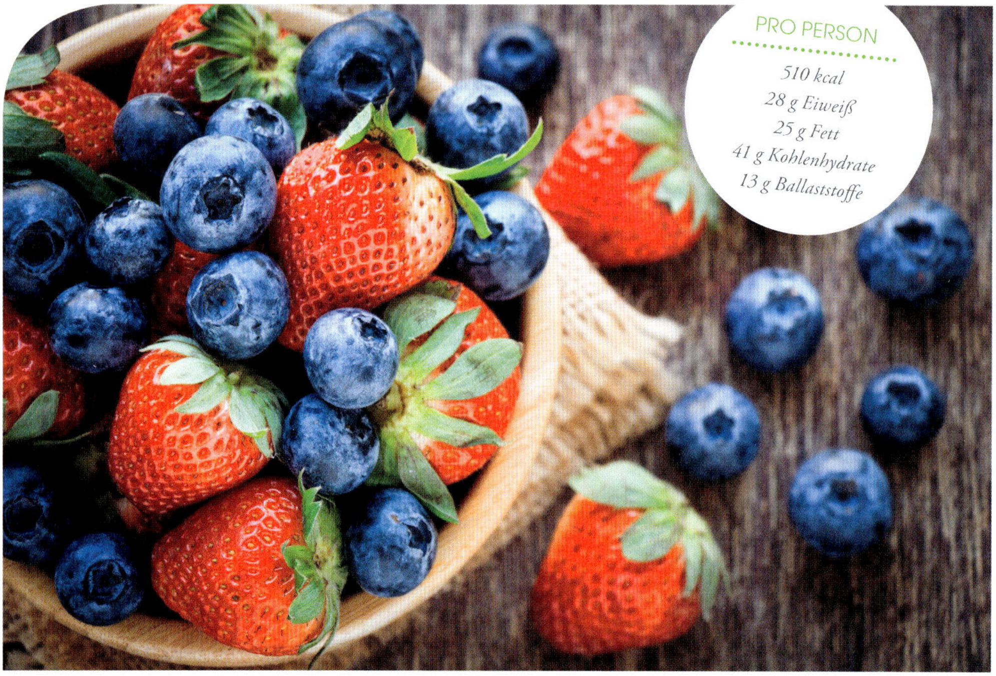

PRO PERSON

510 kcal
28 g Eiweiß
25 g Fett
41 g Kohlenhydrate
13 g Ballaststoffe

Beerensalat mit Zimtquark

ZUBEREITUNG

1. Die Erdbeeren waschen, putzen und je nach Größe halbieren oder vierteln. Die Heidelbeeren verlesen, waschen und trocken tupfen. Die Beeren vermischen. Die Gojibeeren dazugeben. Den Cranberrysaft und die Zitronenschale unterziehen und die Beeren etwa 10 Minuten marinieren.
2. Quark, Sahne und Zimt verrühren. Die Früchte auf zwei Schalen verteilen. Den Quark daraufgeben, mit den gehackten Pistazien und den Amaranthkörnchen bestreuen. Nach Belieben mit Zitronenmelisseblättchen dekorieren.

EINKAUFEN

Zutaten für 2 Personen

- 250 g Erdbeeren
- 250 g Heidelbeeren
- 40 g Gojibeeren, getrocknet
- 2 EL Cranberrysaft
- 1 TL Schalenabrieb von einer Bio-Zitrone
- 300 g Speisequark
- 2 EL Sahne
- 1 TL Ceylon-Zimt, gemahlen
- 1 EL Pistazienkerne, gehackt
- 2 EL Amaranthkörnchen
- Zitronenmelisseblättchen zum Garnieren

Kerniges Zwetschgenmüsli

ZUBEREITUNG

1. Die Pekannüsse grob hacken. Dinkelflocken und Leinsamen untermischen und auf zwei Schalen verteilen.
2. Die Zwetschgen waschen, halbieren, entsteinen und klein schneiden. Den Apfel schälen, vierteln, Kerngehäuse entfernen, die Viertel in kleine Würfel schneiden. Beide Obstsorten vermischen und den Zitronensaft darübergeben. Die Dickmilch mit dem Vanillepulver verrühren. Nach Bedarf mit etwas Stevia süßen. Das Obst und die Dickmilch auf der Müslimischung verteilen.

EINKAUFEN

Zutaten für 2 Personen

- 30 g Pekannüsse, geröstet
- 80 g Dinkelflocken
- 1 EL Leinsamen
- 400 g Zwetschgen
- 1 kleiner Apfel
- 1 EL Zitronensaft
- 300 g Dickmilch
- 1 TL Bourbon-Vanillepulver
- Flüssiges Stevia nach Bedarf

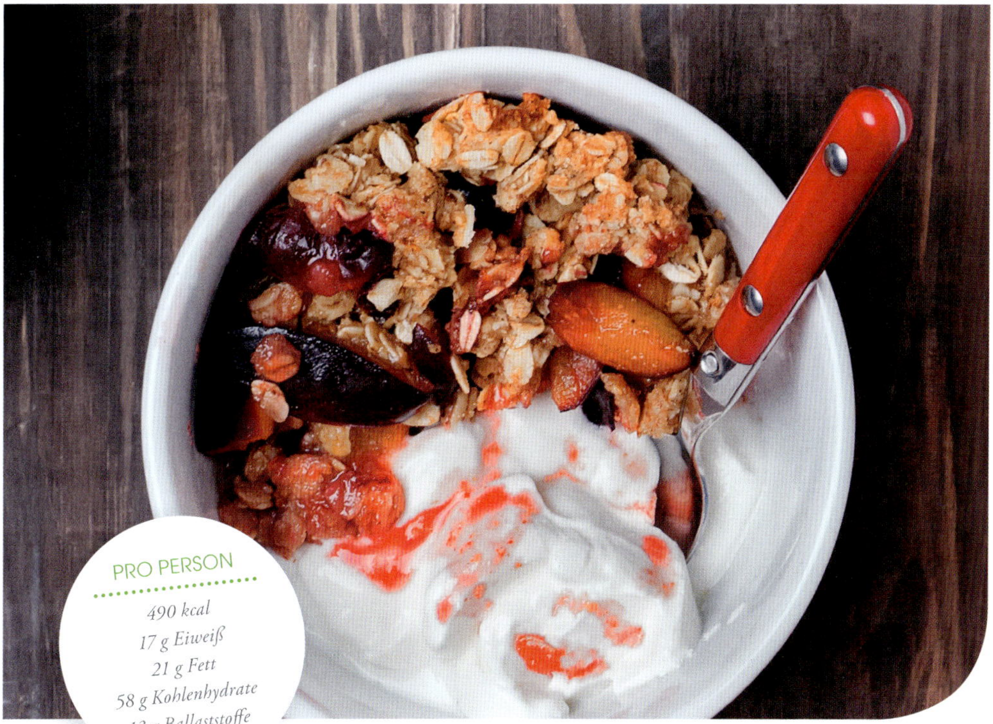

PRO PERSON

490 kcal
17 g Eiweiß
21 g Fett
58 g Kohlenhydrate
13 g Ballaststoffe

Käse-Kräuteromelett

ZUBEREITUNG

1. Nacheinander zwei Omeletts nach der folgenden Anleitung backen: Eier, Salz und Pfeffer verquirlen. Das Öl in einer beschichteten Pfanne auf kleiner bis mittlerer Hitze zerlassen, dann die Hälfte der Eimasse hineingeben und stocken lassen.
2. Die Hälfte des Basilikums und des Käses daraufstreuen und die gestockte Masse zur Mitte hin darüberklappen. Dann das Omelett vorsichtig aus der Pfanne gleiten lassen. Das zweite Omelett genauso zubereiten.
3. Die Tomaten waschen und in Scheiben schneiden. Mit Salz und Pfeffer würzen. Die Salatblätter waschen, trocken tupfen und zerpflücken. Beide Brotscheiben mit Tomaten und Salat belegen. Die Omeletts dazuessen oder darauflegen.

EINKAUFEN

Zutaten für 2 Personen

- 4 Eier
- Salz
- Pfeffer
- 4 TL Öl
- 2 EL frische Basilikumblätter, gehackt
- 30 g Manchego-Käse (ersatzweise: Pecorino), geraspelt
- 250 g Kirschtomaten
- 2 Scheiben Vollkornbrot
- Ein paar Salatblätter

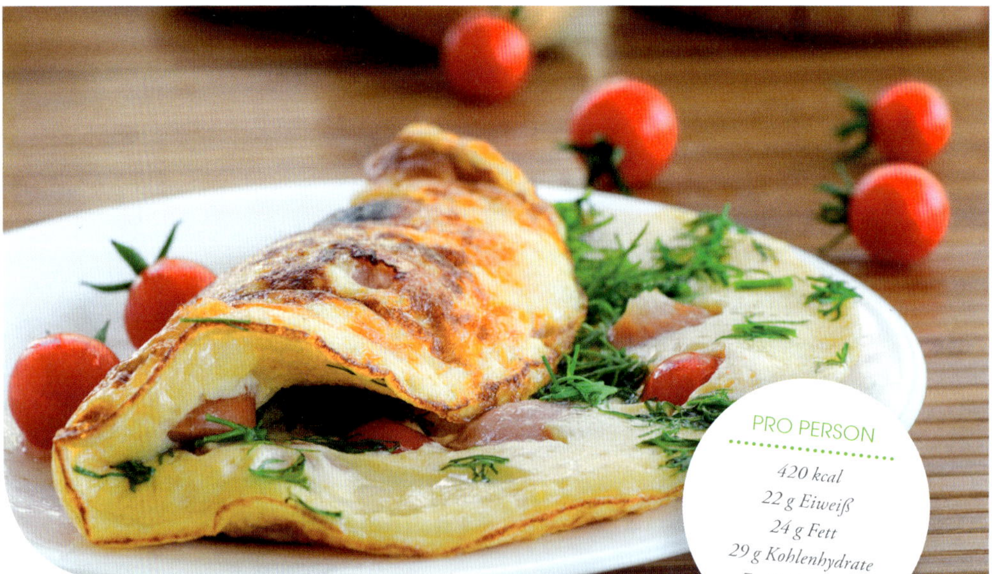

PRO PERSON

420 kcal
22 g Eiweiß
24 g Fett
29 g Kohlenhydrate
7 g Ballaststoffe

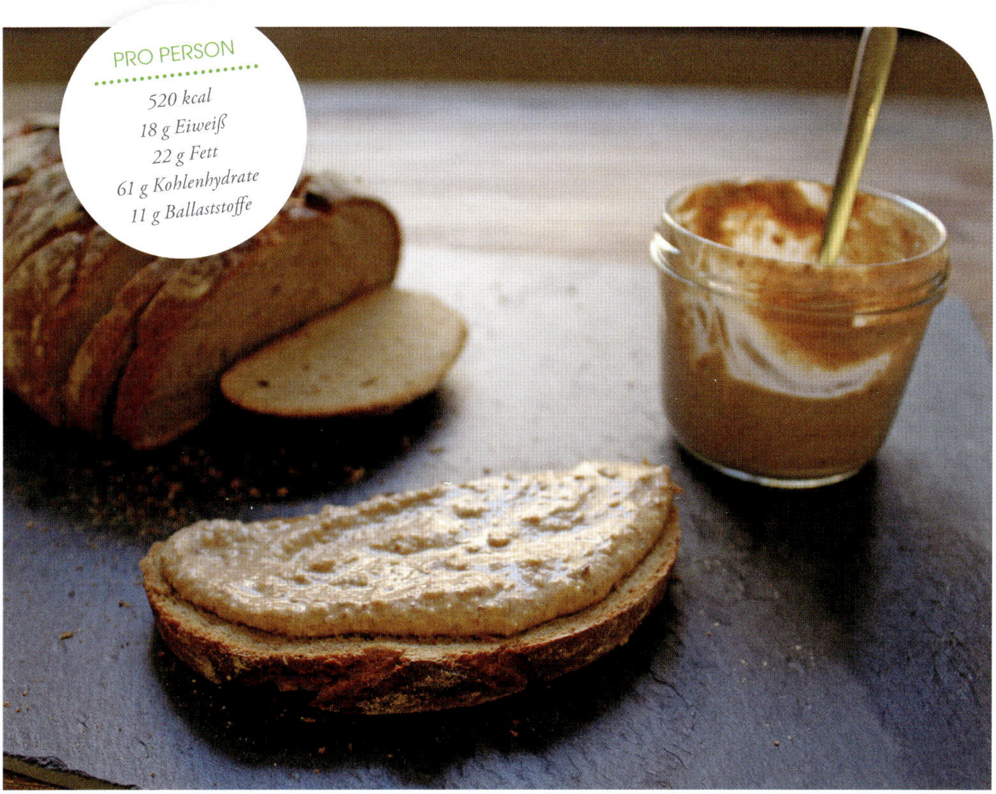
PRO PERSON
520 kcal
18 g Eiweiß
22 g Fett
61 g Kohlenhydrate
11 g Ballaststoffe

Fruchtige Nusscreme

ZUBEREITUNG

1. Die Cashewkerne und die Gojibeeren fein hacken. (Das geht am besten in einem elektrischen Zerkleinerer.) Die Mischung in eine Schüssel geben. Den Joghurt-Frischkäse und die Sahne dazugeben und unterrühren. Mit Cayennepfeffer und Salz abschmecken.
2. Den Rucola verlesen, waschen, trocken schütteln und grob hacken. Die Brotscheiben mit der Nuss-Beeren-Creme bestreichen und den Rucola darüberstreuen.

EINKAUFEN

Zutaten für 2 Personen

- 40 g Cashewkerne
- 20 g Gojibeeren
- 100 g Frischkäse mit Joghurt
- 2 EL Sahne
- Cayennepfeffer
- Salz
- 50 g Rucola
- 4 Scheiben Mehrkornbrot

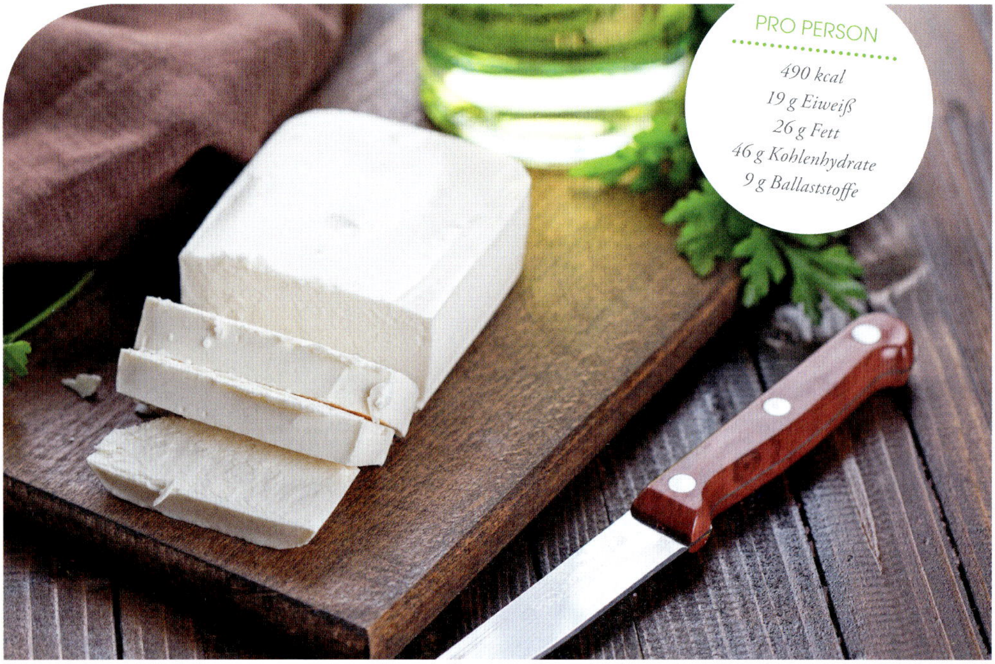
PRO PERSON
490 kcal
19 g Eiweiß
26 g Fett
46 g Kohlenhydrate
9 g Ballaststoffe

Schafskäse-Tomaten-Carpaccio

ZUBEREITUNG

1. Die Tomaten waschen, in dünne Scheiben schneiden. Den Schafskäse ebenfalls in dünne Scheiben schneiden. Beides abwechselnd fächerförmig auf einer Platte auslegen. Den Aceto balsamico, Salz, Pfeffer und Olivenöl gut verquirlen und darüberträufeln.
2. Die Lauchzwiebel putzen, waschen und in feine Ringe schneiden. Den Radicchio putzen, waschen, trocken tupfen und in Streifen schneiden. Die Pinienkerne in einer beschichteten Pfanne ohne Fett goldbraun rösten. Herausnehmen. Alles auf dem Käse-Tomaten-Fächer verteilen. Die Brötchen dazuessen.

EINKAUFEN

Zutaten für 2 Personen

- 300 g kleine Strauchtomaten
- 75 g Schafskäse
- 1 EL Aceto balsamico
- Salz
- Pfeffer
- 1 EL Olivenöl
- 1 Lauchzwiebel
- 50 g Radicchio
- 2 EL Pinienkerne
- 2 Sonnenblumenkernbrötchen

MITTAGESSEN

Reissalat mit Petersilie und Räuchertofu

EINKAUFEN

Zutaten für 2 Personen

- 300 g Räuchertofu
- 1 Chilischote
- 3 EL Rapsöl
- 125 g Vollkornreis
- Salz
- 1 Salatgurke
- 1 Bund Radieschen
- 4 EL Gemüsebrühe
- 2 EL Weißweinessig
- Pfeffer
- 1 TL mittelscharfer Senf
- 1 Prise Zucker
- 1 Bund Petersilie
- 1 EL Cashewkerne

ZUBEREITUNG

1. Den Tofu in Stücke schneiden und in eine flache Schüssel legen. Die Chilischote längs halbieren (nach Belieben die Kerne entfernen), waschen und fein hacken. Die Chilischote und 1 EL Öl verrühren, über dem Tofu verteilen und ihn etwa 45 Minuten marinieren.
2. Den Reis in Salzwasser nach Packungsanweisung garen. In ein Sieb abgießen, mit kaltem Wasser abschrecken und gut abtropfen lassen. Den Reis in eine Schüssel geben und auskühlen lassen.
3. Die Gurke schälen und in grobe Würfel schneiden. Die Radieschen putzen, waschen und in Scheiben schneiden. Beides unter den Reis mischen. Brühe, Essig, Pfeffer, Salz, Senf, Zucker und das restliche Öl verrühren. Die Marinade über den Salat gießen. Die Petersilie waschen, trocken tupfen, fein hacken und unter den Reissalat mischen.
4. Den Tofu in einer beschichteten Pfanne auf mittlerer Hitze etwa 5 Minuten braten. Die Cashewkerne grob hacken und über den Salat streuen. Den Tofu dazugeben.

PRO PERSON

640 kcal
33 g Eiweiß
30 g Fett
58 g Kohlenhydrate
7 g Ballaststoffe

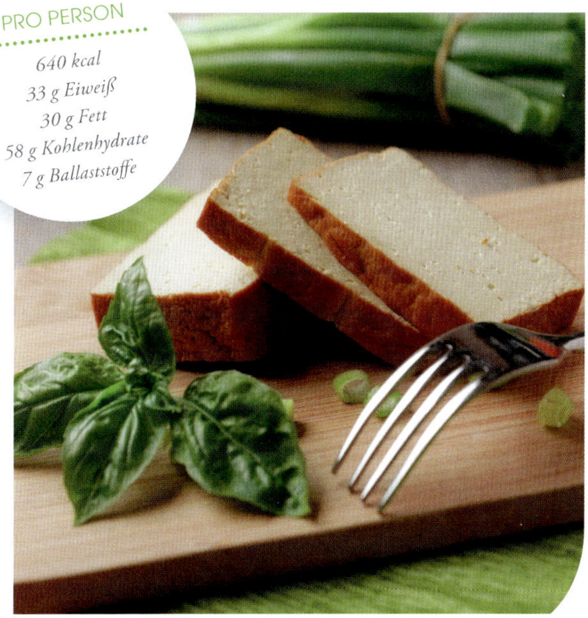

Thunfischburger mit Paprika-Melonen-Salat

EINKAUFEN

Zutaten für 2 Personen

- 200 g Thunfischfilet
- Salz
- Pfeffer
- 1 TL Schalenabrieb von einer Bio-Zitrone
- 2 EL Zitronensaft
- ½ kleine Melone (z. B. Galia)
- 2 Paprikaschoten
- 2 Lauchzwiebeln
- 1 Knoblauchzehe
- 1 kleines Stück Ingwer (10 g)
- 1 EL Gemüsebrühe
- 1 EL Sojasoße
- 3 EL Olivenöl
- 2 EL frischer Koriander, gehackt
- 50 g Rucola
- 1 EL Sesamsamen
- 2 Vollkornbrötchen
- 2 EL Chilisoße

ZUBEREITUNG

1. Das Thunfischfilet waschen, trocken tupfen und in zwei gleich große Stücke schneiden. Mit Salz, Pfeffer, Zitronenschale und 1 TL Zitronensaft würzen. Abgedeckt beiseitestellen.
2. Die Melone entkernen und in Spalten schneiden. Das Fruchtfleisch von der Schale lösen und würfeln. Die Paprikaschoten putzen, waschen und in Würfel schneiden. Die Lauchzwiebeln putzen, waschen und in feine Ringe schneiden. Den Knoblauch und den Ingwer schälen und fein hacken. Alle vorbereiteten Salatzutaten miteinander vermischen.
3. Brühe, Sojasoße, den restlichen Zitronensaft und 2 EL Öl verquirlen. Mit Salz und Pfeffer abschmecken. Über den Salat gießen. Den gehackten Koriander darüberstreuen.
4. Den Rucola putzen, verlesen, waschen und trocken tupfen. Das restliche Öl auf mittlerer Flamme erhitzen und den Thunfisch darin auf jeder Seite etwa 2 Minuten braten. Den Sesam in einer beschichteten Pfanne auf mittlerer Hitze ohne Fett kurz rösten. Die Brötchen halbieren und das Unterteil jeweils mit 1 EL Chilisoße bestreichen. Den Rucola und den Fisch daraufgeben. Mit dem Sesam bestreuen und das Brötchenoberteil auflegen. Mit dem Salat anrichten.

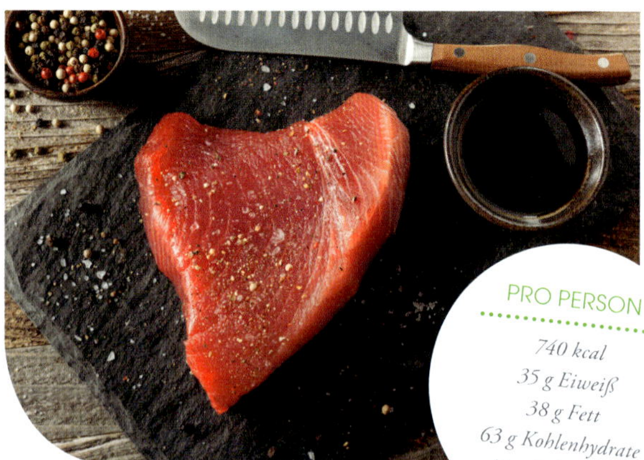

PRO PERSON

740 kcal
35 g Eiweiß
38 g Fett
63 g Kohlenhydrate
12 g Ballaststoffe

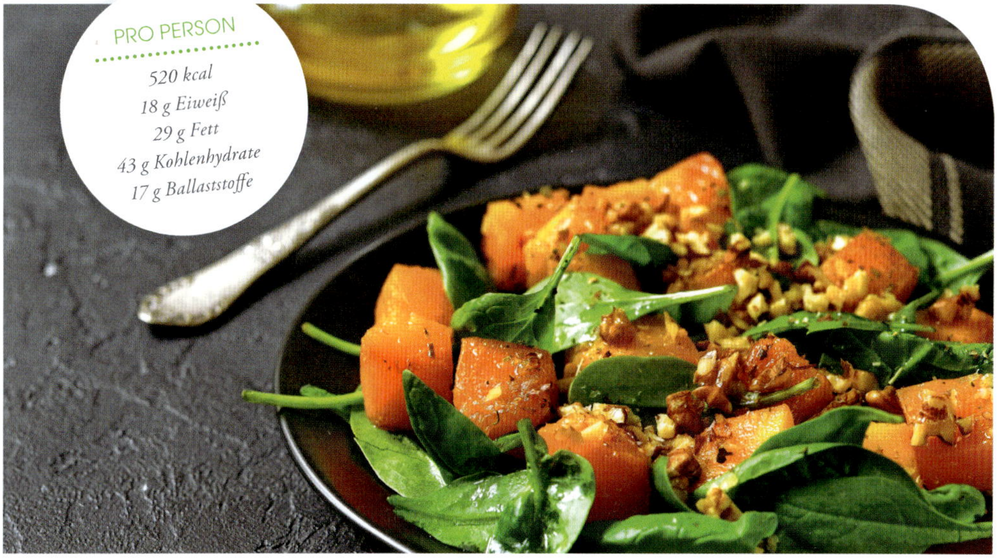
PRO PERSON
520 kcal
18 g Eiweiß
29 g Fett
43 g Kohlenhydrate
17 g Ballaststoffe

Kürbissalat mit Karotten und Hanfsamen

ZUBEREITUNG

1. Die Kürbisstücke abtropfen lassen, den Sud auffangen und die Stücke eventuell etwas kleiner schneiden. Die Möhren putzen, waschen und längs in Streifen schneiden. Die Lauchzwiebeln putzen, waschen und in feine Ringe schneiden. Den Babyblattspinat verlesen, waschen und gut abtropfen lassen.
2. Die Sprossen waschen und in einem Sieb gut abtropfen lassen. Alle vorbereiteten Zutaten mischen.
3. Joghurt, Petersilie, Salz, Pfeffer und Chiliflocken verrühren. Abschmecken. Eventuell noch etwas Kürbissud einrühren. Das Dressing über den Salat gießen und alles gut durchmischen. Die Walnüsse grob hacken und mit den Hanfsamen über den Salat streuen. Das Brot dazuessen.

EINKAUFEN

Zutaten für 2 Personen

- 250 g Kürbisstücke (eingelegt, aus dem Glas)
- 300 g Möhren
- 2 Lauchzwiebeln
- 50 g Babyblattspinat
- 100 g Mungobohnensprossen
- 200 g Sahnejoghurt
- 2 EL gehackte Petersilie
- Salz
- Pfeffer
- Chiliflocken
- 40 g Walnüsse
- 1 EL Hanfsamen
- 2 Scheiben Vollkornbrot

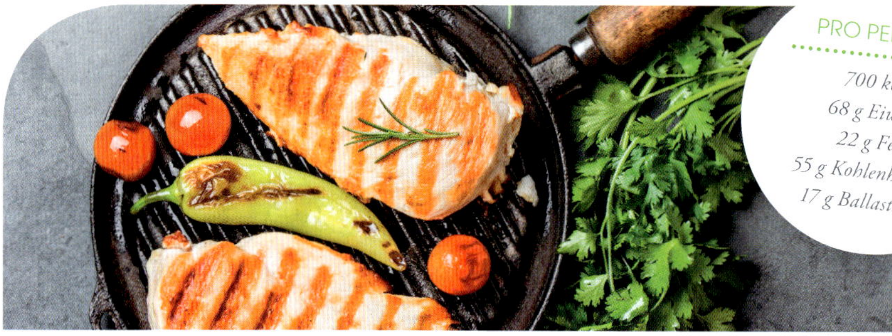

PRO PERSON

700 kcal
68 g Eiweiß
22 g Fett
55 g Kohlenhydrate
17 g Ballaststoffe

Chili-Hähnchen mit Bulgur

ZUBEREITUNG

1. Das Hähnchenbrustfilet waschen, trocken tupfen und in eine Schale legen. Die Chilischote längs halbieren (nach Wunsch die Kerne entfernen), waschen und fein hacken. Chili, Zitronensaft, Öl, Salz und Pfeffer verquirlen und über das Hühnchenfleisch geben. Zugedeckt etwa 30 Minuten marinieren.
2. Den Rosenkohl putzen, waschen und in Salzwasser etwa 15 Minuten garen.
3. Die Brühe auf mittlerer bis großer Hitze zum Kochen bringen, den Bulgur hineingeben, die Hitze reduzieren und den Bulgur auf kleiner Flamme zugedeckt etwa 15 Minuten quellen lassen.
4. Die Hähnchenbrustfilets aus der Marinade nehmen, abtropfen lassen und in einer heißen Grillpfanne auf allen Seiten insgesamt etwa 10 Minuten braten. Den Joghurt glatt rühren. Den Knoblauch dazupressen und unterrühren. Die Kräuter waschen, trocken tupfen und die Blättchen fein hacken. In den Joghurt einrühren, mit Salz und Pfeffer abschmecken.
5. Die Butter erhitzen. Den Rosenkohl abgießen und kurz in der Butter durchschwenken. Die Mandelblättchen dazugeben. Alles miteinander auf zwei Tellern dekorativ anrichten.

EINKAUFEN

Zutaten für 2 Personen

- 2 Hähnchenbrustfilets (à 200 g)
- 1 Chilischote
- 2 EL Zitronensaft
- 1 EL Olivenöl
- Salz
- Pfeffer
- 500 g Rosenkohl
- 250 ml Brühe
- 125 g Bulgur
- 1 Becher Vollmilchjoghurt (150 g)
- 1 Knoblauchzehe, geschält
- ½ Bund Kerbel oder Petersilie
- 1 EL Butter
- 1 EL Mandelblättchen

Kartoffel-Linsen-Salat mit Ei

EINKAUFEN

Zutaten für 2 Personen

- 500 g festkochende Kartoffeln
- 2 EL Zitronensaft
- Salz
- Pfeffer
- 2 EL Brühe
- 2 EL Olivenöl
- 75 g Puy-Linsen
- 2 Eier
- 250 g Kirschtomaten
- ½ Bund Schnittlauch
- 1 EL Pinienkerne

ZUBEREITUNG

1. Die Kartoffeln waschen und mit der Schale 20 bis 25 Minuten kochen. Abgießen, pellen und in Scheiben schneiden. Zitronensaft, Salz, Pfeffer, Brühe und Öl verquirlen. Über die Kartoffeln geben und sie etwa 30 Minuten durchziehen lassen.
2. Die Linsen in Salzwasser nach Packungsanweisung gar kochen, sie sollten aber noch bissfest sein. In ein Sieb abgießen, kalt abschrecken, abtropfen und abkühlen lassen.
3. Die Eier hart kochen, abpellen und vierteln. Die Tomaten waschen und je nach Größe halbieren oder vierteln. Den Schnittlauch waschen, trocken tupfen und in feine Röllchen schneiden.
4. Linsen, Tomaten und Schnittlauch unter die Kartoffeln ziehen. Mit Salz und Pfeffer abschmecken. Die Pinienkerne in einer beschichteten Pfanne auf mittlerer Hitze goldbraun rösten. Etwas abkühlen lassen. Über den Salat streuen. Die hart gekochten Eier darauf anrichten.

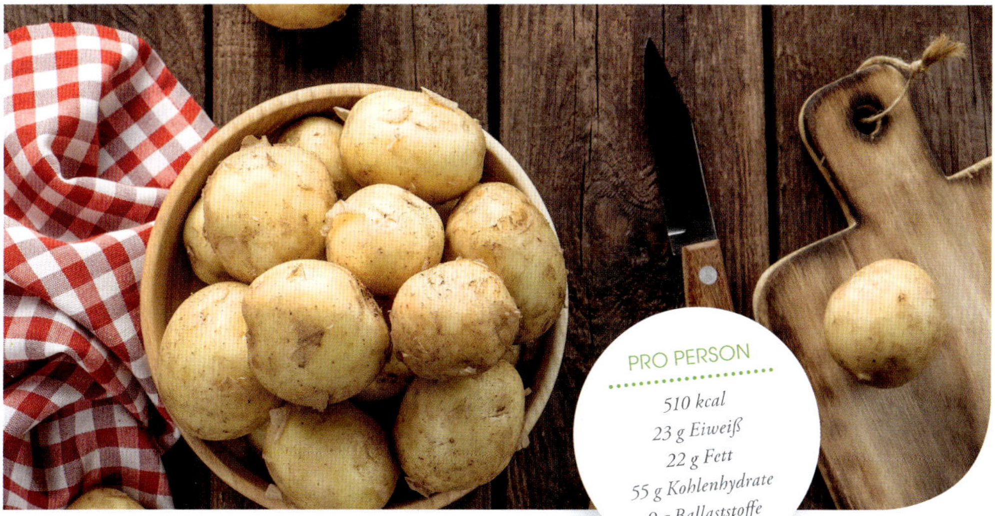

PRO PERSON

510 kcal
23 g Eiweiß
22 g Fett
55 g Kohlenhydrate
9 g Ballaststoffe

Asiatische Brokkoli-Tofu-Pfanne

ZUBEREITUNG

1. Die Pilze in warmem Wasser etwa 30 Minuten einweichen. Den Tofu in Würfel schneiden. Den Ingwer und den Knoblauch mit der Teriyaki-Marinade oder der Sojasoße verrühren und über den Tofu geben. Zugedeckt etwa 30 Minuten marinieren.
2. Die Mie-Nudeln nach Packungsanweisung garen. Abgießen und abtropfen lassen. Den Chinakohl und die Möhren putzen, waschen und in Streifen schneiden. Den Brokkoli putzen, waschen und in Röschen zerteilen.
3. Die Tofuwürfel aus der Marinade nehmen, abtropfen lassen und in 1 EL Öl auf mittlerer Hitze 2 Minuten rundherum braten. Herausnehmen. Das Gemüse und die abgetropften Pilze im restlichen heißen Öl anbraten. Mit dem Curry bestäuben und andünsten. Mit Salz und Pfeffer würzen. Die Marinade und die Brühe dazugeben und alles auf mittlerer Hitze etwa 5 Minuten garen. Die Nudeln und den Tofu untermischen. Abschmecken. Mit den Cashewkernen bestreuen.

EINKAUFEN

Zutaten für 2 Personen

- 10 g Mu-Err-Pilze
- 200 g Tofu
- 1 Stück Ingwer (10 g), geschält, fein gehackt
- 1 Knoblauchzehe, geschält, fein gehackt
- 2 EL Teriyaki-Marinade oder Sojasoße
- 80 g chinesische Mie-Nudeln
- 200 g Chinakohl
- 150 g Möhren
- 300 g Brokkoli
- 2 EL Öl
- 1 TL Currypulver
- Salz
- Pfeffer
- 5 EL Gemüsebrühe
- 40 g Cashewkerne

PRO PERSON

550 kcal
30 g Eiweiß
27 g Fett
48 g Kohlenhydrate
9 g Ballaststoffe

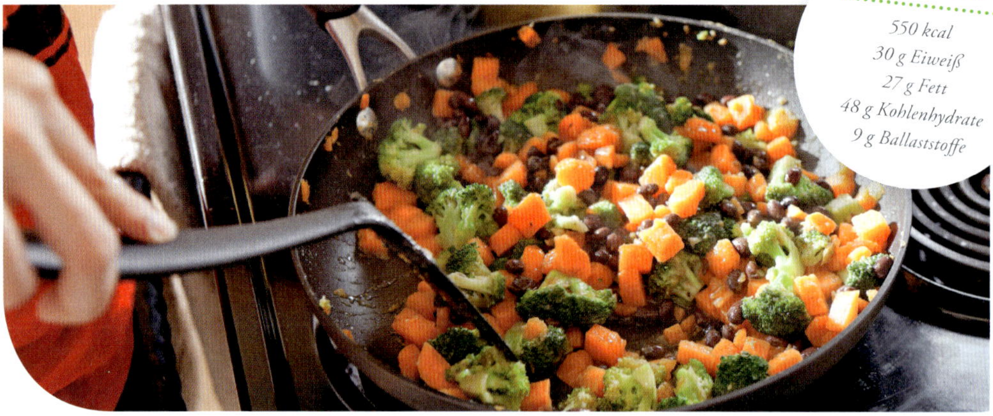

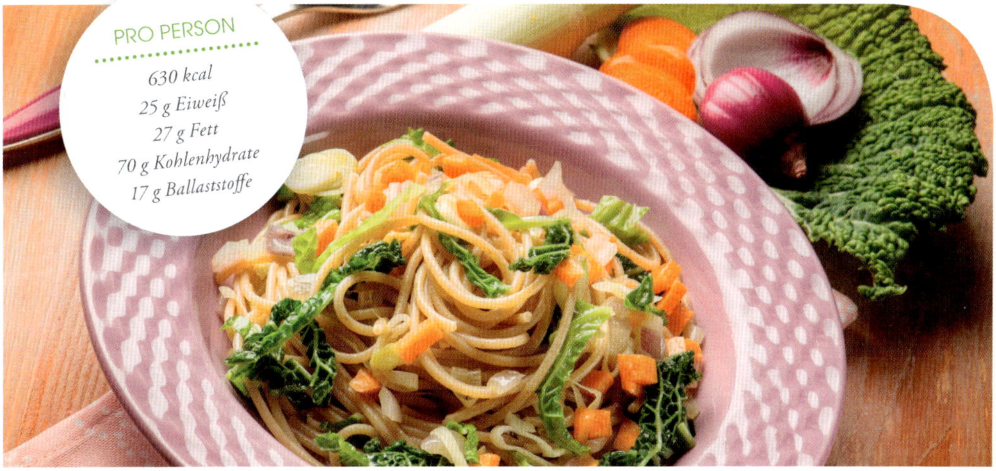

PRO PERSON

630 kcal
25 g Eiweiß
27 g Fett
70 g Kohlenhydrate
17 g Ballaststoffe

Wirsing-Nudeln mit Tomaten

ZUBEREITUNG

1. Die Tomaten häuten (dazu die Schale vorher kreuzförmig einschneiden und die Früchte kurz mit kochendem Wasser überbrühen) und in Würfel schneiden. Den Wirsing putzen, waschen und in Streifen schneiden. Die Schalotte schälen, fein würfeln. Das Öl auf mittlerer Flamme erhitzen, Schalotte hineingeben und andünsten. Den Wirsing dazugeben und kurz anbraten. Mit Salz und Pfeffer würzen. Die Brühe angießen und den Wirsing etwa 5 Minuten dünsten.
2. Die Nudeln in Salzwasser nach Packungsanweisung kochen.
3. Die Tomatenwürfel und die Sahne zum Wirsing geben und weitere 5 Minuten garen. Mit Kümmel, Koriander, Zucker, Salz und Pfeffer herzhaft abschmecken. Die Nudeln abgießen, dabei etwas Kochwasser auffangen, Nudeln unter den Wirsing heben. Je nach gewünschter Konsistenz ein bisschen Kochwasser einrühren. Den Parmesan und die Mandeln vermischen und dazureichen.

EINKAUFEN

Zutaten für 2 Personen

- 350 g Tomaten
- 150 g Wirsingkohl
- 1 Schalotte
- 1 EL Rapsöl
- Salz
- Pfeffer
- 125 ml Gemüsebrühe
- 200 g Vollkornnudeln (z. B. Spaghetti)
- 5 EL Sahne
- Kümmel, gemahlen
- Koriander, gemahlen
- 1 Prise Zucker
- 30 g Parmesankäse, gerieben
- 1 EL Mandeln, gehackt

ABENDESSEN

Grünkernbratlinge mit Rote-Bete-Salat

ZUBEREITUNG

1. Für den Salat die Rote-Bete-Knollen in dünne Scheiben schneiden. Essig, Brühe, Salz, Pfeffer und Öl verquirlen. Den Knoblauch abziehen, dazupressen, mit der Roten Bete vermischen und die Scheiben zugedeckt marinieren. (Beim Umgang mit der Roten Bete vorsichtig sein, Flecke gehen kaum mehr raus!)
2. Für die Bratlinge den Grünkern grob schroten. Die Zwiebel und den Knoblauch abziehen und fein würfeln. Die Möhre schälen und in kleine Würfel schneiden.Die Butter auf kleiner bis mittlerer Flamme erhitzen und Zwiebel, Knoblauch und Möhren darin etwa 5 Minuten dünsten. Den Grünkernschrot dazugeben und andünsten. Mit der Brühe ablöschen, aufkochen und 10 bis 15 Minuten ausquellen lassen. Die Masse in eine Schüssel geben und auskühlen lassen.
3. Die Kräuter waschen, trocken tupfen und die Blättchen fein hacken. Kräuter, Quark, Eigelb und Mehl unter die Grünkernmasse kneten. Mit Salz und Pfeffer abschmecken. Die Masse etwa 30 Minuten quellen lassen.
4. Aus der Masse sechs kleine Bratlinge formen, etwas flach drücken. Das Öl in einer Pfanne auf mittlerer Flamme erhitzen, Bratlinge in dem heißen Öl auf beiden Seiten insgesamt etwa 15 Minuten braten.

EINKAUFEN

Zutaten für 2 Personen

Für den Rote-Bete-Salat:

- 500 g Rote-Bete-Knollen (vakuumverpackt, vorgegart)
- 2 EL Weißweinessig
- 1 EL Gemüsebrühe
- Salz
- Pfeffer
- 1 EL Olivenöl
- 1 Knoblauchzehe
- 1 EL Pinienkerne
- 75 g Endiviensalat
- ½ Bund Schnittlauch

Für die Bratlinge:

- 100 g Grünkern, geschrotet
- 1 kleine Zwiebel
- 1 Knoblauchzehe
- 1 kleine Möhre
- 20 g Butter
- 200 ml Gemüsebrühe
- ½ Bund Petersilie
- ½ Bund Majoran
- 3 EL Speisequark (75 g)
- 1 Eigelb
- 2 EL Weizenvollkornmehl
- Salz
- Pfeffer
- 2 EL Rapsöl

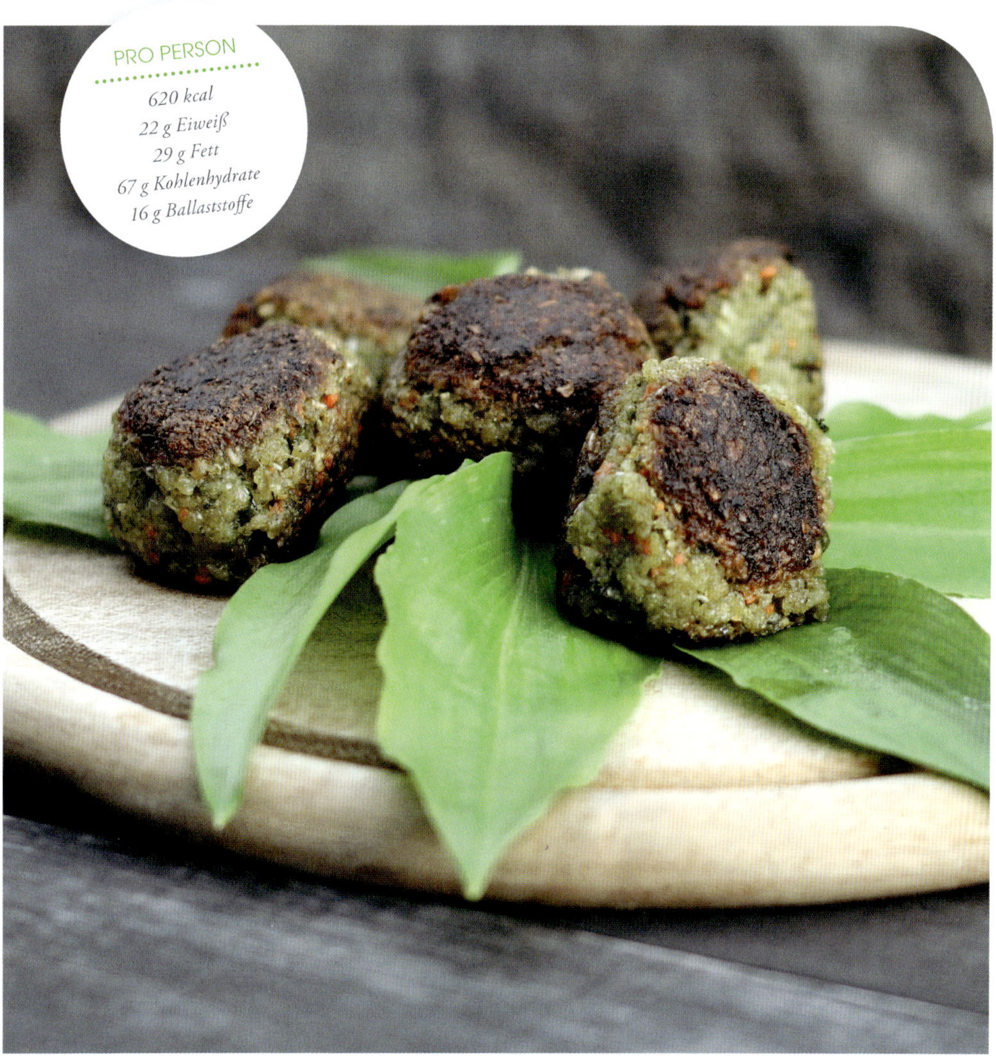
PRO PERSON
620 kcal
22 g Eiweiß
29 g Fett
67 g Kohlenhydrate
16 g Ballaststoffe

5. Die Pinienkerne in einer beschichteten Pfanne auf mittlerer Hitze ohne Fett goldbraun rösten. Herausnehmen. Den Endiviensalat putzen, waschen, zerflücken und unter den Rote-Bete-Salat mischen. Den Schnittlauch waschen, trocken tupfen und in feine Röllchen schneiden. Den Salat mit Schnittlauch und Pinienkernen bestreuen. Die Bratlinge mit dem Salat anrichten.

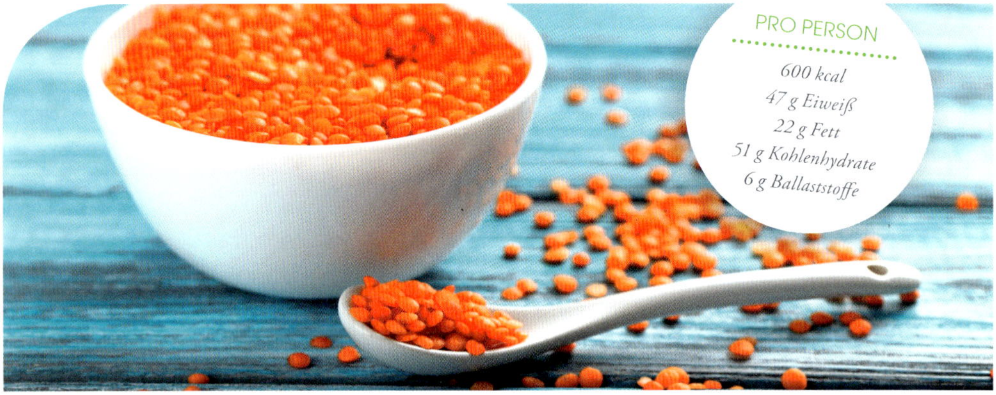
PRO PERSON
600 kcal
47 g Eiweiß
22 g Fett
51 g Kohlenhydrate
6 g Ballaststoffe

Linsensalat mit Apfel und Lammfilet

ZUBEREITUNG

1. Die roten Linsen in Salzwasser nach Packungsanweisung bissfest kochen. In ein Sieb abgießen, abtropfen und abkühlen lassen.
2. Die Romanaherzen putzen, waschen, trocken tupfen und klein schneiden. Die Schalotte und den Knoblauch schälen und fein würfeln. Die Champignons putzen und in Scheiben schneiden. In einer beschichteten Pfanne auf mittlerer Flamme 1 EL Öl erhitzen und die Pilze darin 3 Minuten braten. Die Schalotte und den Knoblauch dazugeben und kurz mitbraten. Mit Salz und Pfeffer würzen. Herausnehmen.
3. Den Apfel schälen, vierteln, Kerngehäuse entfernen und die Viertel in dünne Spalten schneiden. Alle vorbereiteten Salatzutaten mischen. Essig, Brühe, restliches Öl, Salz und Pfeffer verquirlen. Über den Salat gießen. Den Majoran untermischen. Den Salat dekorativ auf zwei Tellern verteilen.
4. Das Lammfilet waschen, trocken tupfen und im Bratfett auf mittlerer Hitze auf allen Seiten etwa 5 Minuten braten. Den Rosmarinzweig mitbraten. Das Fleisch herausnehmen und kurz ruhen lassen. Schräg in Scheiben schneiden und auf dem Salat anrichten.

EINKAUFEN

Zutaten für 2 Personen

- 150 g rote Linsen
- Salz
- 2 Romanaherzen
- 1 Schalotte
- 1 Knoblauchzehe
- 100 g Champignons
- 3 EL Olivenöl
- Pfeffer
- 1 Apfel
- 3 EL Rotweinessig
- 3 EL Gemüsebrühe
- 2 EL Majoran, gehackt
- 250 g Lammfilet
- 1 kleiner Zweig Rosmarin

Orientalische Reispfanne mit Gojibeeren

EINKAUFEN

Zutaten für 2 Personen

- 150 g Vollkornreis
- Salz
- 250 g Möhren
- 200 g Brokkoli
- 1 Lauchzwiebel
- 1 Stück Ingwer (10 g)
- 1 EL Rapsöl
- 25 g Mangostücke, getrocknet
- 30 g Gojibeeren
- Pfeffer
- Kreuzkümmel nach Geschmack
- 125 ml Gemüsebrühe
- 30 g Cashewkerne
- 1 EL Koriander, gehackt

ZUBEREITUNG

1. Den Reis nach Packungsanweisung in Salzwasser kochen.
2. Die Möhren putzen, waschen und in Streifen schneiden. Den Brokkoli putzen, waschen und in kleine Röschen teilen. Die Lauchzwiebel putzen, waschen und in feine Ringe schneiden. Den Ingwer schälen und fein würfeln. Das Öl auf mittlerer Flamme erhitzen und die Möhren etwa 5 Minuten darin dünsten.
3. Die Mangostücke in Streifen schneiden. Brokkoli, Ingwer, Lauchzwiebeln, Mango und Gojibeeren zu den Möhren geben und kurz mitdünsten. Mit Salz, Pfeffer und Kreuzkümmel würzen. Die Brühe dazugießen und alles weitere 3 Minuten garen.
4. Den Reis abgießen und unter das Gemüse heben. Die Cashewkerne und den Koriander unterziehen. Abschmecken.

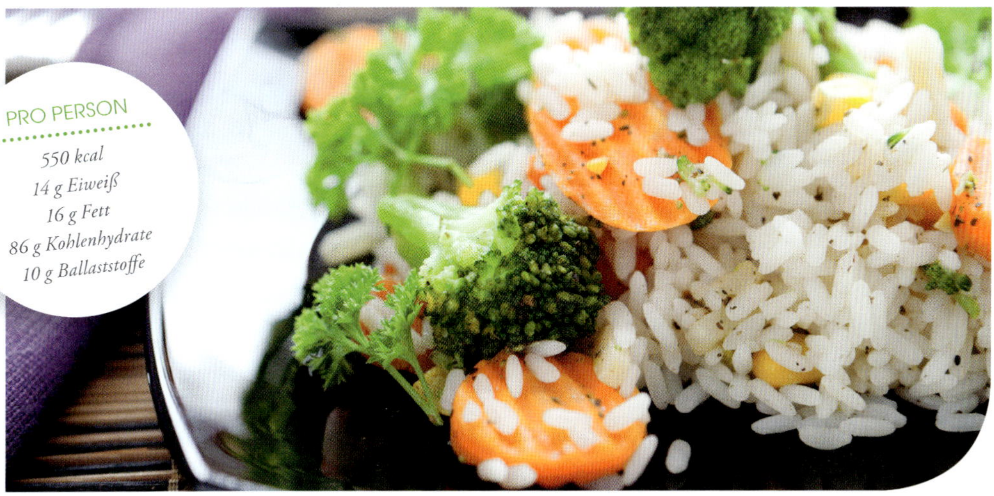
PRO PERSON
550 kcal
14 g Eiweiß
16 g Fett
86 g Kohlenhydrate
10 g Ballaststoffe

Lachs-Paprika-Curry

ZUBEREITUNG

1. Das Lachsfilet waschen, trocken tupfen und in grobe Stücke schneiden. Mit Salz, Pfeffer und Zitronensaft würzen.
2. Die Paprikaschoten putzen, waschen und in Stücke schneiden. Die Kartoffeln schälen, waschen und grob würfeln. Die Schalotte und den Knoblauch schälen, fein würfeln. Das Öl in einer großen Pfanne auf mittlerer Flamme erhitzen, Schalotte und Knoblauch darin andünsten. Die Kartoffeln dazugeben und kurz anbraten. Mit Salz, Pfeffer und Kreuzkümmel würzen. Die Brühe angießen und alles zugedeckt auf mittlerer Hitze etwa 10 Minuten garen.
3. Die Paprikastücke, das Tomatenpüree und die Currypaste unterziehen und alles weitere 5 Minuten offen garen. Hitze etwas reduzieren. Die Lachsstücke behutsam unter das Gemüse heben und in der zugedeckten Pfanne etwa 4 Minuten gar ziehen lassen. Abschmecken und mit der Petersilie bestreuen.

EINKAUFEN

Zutaten für 2 Personen

- 400 g Lachsfilet
- Salz
- Pfeffer
- 1 EL Zitronensaft
- 2 Paprikaschoten
- 300 g festkochende Kartoffeln
- 1 Schalotte
- 1 Knoblauchzehe
- 1 EL Rapsöl
- 1 Messerspitze Kreuzkümmel
- 250 ml Gemüsebrühe
- 250 g Tomatenpüree
- 1 TL Currypaste
- 1 EL frische Petersilie, gehackt

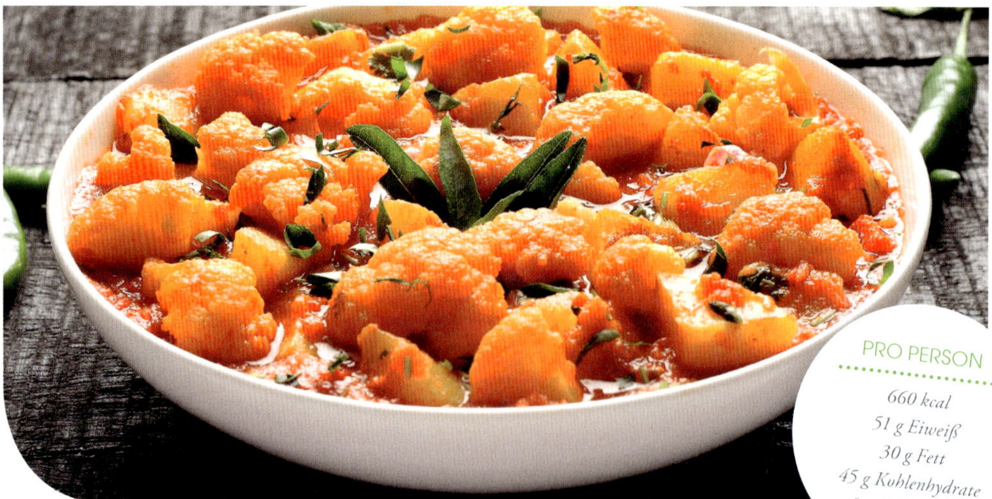

PRO PERSON

660 kcal
51 g Eiweiß
30 g Fett
45 g Kohlenhydrate
9 g Ballaststoffe

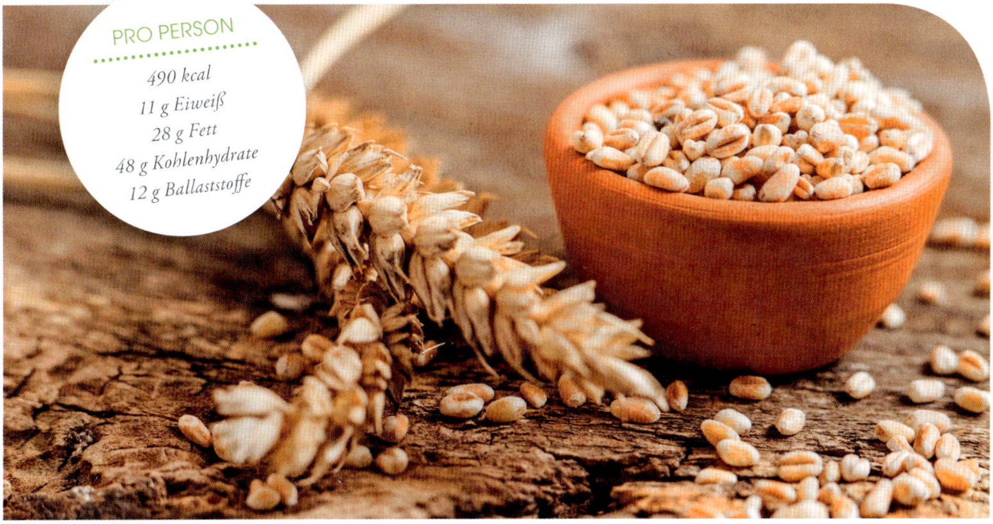

PRO PERSON

490 kcal
11 g Eiweiß
28 g Fett
48 g Kohlenhydrate
12 g Ballaststoffe

Weizensalat mit Mango und Minzdressing

ZUBEREITUNG

1. Die Weizenkörner in Salzwasser nach Packungsanweisung kochen.
2. Die Mango schälen, dann aufrecht stellen und das Fruchtfleisch auf beiden Seiten am Stein entlang abschneiden. Würfeln. Die Paprikaschote putzen, waschen und würfeln. Die Lauchzwiebel putzen, waschen und in Ringe schneiden. Den Rucola verlesen, waschen und trocken schütteln. Die Minze waschen, trocken tupfen und die Blättchen fein hacken.
3. Die Weizenkörner abgießen, kalt abschrecken und abtropfen lassen. In eine Schüssel geben. Die vorbereiteten Zutaten hinzufügen. Essig, Salz, Pfeffer, Senf und Öl verquirlen. Das Dressing über den Salat gießen und alles gut miteinander vermischen. Die Walnüsse grob hacken und darüberstreuen.

EINKAUFEN

Zutaten für 2 Personen

- 100 g Weizenkörner (z. B. Ebly)
- Salz
- 1 Mango
- 1 Paprikaschote
- 1 Lauchzwiebel
- 50 g Rucola
- ½ Bund Minze
- 3 EL Weißweinessig
- Pfeffer
- ½ TL Senf
- 3 EL Olivenöl
- 30 g Walnüsse

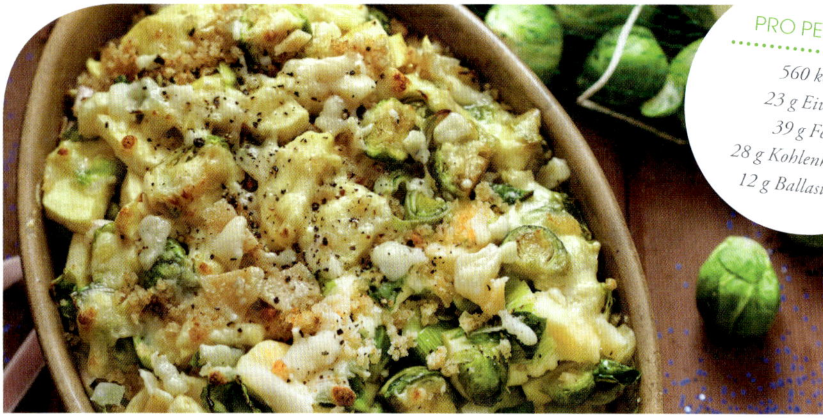

PRO PERSON

560 kcal
23 g Eiweiß
39 g Fett
28 g Kohlenhydrate
12 g Ballaststoffe

Rosenkohl-Kartoffel-Gratin

ZUBEREITUNG

1. Die Pfifferlinge gründlich waschen und in 2 EL Wasser einweichen. Die Kartoffeln waschen und mit Schale etwa 20 Minuten kochen. Den Rosenkohl putzen, waschen und in Salzwasser etwa 15 Minuten garen.
2. Die Möhren putzen und in Scheiben schneiden. Das Öl auf mittlerer Flamme erhitzen. Die Zwiebel und die Knoblauchzehe schälen, fein würfeln und in dem heißen Öl andünsten. Die Möhren dazugeben, mit Salz, Pfeffer und Muskatnuss würzen und etwa 5 Minuten dünsten. Die Pilze mit der Flüssigkeit hinzufügen, aufkochen.
3. Den Backofen auf 180 °C vorheizen. Den Rosenkohl abgießen und abtropfen lassen. Die Kartoffeln abgießen, kurz ausdampfen lassen, pellen und in Scheiben schneiden. Die Auflaufform einfetten. Kartoffeln, Rosenkohl und die Möhren-Pilz-Mischung hineingeben. Sahne, Crème fraîche, Ei, Salz und Pfeffer verrühren. Abschmecken. Über den Auflauf geben. Den Käse raspeln und darüberstreuen. Im Ofen etwa 30 Minuten überbacken. Herausnehmen und mit der Petersilie bestreuen.

EINKAUFEN

Zutaten für 2 Personen

- 15 g Pfifferlinge, getrocknet
- 250 g festkochende Kartoffeln
- 300 g Rosenkohl
- Salz
- 150 g Möhren
- 1 rote Zwiebel
- 1 Knoblauchzehe
- 2 EL Rapsöl
- Pfeffer
- Muskatnuss, gerieben
- 100 g Schlagsahne
- 3 EL Crème fraîche
- 1 Ei
- 75 g Appenzeller Käse
- 2 EL Petersilie, gehackt
- 1 Auflaufform

Rindfleisch-Kohl-Eintopf mit weißen Bohnen

ZUBEREITUNG

1. Den Weißkohl und den Wirsingkohl putzen, waschen und in Streifen schneiden. Die Bohnen in ein Sieb abgießen, mit kaltem Wasser abspülen und gut abtropfen lassen.
2. Das Öl auf mittlerer Flamme erhitzen. Die Schalotte und die Möhre schälen, in kleine Würfel schneiden und in dem heißen Öl andünsten. Den Kohl dazugeben, kurz andünsten und mit Salz und Pfeffer würzen. Mit der Brühe ablöschen. Das Lorbeerblatt und die Wacholderbeeren dazugeben, einmal aufkochen und dann etwa 25 Minuten köcheln lassen.
3. Das Fleisch waschen, trocken tupfen und in Würfel schneiden. Das Fleisch und die Bohnen zum Eintopf geben und weitere 6 Minuten garen.
4. Den Schnittlauch und den Majoran waschen, trocken tupfen und fein schneiden. Kräuter, Zitronenschale und Chiliflocken vermischen. Den Eintopf mit Tabasco, Salz und Pfeffer abschmecken. Die Kräutermischung dazu servieren.

EINKAUFEN

Zutaten für 2 Personen

- 300 g Weißkohl
- 300 g Wirsingkohl
- 1 kleine Dose weiße Bohnen (240 g Füllmenge)
- 2 EL Rapsöl
- 1 Schalotte
- 1 Möhre
- Salz
- Pfeffer
- 500 ml Rinderbrühe
- 1 Lorbeerblatt
- 3 Wacholderbeeren
- 300 g Beefsteak
- ½ Bund Schnittlauch
- ½ Bund Majoran
- 1 EL Schalenabrieb von einer Bio-Zitrone
- Chiliflocken
- 1 Spritzer Tabasco oder 1 TL Ras el-Hanout (Gewürzmischung)

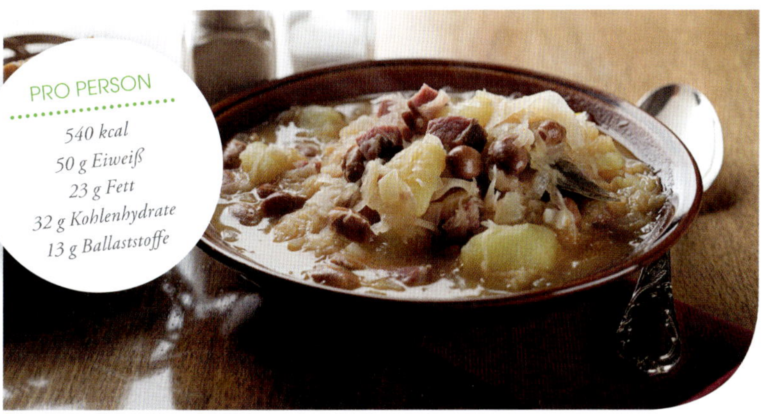

PRO PERSON

540 kcal
50 g Eiweiß
23 g Fett
32 g Kohlenhydrate
13 g Ballaststoffe

NÜTZLICHE ADRESSEN

EMPFEHLENSWERTE FASTENKLINIKEN:

Clínica Buchinger Wilhelmi

Avenida Buchinger s/n
29602 Marbella
Spanien
Tel. +34 952 76 43 00
Fax +34 952 76 43 05
E-Mail direkt: clinica@buchinger-wilhelmi.es
www.buchinger-wilhelmi.com

Klinik Buchinger Wilhelmi

Wilhelm-Beck-Straße 27
88662 Überlingen am Bodensee
Tel. +49 7551 807-0
Fax +49 7551 807-889
E-Mail: info@buchinger-wilhelmi.com

NAHRUNGSERGÄNZUNGSMITTEL:

Pflanzenextrakte, polyphenolhaltige Frucht-, Gemüseextrakte, Gewürzpflanzenextrakte, bioaktive Pflanzeninhaltsstoffe, Naturextrakt zur Gewichtsreduktion und vieles mehr:

JUVENTA Healthcare

Eichstr. 22
67098 Bad Dürkheim
Bestellhotline: 0 800 1010972
(kostenlos aus Deutschland)
Aus dem Ausland: 0049 6322 982404
E-Mail: info@juventahealthcare.com
www.juventahealthcare.com

LACTOBACT-PROBIOTIKA FÜR BABYS, KINDER UND ERWACHSENE:

HLH BioPharma VertriebsGmbH

Auf dem Steinocken 5
58802 Balve
E-Mail: info@hlh-biopharma.de
www.hlh-biopharma.de
Persönliche Beratungshotline:
Dienstag und Donnerstag 17 – 20 Uhr
unter Tel.: 02375 9392929

MADENA DARMKUR:

MADENA GmbH & Co. KG

Stöckheimer Weg 1
50829 Köln
E-Mail: info@madena-kg.de
www.madena-lifestyle.de
Tel.: +49 (0) 2 21–28239970

SCHUTZSYSTEME GEGEN ELEKTROMAGNETISCHE FELDER:

memon bionic instruments GmbH

Oberaustraße 6 a
83026 Rosenheim
Tel.: +49 (0)8031 402-200
E-Mail: service@memon.eu
www.memon.eu

LITERATURHINWEISE

VERWENDETE LITERATUR

Aggarwal, B./Ajaikumar, B. et al.: *Potential of Spice-Derived Phytochemicals for Cancer Prevention.* Planta Med. 74 (2008), S. 1560–1569.

Arpón, A. et al.: *Adherence to Mediterranean diet is associated with methylation changes in inflammation-related genes in peripheral blood cells.* J Physiol Biochem. 8. Februar 2017. doi: 10.1007/s13105-017-0552-6. (Online-Veröffentlichung vor Drucklegung).

Catalano, P. M./McIntyre, H. D. et al. (2012): *The hyperglycemia and adverse pregnancy outcome study: associations of GDM and obesity with pregnancy outcomes.* Diabetes Care 2012, 35, 780–786.

Cordero, P. et al. (2013): *Dietary supplementation with methyl donors reduces fatty liver and modifies the fatty acid synthase DNA methylation profile in rats fed an obesogenic diet.* Genes & Nutrition 8, 105–113.

Crujeras, A. B. et al. (2017): *DNA methylation map in circulating leukocytes mirrors subcutaneous adipose tissue methylation pattern: a genome-wide analysis from non-obese and obese patients.* Sci Rep. 17. Februar 2017; 7:41903. doi: 10.1038/srep41903.

Dates, C. R./Tollefsbol T. O. (2017): *Transforming Cancer Epigenetics Using Nutritive Approaches and Non-coding RNAs.* Curr. Cancer Drug Targets. 3. Februar 2017. doi: 10.2174/1568009617666170203165326. (Onlineveröffentlichung vor Drucklegung).

Dolinoy, D. C./Huang, D./Jirtle R. (2007): *Maternal nutrient supplementation counteracts bisphenol A-induced DNA hypomethylation in early development.* Proc. Natl. Acad. Sci. 7, 104 (32), 13056–13061.

Dick, K. et al. (2014): *DNA methylation and body-mass index: a genome-wide anylysis.* The Lancet. doi: 10.1016/S0140-6736 (13), 62674–4.

Eipel, M. et al. (2016): *Epigenetic age predictions based on buccal swabs are more precise in combination with cell type-specific DNA methylation signatures.* Aging, 8 (5): S. 1–5.

Gaynor, M.: *The gene therapy plan.* Viking, Penguin group (USA), New York 2015.

Gordon L. et al. (2012): *Neonatal DNA methylation profile in human twins is specified by a complex interplay between intrauterine environmental and genetic factors, subject to tissue specific influence.* Genome Research 22, S. 1395–1406.

Günther, J./Kunath, J./Rauh, K./Hauner, H.: *Fötale Prägung und frühkindliche Ernährung.* Adipositas 4 (2015), S. 1–8.

Huang J./Plass, C./Gerhauser C. (2011): *Cancer chemoprevention by targeting the epigenome.* Curr. Drug Targets 12 (13): S. 1925–1956.

Jirtle, R. (2014): *The Agouti mouse: a biosensor for environmental epigenomics studies investigating the developmental origins of health and disease.* Epigenomics. 6 (5):447–450. doi: 10.2217/epi.14.58.

Jenuwein, T. et al. (2001): *Translating the histone code.* Science 293, S. 1074–1080.

Kun, Y. et al. (2015): *Anacardic acid sensitizes prostate cancer cells to radiation therapy by regulation H2AX expression.* Int. J. Clin. Exp. Pathol. 8 (12), S. 15926–15932.

Lin, Q. et al. (2016): *DNA methylation levels at individual age-associated cpG sites can be indicative for life expectancy.* Aging, 8, S. 394–401.

Lin, Q./Wagner, W. (2015): *Epigenetic Aging Signatures are Coherently Modified in Cancer.* PLos Genetics 11: e1005334.

Lindholm, M. E. et al. (2014): *An integrative analysis reveals coordinated reprogramming of the epigenome and the transcriptome in human sceletal muscle after training.* Epigenetics 9, S. 1557–1569.

Link A./Balaguer, F./Goel, A. (2010): *Cancer Chemoprevention by Dietary Polyphenols. Promising Role for Epigenetics.* Biochem. Pharmacol. 80 (812), S. 1771–1792.

Mahlknecht, U. (2013): *Den Krebs im Visier – Epigenetische Einflüsse der Nahrung auf die Kanzerogenese und Aspekte der Prävention.* Aktuel. Ernährungsmed. 38, Supplement 1, S. 37–41

Meaney, M. J. (2016): *Mother nurture and the social definition of neurodevelopment.* Proc. Natl. Acad. Sci. 31, 113 (22), 6094–6096. doi: 10.1073/pnas.1605859113. Online-Veröffentlichung 23. Mai 2016.

Murgatroyd, C./Patchev, V. et al (2009): *Dynamic DNA methylation programs persistent adverse effects of early- life stress.* Nature Neuroscience 12 (12), S. 1559–1566.

Mychasiuk, R. et al. (2013): *Paternal stress prior to conception alters DNA methylation and behaviour of developing rat offspring.* Neuroscience 241, S. 100–105.

Okbay, A. et al. (2016): *Genetic variants associated with subjective well-beeing, depressive symptoms and neuroticism identified through genome-wide analysis.* Nature. Genetics 48, S. 624–633.

Öst, A./Lempradl, A. et al. (2014): *Paternal diet defines offspring chromatin state and intergenerational obesity.* Cell. Dez 4; 159(6): 1352-64. doi: 10.1016/j.cell.2014.11.005.

Oyebde, O./Gordon-Deseagu, V. (2014): *Fruit and vegetable consumption and all-cause, cancer and CVD mortality: analysis of Health Survey for England data.* J. Epidemiol. Comm. Health, 68, 9, S. 856–862.

Pauwels, S. et al. (2017): *Maternal intake of methyl-group donors affects DNA methylation of metabolic genes in infants.* Clin. Epigenetics. 7. Februar 2017; 9:16. doi: 10.1186/s13148-017-0321-y. eCollection 2017.

Plagemann, A. (2013): *Prävention beginnt im Mutterleib. Mechanismen der Perinatalen Programmierung und ihre gesundheitlichen Folgen.* Aktuel. Ernährungsmed. 38, Supplement 1: S. 16–20.

Pressemitteilung des Deutschen Instituts für Ernährungsforschung Potsdam-Rehbrücke (DIfE). (14.11.2016): *Wenn Essen die Funktion der Gene verändert: Mütterliche Ernährung beeinflusst Fett - und Zuckerstoffwechsel der Nachkommen durch epigenetische Veränderungen.* 16, 52, 50.

Pressemitteilung des Deutschen Instituts für Ernährungsforschung Potsdam-Rehbrücke (DIfE). (30.1.2017): Epigenetische Veränderungen fördern Leberverfettung bei Maus und Mensch. 12, 24, 49.

Rajendran, P./Ho, E. et al. (2011): *Dietary phytochemicals, HDAC inhibition and DNA damage/repair defects cancer cells.* Clin. Epigenetics, 3 (1): 4. doi: 10.1186/1868-7083-3-4. Onlineveröffentlichung 26. Oktober 2011.

Reuter, M. (2016): *Spurensuche im Erbgut.* GEHIRN&GEIST. Dossier. S. 43–47.

Rönn, T. (2013): *A six months exercise intervention influences the genome-wide DNA methylation pattern in human adipose tissue.* Plos Genetics, 9, e1003572.

Roseboom, T. J. et al. (2001): *Effects of prenatal exposure to the Dutch famine on adult disease in later life: an overview.* Molecular and Cellular Endocrinology 185, S. 93–98.

Schmidt, M./Petermann, F./Schipper, M. (2012): *Epigenetik – Revolution der Entwicklungspsychopathologie?* Kindheit und Entwicklung 21 (4), S. 245–253.

Spengler, D. (2013): *Biochemie der Seele. Epigenetische Effekte durch psychischen Stress.* Aktuel. Ernährungsmed. Supplement 1: S. 12–15.

Spork, P.: *Der zweite Code. Epigenetik - oder: Wie wir unser Erbgut steuern können.* Rowohlt, Reinbek bei Hamburg, 4. Auflage 2014.

Stevens, A./Begum, G. et al. (2010): *Epigenetic changes in the hypothalamic proopiomelanocortin and glucocorticoid receptor genes in the ovine fetus after periconceptional undernutrition. Endocrinology.* 151: S. 3652-3664.

Szyf, M. (2009): *The early lifeenvironment and the epigenome.* Biochim. Biophys. Acta. (BBA) 1790: S. 878-885.

Tollefsbol, T. (2014): *Dietary Epigenetics in Cancer and Aging. Cancer treat.* Res. 159: S. 257-267. doi: 10.1007/978-3-642-38007-5_15.

Unternaehrer, E. et al.: *Childhood maternal care is associated with DNA methylation of the genes for brain-derived neurotropic factor (BDNF) and oxytocin receptor (OXTR) in peripheral blood cells in adult men and women.* Stress 18 (2015), S. 451-461.

Waddington, C. H. (1942): *The epigenotype.* Endeavour 1, S. 18-20.

Wahl, S./Drong, A. et al. (2017): *Epigenome-wide association study of body mass index, and the adverse outcomes of adiposity.* Nature 541, 81-86. doi:10.1038/nature20784.

Wee, C. Y. et al. (2017): *Neonatal neural networks predict children behavioral profiles later in life.* Hum Brain Mapp. März 2017; 38(3): S. 1362-1373. doi: 10.1002/hbm.23459.

Yang J./Kong, X. et al. (2009): *The activation of SIRT1 by resveratrol represses transcription of the gene for the cytosolic form of phosphoenolpyruvate carboxykinase (GTP) by deacetylating HNF4alpha.* J. Biol. Chem. 2; 284 (40): 27042-53. doi: 10.1074/jbc.M109.047340. Onlineveröffentlichung am 3. August 2009.

Yun, S.: (2016): *Targeting epigenetic pathways in acute myeloid leukemia and myelodysplastic syndrome: a systematic review of hypomethylating agents trials.* Clin. Epigenetics. 14. Juni 2016, 8, 68. doi: 10.1186/s13148-016-0233-2. eCollection 2016.

Zagni, C. et al. (2017): *The Search for Potent, Small-Molecule HDACIs in Cancer Treatment: A Decade After Vorinostat.* Med. Res. Rev. 9. Februar 2017. doi: 10.1002/med.21437. (Onlineveröffentlichung vor Drucklegung).

Zhao, J. et al. (2017): *A genome-wide profiling of brain DNA hydroxymethylation in Alzheimer's disease.* Alzheimer's Dement. 6. Januar 2017. pii: S1552-5260(16)33059-X. doi: 10.1016/j.jalz.2016.10.004. (Onlineveröffentlichung vor Drucklegung).

WEITERFÜHRENDE LITERATUR

Bauer, Joachim: *Das Gedächtnis des Körpers: Wie Beziehungen und Lebensstile unsere Gene steuern*, Piper, München 2013.

Blackburn, Elizabeth/Epel, Elissa: *Die Entschlüsselung des Alterns. Der Telomer-Effekt*, Mosaik, München 2017.

Chopra, Deepak/Tanzi, Rudolph E.: *Supergene*, Nymphenburger Verlag, München 2015.

Friedrich, Tilman/Nollau, Nadja: *Die 6:1-Diät*, Südwest Verlag, München 2017.

Gaynor, Mitchell L.: *The Gene Therapy Plan*, Penguin Books, London/New York 2015.

Heil, Reinhard (Hrsg.): *Epigenetik: Ethische, rechtliche und soziale Aspekte*, (in der Reihe Technikzukünfte, Wissenschaft und Gesellschaft/Futures of Technology, Science and Society), Springer Verlag Heidelberg/Berlin 2016.

Kegel, Bernhard: *Das Gedächtnis des Körpers: Wie Beziehungen und Lebensstile unsere Gene steuern*, DuMont Buchverlag, Köln, 2. Aufl. 2015.

Nowacki, Olaf et. al. (Hrsg. Leibniz Institut für Zoo- und Wildtierforschung), *Epigenetik: Brücke zwischen Erbgut und Umwelt*, Jaja Verlag, Broschur, Berlin 2016.

Spektrum Highlights: *Gene und Umwelt: Wie wir werden, was wir sind*, Spektrum der Wissenschaft, 2016.

Spork, Peter: *Der zweite Code*, Rowohlt, Reinbek bei Hamburg, 5. Aufl. 2014.

Spork, Peter: *Gesundheit ist kein Zufall: Wie das Leben unsere Gene prägt. Die neuesten Erkenntnisse der Epigenetik*, DVA, Stuttgart 2017.

Walter, Jörn/Hümpel, Anja (Hrsg.) *Epigenetik: Implikationen für die Lebens- und Geisteswissenschaften*, Nomos, Baden-Baden 2017.

REGISTER

Fett gesetzte Seitenzahlen beziehen sich auf Hauptnennungen, *kursive* auf Abbildungen.

T

Ü

V

W

X

Z

BILDNACHWEISE

Bildredaktion: Anka Hartenstein und Tanja Zielezniak

Alle Illustrationen: Sabine Timmann
Außer: Hintergrundgrafik „Doppelhelix": Christoph Dirkes

FOTOS

creativ collection Verlag GmbH: 97; despositphotos: 199 (olhaafanasieva); fotolia: Icons: 11 (sharpnose) und (Happy Art), 29 (britta60), 34 (Konstiantyn), 46 (photka), 173 (dasuwan), 197 (TwilightArtPictures); getty images: 43 (Science Photo Library RF), 110 (Pamela Oliveras); istockphoto: 26/27 (Andrey_Kuzmin), 31 (wundervisuals), 40 (juicybits), 61 (Geber86), 73 (Wavebreak), 122/123 (AJ_Watt), 133 (Fotoatelie), 138 (Tom Merton), 140/141 (baranozdemir), 151 (foodandwinephotography), 154/155 (selvanegra), 168 (SilviaJansen), 180/181 (Foxys_forest_manufacture), 187 (eatsmarter_de), 190 (bhofack2), 193 (YelenaYemchuk), 194 (patrickheagney); shutterstock: 10/11 (Ravil Sayfullin), 85 (Olha Afanasieva), 182 (Gita Kulinitch Studio), 183 (natashamam), 184 (Still AB), 185 (Chiociolla), 186 (Peredniankina), 188 (Antonova Ganna), 189 (kitty), 191 (Liliya Kandrashevich), 192 (Larisa Blinova), 195 (marco mayer), 198 (5 second Studio), 200 (sta), 201 (sharshonm), 202 (Bartosz Luczak), 203 (DUSAN ZIDAR); Stocksy: 50/51 (Marta Locklear), 54 (VICTOR TORRES), 66 (Hillary Fox), 80 (Amy Covington), 102/103 (Rob and Julia Campbell), 108 (Jelena Jojic Tomic), 134 (Trinette Reed), 178 (Kate Daigneault); thinkstockphotos: 25 (Gio_tto), 68/69 (SolisImages);

IMPRESSUM

HINWEISE

Projektleitung: Andrei-Sorin Teusianu
Redaktion: Claudia Fritzsche
Rezepte: Regina Rautenberg
Korrektorat: Susanne Schneider
Umschlagsgestaltung: *zeichenpool, München
Satz und Layout: Christoph Dirkes, www.mediathletic.com
Litho: Mohn Media Mohndruck, Gütersloh
Herstellung: Reinhard Soll
Druck und Bindung: Alcione, Trento

Printed in Italy

MIX
Papier aus verantwortungsvollen Quellen
FSC® C021956
FSC www.fsc.org

Verlagsgruppe Random House
FSC® N001967

ISBN: 978-3-517-09572-1

1. Auflage 2017